特定行為に役立つ　臨床に活かせる

ドレーン&チューブ管理マニュアル

改訂第2版

監修
永井 秀雄
茨城県立中央病院・茨城県地域がんセンター 名誉院長

編集
佐田 尚宏
自治医科大学附属病院 病院長
自治医科大学医学部外科学講座消化器外科学部門 教授

中村 美鈴
東京慈恵会医科大学医学部看護学科成人看護学 教授
自治医科大学看護学部 客員教授

執筆者一覧（敬称略・掲載順）

【監修】

永井 秀雄	茨城県立中央病院・茨城県地域がんセンター名誉院長	

【編集】

佐田 尚宏	自治医科大学附属病院病院長／自治医科大学医学部外科学講座消化器外科学部門教授	
中村 美鈴	東京慈恵会医科大学医学部看護学科成人看護学教授／自治医科大学看護学部客員教授	

【執筆】

眞田 幸弘	自治医科大学医学部外科学講座移植外科学部門講師
倉科 憲太郎	自治医科大学医学部外科学講座消化器外科学部門講師
佐田 尚宏	（前掲）
小山 寛介	自治医科大学医学部麻酔科学・集中治療医学講座集中治療医学部門講師
布宮 伸	自治医科大学医学部麻酔科学・集中治療医学講座集中治療医学部門教授
中村 美鈴	（前掲）
古島 幸江	自治医科大学看護学部成人看護学講師，手術看護認定看護師
村上 礼子	自治医科大学看護学部兼看護師特定行為研修センター教授
檜垣 鮎帆	自治医科大学医学部脳神経外科学講座病院助教
中嶋 剛	自治医科大学医学部脳神経外科学講座講師
川合 謙介	自治医科大学医学部脳神経外科学講座教授
谷島 雅子	自治医科大学附属病院看護部，急性・重症患者看護専門看護師
宮田 五月	自治医科大学医学部脳神経外科学講座講師
手塚 正幸	自治医科大学医学部脳神経外科学講座病院助教
中野 真理子	自治医科大学看護学部成人看護学講師
小針 隆志	自治医科大学医学部脳神経外科学講座病院助教
藤巻 郁朗	自治医科大学看護学部成人看護学講師
中野 智之	自治医科大学さいたま医療センター呼吸器外科
松浦 利子子	人間環境大学看護学部精神看護学領域准教授
金井 義彦	自治医科大学医学部外科学講座呼吸器外科学部門講師
柴野 智毅	自治医科大学医学部外科学講座呼吸器外科学部門助教
山本 伊都子	自治医科大学大学院看護学研究科博士後期課程
眞木 充	さいたま赤十字病院呼吸器外科
鶴見 幸代	獨協医科大学看護学部基礎看護学助教
相澤 啓	自治医科大学医学部外科学講座心臓血管外科学部門准教授
三澤 吉雄	宇都宮リハビリテーション病院院長
細萱 順一	東京都健康長寿医療センター看護部，急性・重症患者看護専門看護師
段ノ上 秀雄	和洋女子大学看護学部看護学科講師
長谷川 直人	自治医科大学看護学部成人看護学准教授
阿久津 美代	自治医科大学附属病院看護部主任看護師
佐藤 弘隆	自治医科大学医学部外科学講座心臓血管外科学部門助教
村岡 新	自治医科大学医学部外科学講座心臓血管外科学部門講師
上澤 弘美	総合病院土浦協同病院看護部，急性・重症患者看護専門看護師
佐藤 博昭	秋田大学医学部附属病院看護部，急性・重症患者看護専門看護師
松本 志郎	自治医科大学医学部外科学講座消化器外科学部門病院助教
橋本 幹子	国際医療福祉大学保健医療学部看護学科講師
岡田 理恵	自治医科大学附属病院看護部主任看護師
上條 朝陽	自治医科大学附属病院看護部主任看護師
小泉 大	自治医科大学医学部外科学講座消化器外科学部門准教授
齋藤 心	自治医科大学医学部外科学講座消化器外科学部門講師
佐々木 彩加	自治医科大学看護学部成人看護学助教
井上 賢之	自治医科大学医学部外科学講座消化器外科学部門助教
佐藤 正美	東京慈恵会医科大学医学部看護学科成人看護学教授
笹沼 英紀	自治医科大学医学部外科学講座消化器外科学部門准教授
樅山 定美	いわき明星大学看護学部講師，急性・重症患者看護専門看護師
水田 耕一	自治医科大学医学部外科学講座移植外科学部門教授
岡田 裕美	自治医科大学附属病院看護部主任看護師
吉田 紀子	獨協医科大学病院看護部，急性・重症患者看護専門看護師
明神 哲也	東京慈恵会医科大学医学部看護学科成人看護学講師
直井 大志	南那須地区広域行政事務組合那須南病院外科科長
村山 泉	自治医科大学附属病院看護部主任看護師
春田 英律	自治医科大学医学部外科学講座消化器外科学部門助教
安東 聡	自治医科大学医学部腎泌尿器外科学講座泌尿器科学部門講師
森田 辰男	とちぎメディカルセンター代表理事副理事長
栗原 日登美	自治医科大学附属病院看護部看護師長
日向 泰樹	自治医科大学医学部腎泌尿器外科学講座泌尿器科学部門病院助教
黒川 真輔	自治医科大学医学部腎泌尿器外科学講座泌尿器科学部門講師
水田 知範	元自治医科大学附属病院看護部
三柴 絵美	自治医科大学附属病院看護部主任看護師
木村 貴明	済生会宇都宮病院泌尿器科医長
田口 深雪	自治医科大学附属病院看護部，皮膚・排泄ケア認定看護師
中西 公司	医療法人社団慈厚会船越医院
菅原 加代	自治医科大学附属病院看護部
藤﨑 明	自治医科大学医学部腎泌尿器外科学講座泌尿器科学部門講師
高山 達也	自治医科大学医学部腎泌尿器外科学講座泌尿器科学部門准教授
竹井 裕二	自治医科大学医学部産科婦人科学講座准教授
藤原 寛行	自治医科大学医学部産科婦人科学講座教授
小原 泉	自治医科大学看護学部基礎看護学教授
中山 章子	自治医科大学附属病院看護部主任看護師，がん性疼痛看護認定看護師
藤田 崇史	自治医科大学医学部外科学講座一般外科学部門准教授
笹沼 秀幸	とちぎメディカルセンターしもつが整形外科主任医長
渡邊 好江	杏林大学医学部付属病院看護部，急性・重症患者看護専門看護師
伊志嶺 卓	医療法人博仁会共済病院整形外科
西野 宏	自治医科大学医学部耳鼻咽喉科学講座教授
大坂 和可子	慶應義塾大学看護医療学部慢性期・終末期看護学准教授
川田 和己	川田耳鼻咽喉科クリニック院長
室岡 陽子	東京慈恵会医科大学医学部看護学科成人看護学講師，皮膚・排泄ケア認定看護師
務基 理恵子	東京慈恵会医科大学医学部看護学科成人看護学助教
朝日 林太郎	自治医科大学医学部外科学講座形成外科学部門非常勤医員
鈴木 伸之	自治医科大学附属病院看護部主任看護師

編集担当：黒田周作　編集協力：新居功三，鈴木優子　カバー・表紙デザイン：ヴィンセント
本文イラスト：渡辺富一郎，ナカムラヒロユキ　DTP：学研メディカル秀潤社制作室

はじめに

　たった1本のドレーン・チューブが命を救うことがあることは，これを扱う医療者なら誰でも知るところです．逆に，あのドレーンが，あのチューブが1本あったならば，と後悔したことも，多くの医療者が経験しているはずです．だからこそ，ドレーン・チューブに関する知識・技術を習得する必要性が医療者すべてに求められ，医療者はそれに応えるべく勉強しなくてはならないと感じてきました．

　本書はその期待に応えられるよう各領域のエキスパートにお願いして，初心者にもわかるドレーン・チューブ管理の真髄を記述していただきました．ぜひ一字一句に込められた意味を見逃すことなくお読みください．限られた文字数の中で執筆者はその思いを精一杯込めています．

　一方，ドレーン・チューブは，挿入されている生体にとっては異物であり，炎症や拒絶を引き起こして感染源になるなど，診療上の大きな問題となります．患者にとっては苦痛や煩わしさのもととなってQOLを低下させます．それはまぎれもない事実です．医療者はドレーン・チューブの正の部分だけでなく，負の側面にも思いを寄せるべきです．だからこそドレーン・チューブの真の適応を十分にわきまえて欲しいと思うのです．

　本書は前身のムック（見てわかるドレーン＆チューブ管理．Nursing Mook 36, 2006）以来，好評を博してきました．今回の改訂では編集者に佐田尚宏・自治医科大学医学部外科学講座消化器外科学部門教授を迎え，中村美鈴・東京慈恵会医科大学医学部看護学科成人看護学教授／自治医科大学看護学部客員教授には引き続き編集の任を負っていただきました．この領域での最近の進歩，新たな分野への進展を反映してページ数は大幅に増えました．

　本書は，もともとドレーン・チューブ管理に直接たずさわる看護師を読者対象としてきましたが，実際は看護師だけでなく，医師やコメディカルのかたがたにも多く読まれてきました．理由は簡単です．ドレーン・チューブには正と負の両面がありますので，最初にそれを設置する医師が，その適応をわきまえる必要があるからです．さらにドレーン・チューブ管理は，もはや看護師・医師だけの関心事ではありません．院内の他職種にも，さらに介護・福祉に関わる者にも，その知識は必要になってきました．ドレーン・チューブを持ったまま介護・福祉の現場でお世話になる患者が増えているからです．介護・福祉を含めた医療界全体でドレーン・チューブをみていく時代になったといえます．

　最近，大きな変化がありました．看護師の特定行為です．そもそもドレーン・チューブ管理は医師の専権事項ではないはずですが，法的な整備が未熟でした．それがようやく整備され，一定の研修を修了すれば看護師がドレーン管理の責任の一端を担うことができるようになったのです．画期的なことです．しかし，いや，だからこそ，ドレーン・チューブの本来の適応を医師も看護師も，そのほかの医療従事者もあらためて問い直す必要があります．繰り返しますが，ドレーン・チューブには正の部分も負の部分もあります．医師はドレーン・チューブを熟慮なく挿入し，あとの管理を特定行為資格のある看護師に無条件で任せればよいというものではありません．看護師の特定行為は医師の負担軽減を図るタスクシフトであることは否定しませんが，医療とは，そもそも全職種が担うべきものです．特定行為について看護師だけでなく医師も他の職種も，あらためて本書で勉強していただきたいと思います．

　本書は，専門分化した今の時代，他領域の現状を知るのにも役立ちます．看護師であれ，医師であれ，他の職種であれ，ビギナーであれ，ベテランであれ，この機会に他領域の最近の進歩と考えかたの変遷にも，ぜひ目を向けていただきたいと思います．

　皆様に広く読まれることを監修者として切に願っております．

2019年1月

監修・編者を代表して　永井秀雄

Contents

特定行為に役立つ　臨床に活かせる
ドレーン&チューブ管理マニュアル 改訂第2版

CHAPTER 1
ドレーン・チューブ管理の基礎知識

1. ドレーン・チューブ管理に必要な基礎知識 ─── 眞田幸弘・倉科憲太郎・佐田尚宏 ─ 002
2. 各種チューブ・カテーテルの種類と特徴 ─── 小山寛介・布宮 伸 ─ 007
3. ドレーン・チューブ挿入患者への最善のケア ─── 中村美鈴 ─ 015
4. ドレーン排液の性状・ドレーンの固定方法 ─── 眞田幸弘・倉科憲太郎・佐田尚宏 ─ 024
5. ドレーン排液の観察とアセスメント ─看護師の役割
   ─── 古島幸江・中村美鈴 ─ 027
6. 特定行為研修 ─本書に関連する特定行為と求められる能力
   ─── 村上礼子 ─ 031

CHAPTER 2
系統別ドレーン・チューブ管理

① 脳神経外科
- 脳室ドレナージ ─── 檜垣鮎帆・中嶋 剛・川合謙介/谷島雅子 ─ 036
- 脳槽ドレナージ ─── 宮田五月・中嶋 剛・川合謙介/谷島雅子 ─ 040
- 硬膜外ドレナージ ─── 手塚正幸・中嶋 剛・川合謙介/谷島雅子 ─ 047
- 血腫腔ドレナージ ─── 中嶋 剛・川合謙介/中野真理子 ─ 050
- 腰椎ドレナージ ─── 小針隆志・中嶋 剛・川合謙介/藤巻郁朗 ─ 053

② 呼吸器
- 肺がん術後ドレナージ ─── 中野智之/松浦利江子 ─ 057
- 胸腔ドレナージ：気胸，胸水 ─── 金井義彦/松浦利江子 ─ 063
- 気管チューブ ─── 柴野智毅/山本伊都子・中村美鈴 ─ 068
- 気管切開チューブ ─── 眞木 充/中村美鈴・鶴見幸代 ─ 074
- 膿胸ドレナージ ─── 金井義彦/中野真理子 ─ 080

③ 循環器

心嚢ドレナージ	相澤　啓・三澤吉雄/細萱順一	083
縦隔ドレナージ	相澤　啓・三澤吉雄/段ノ上秀雄	088
開心術，胸部大動脈手術後ドレナージ	相澤　啓・三澤吉雄/長谷川直人	090
開心術後深部創感染防止ドレナージ	村岡　新・三澤吉雄/阿久津美代	093
スワン・ガンツ(Swan-Ganz)カテーテル	佐藤弘隆・三澤吉雄/細萱順一	096
大動脈内バルンパンピング(IABP)	村岡　新・三澤吉雄/上澤弘美	100
経皮的心肺補助(PCPS)	佐藤弘隆・三澤吉雄/佐藤博昭・中村美鈴	105

④ 消化器

経鼻胃管	松本志郎・佐田尚宏/橋本幹子	109
経管栄養チューブ	松本志郎・佐田尚宏/橋本幹子	113
PEG（経皮内視鏡的胃瘻造設術）	倉科憲太郎・佐田尚宏/岡田理恵	117
イレウスチューブ	松本志郎・佐田尚宏/上條朝陽	122
胆道ドレナージ	小泉　大・佐田尚宏/村上礼子	126
胃切除術後ドレナージ－幽門側胃切除術	齋藤　心・佐田尚宏/中村美鈴	131
胃切除術後ドレナージ－胃全摘術	齋藤　心・佐田尚宏/中村美鈴	136
胃切除術後ドレナージ－噴門側切除術	齋藤　心・佐田尚宏/佐々木彩加	141
食道切除・再建術後ドレナージ	齋藤　心・佐田尚宏/中村美鈴	145
結腸切除術後ドレナージ	井上賢之・佐田尚宏/佐藤正美	150
直腸前方切除術後ドレナージ	井上賢之・佐田尚宏/佐藤正美	154
腹会陰式直腸切断術後ドレナージ	井上賢之・佐田尚宏/佐藤正美	157
肝切除術後ドレナージ	笹沼英紀・佐田尚宏/樅山定美	160
肝膿瘍ドレナージ	笹沼英紀・佐田尚宏/樅山定美	166
肝移植術後ドレナージ	水田耕一・眞田幸弘/樅山定美	169
胆嚢摘出術後ドレナージ	小泉　大・佐田尚宏/岡田裕美	173
（幽門輪温存）膵頭十二指腸切除術後ドレナージ	小泉　大・佐田尚宏/吉田紀子	176
膵仮性嚢胞・被包化壊死ドレナージ	小泉　大・佐田尚宏/村上礼子	182
急性膵炎ドレナージ	小泉　大・佐田尚宏/明神哲也	185
肛門膿瘍ドレナージ・肛門ドレナージ	直井大志・佐田尚宏/村山　泉	189
肥満手術ドレナージ	春田英律・佐田尚宏/岡田裕美	192

5 腎・泌尿器

根治的腎摘除術後ドレナージ	安東　聡・森田辰男／栗原日登美	196
腎尿管全摘除術後ドレナージ	安東　聡・森田辰男／栗原日登美	199
腎盂形成術後ドレナージ	日向泰樹・森田辰男／村上礼子	203
膀胱留置カテーテル	黒川真輔・森田辰男／水田知範・中村美鈴	208
膀胱瘻カテーテル	黒川真輔・森田辰男／三柴絵美	212
腎瘻カテーテル	黒川真輔・森田辰男／水田知範・中村美鈴	216
腎移植術後ドレナージ	木村貴明・森田辰男／田口深雪	220
根治的膀胱摘除術後ドレナージ	中西公司・森田辰男／菅原加代	225
根治的前立腺摘除術後ドレナージ	藤﨑　明・森田辰男／菅原加代	232
後腹膜膿瘍ドレナージ	藤﨑　明・森田辰男／田口深雪・栗原日登美	236
ロボット支援腹腔鏡下根治的前立腺摘除術後ドレナージ	高山達也・森田辰男／田口深雪・栗原日登美	239
ロボット支援腹腔鏡下腎部分切除術後ドレナージ	高山達也・森田辰男／田口深雪	243

6 子宮・子宮付属器

子宮全摘術後・卵巣嚢腫摘出術後ドレナージ	竹井裕二・藤原寛行／小原　泉・中山章子	247
後腹膜リンパ節郭清術後ドレナージ	竹井裕二・藤原寛行／小原　泉・中山章子	252

7 乳房・乳腺

乳がん術後ドレナージ	藤田崇史／小原　泉・中山章子	257
乳腺膿瘍ドレナージ	藤田崇史／小原　泉・中山章子	261

8 骨・関節

関節腔ドレナージ	笹沼秀幸／渡邊好江	264
大腿骨骨頭置換術後ドレナージ	伊志嶺　卓／渡邊好江	267

9 頭頸部

甲状腺切除術後ドレナージ	西野　宏／大坂和可子	270
喉頭摘出術後ドレナージ	川田和己／室岡陽子	277
耳下腺術後ドレナージ	西野　宏／務基理恵子・中村美鈴	281

10 形成外科

局所陰圧閉鎖療法	朝日林太郎／鈴木伸之	286
皮下ドレナージ	朝日林太郎／鈴木伸之	289

Index ———— 292

CHAPTER 1

ドレーン・チューブ管理の基礎知識

1 ドレーン・チューブ管理に必要な基礎知識
2 各種チューブ・カテーテルの種類と特徴
3 ドレーン・チューブ挿入患者への最善のケア
4 ドレーン排液の性状・ドレーンの固定方法
5 ドレーン排液の観察とアセスメント―看護師の役割
6 特定行為研修―本書に関連する特定行為と求められる能力

CHAPTER 1 ドレーン・チューブ管理の基礎知識

1 ドレーン・チューブ管理に必要な基礎知識

- ドレーンは，体腔内に貯留した液体などを体外に導き出す排出（ドレナージ）用の管である．チューブやカテーテルは排出目的以外の注入用（静脈や腸管など）やモニタ用の管のこともさす．
- ドレーンは目的別に，①情報ドレーン，②予防的ドレーン，③治療的ドレーン，として使い分けられる．
- ドレーン管理にあたり観察すべき項目は，①どこに留置されているか，②固定に問題はないか，③排液量（mL/時）はどれだけか，④排液の性状に変化はないか，である（重要）．

ドレーン・チューブ・カテーテルとは

- ドレーンは，体腔内に貯留した液体などを体外に導き出す排出（ドレナージ）用の管のことである．
- チューブやカテーテルは，排出目的以外に注入用（静脈や腸管など）やモニタ用の管のこともさす（図1）．
- チューブとカテーテルの区別に関しては，明確な定義や厳密な基準はなく，経験的に使用されている．

ドレーン・チューブ・カテーテルの種類

ドレーン（排出管）
- 脳室，脳槽，硬膜外腔，胸腔，心嚢腔，縦隔，腹腔，後腹膜腔，関節腔，膿瘍腔，術後，創部（皮下）などがある．

チューブ（排出管）
- 気管，気管切開，胃管，イレウス管，胆道ドレナージ（RTBD*，PTCD*，PTGBD*，ENBD*，ENGBD*），膵管ドレナージなどがある．

チューブ（注入管）
- 胃管，胃瘻（開腹，PEG*，PTEG*），腸瘻（開腹，PEGJ*）などがある．

カテーテル（排出管）
- 胃管，腎瘻，膀胱瘻，膀胱留置などがある．

カテーテル（注入管）
- 中心静脈，末梢静脈，硬膜外，胃管，胃瘻，腸瘻などがある．

カテーテル（モニタ）
- 中心静脈，動脈，スワン・ガンツ（心機能），脳室（脳圧），膀胱留置（膀胱圧）などがある．

ドレーンの分類

- ドレーンは，目的，形状，原理に分けて考えると理解しやすい．

▶ **目的による分類**

情報ドレーン（information drain）
- 出血，縫合不全，胆汁瘻，膵液瘻などを検出するドレーン．通常，3〜4日以内に抜去するのが基本である（早期抜去）．

---

*RTBD：逆行性経肝的胆管ドレナージ．
*PTCD（PTBD）：経皮経肝的胆管ドレナージ．
*PTGBD：経皮経肝的胆嚢ドレナージ．
*ENBD：内視鏡的経鼻胆管ドレナージ．
*ENGBD：内視鏡的経鼻胆嚢ドレナージ．
*PEG：経皮内視鏡的胃瘻造設術．
*PTEG：経皮経食道胃管挿入術．
*PEGJ：経胃瘻的空腸瘻．

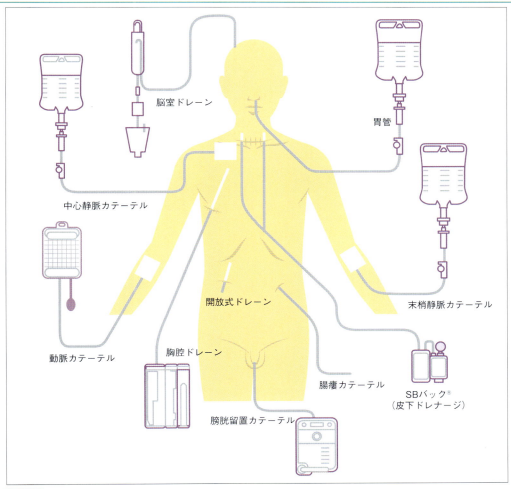

図1 ドレーン・チューブ・カテーテルの使用例

- 情報ドレーンが予防的ドレーンや治療的ドレーンに役割を変えることがある．

予防的ドレーン（prophylactic drain）
- 出血，胸水，腹水，リンパ瘻などの貯留液をドレナージし，二次性の縫合不全や体腔内膿瘍を予防するドレーン．通常，3〜7日以内に抜去するのが基本である．
- 治療的ドレーンに役割を変えることがある．

治療的ドレーン（therapeutic drain）
- 膿瘍，縫合不全，リンパ瘻，胆汁瘻，膵液瘻などの貯留液をドレナージする治療目的のドレーン．感染の制御や排液量の減少を確認した後に抜去するのが基本である（長期留置）．

▶形状による分類（図2）

フィルム型ドレーン
- シリコン製で軟らかいフィルム状ドレーンである．毛細管現象を利用して排液を得る．
- 多孔性，小孔性，柔軟性であることの意義は大きく，皮下に貯留した比較的粘稠性の低い液体をドレナージするのに適する．
- 開放式（後述）で用いられることが多く，圧迫により内腔が潰れたり，粘稠性の高い膿により閉塞する場合がある．
- シート型，多孔型，ペンローズ型に分けられ，代表的なドレーンはペンローズドレーンである．

チューブ型ドレーン
- シリコン製，シリコン・塩化ビニル合成製の管状ドレーンである．腹腔内や胸腔内の粘稠性の高い膿や凝血塊，壊死組織などをドレナージするのに適する．
- 閉鎖式で用いられることが多く，圧迫による内腔閉塞は起こりにくいが，粘稠性のとくに高い膿や大きな凝血塊により閉塞する場合があるため，適宜ミルキングを行って閉塞を予防する．

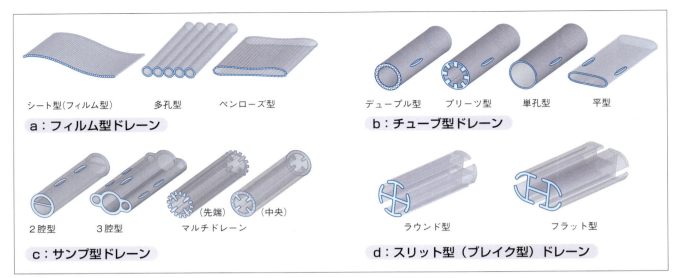

図2 ドレーンの種類（形状別）

デュープル型，プリーツ型，単孔型，平型に分けられ，代表的なドレーンは，トロッカーカテーテル，ファイコン®ドレナージチューブ（固めのチューブで内腔がつぶれない），シラスコン®デュープルドレーン，プリーツドレーン®，クリオドレーンバック®である．

サンプ型ドレーン
- チューブ型に加えて，細い副管を伴う多重構造（2腔型，3腔型）となっている．一方の腔から外気を導入，他方の腔から液体をドレナージする構造（サンプ効果）をもち，内腔を吸引してもドレーン先端が組織に吸着して損傷することが少ない．また，副管は洗浄用にも使用できる．
- 2腔型，3腔型，マルチドレーンに分けられ，代表的なドレーンは胃管のサンプチューブ，イレウスチューブである．

スリット型（ブレイク型）ドレーン
- 内腔がなく，シリコン製の溝状構造のため，周囲組織との接触面が大きく，広範囲にドレナージが可能である．ただし，溝状部分に必ずしも均等に陰圧がかかるわけではない．吸引器に接続し，閉鎖的持続ドレナージが可能である．
- 代表的なドレーンにはJ-VAC®ドレナージシステムで用いられるドレーンがある．

▶原理による分類（図3）

開放式ドレーン
- 体外にチューブが3～4cm出た部分で切離して開放とするドレーン．
- フィルム型ドレーンは一般に毛細管現象を利用してドレナージされる．チューブ型ドレーンは体腔内と大気圧の圧格差および体位ドレナージによってドレナージされる．
- 延長チューブや排液バッグが接続されないため，離床をはかりやすい．
- 排液に対し1日数回のガーゼ交換が必要であり，逆行性感染の危険性がある．また，体内への逸脱を防ぐために安全ピンなどで固定する必要がある．

半閉鎖式ドレーン
- 開放式ドレーンの中心にオープントップ型パウチ（蓋がついており開けられる），ジッパー型パウチ（ファスナーで開けられる）などを装着する．
- 排液が多い場合は有効であり，排液量も測定できるが，逆行性感染の危険性は残る．

閉鎖式ドレーン
- チューブ型ドレーンに排液バッグが接続してあり，閉鎖空間となっている．したがって，逆行性感染の危険性は少なく，排液量を正確に測定できる．
- ドレーンや排液バッグが身体に接続されるため，体動時の逸脱に注意が必要であり，離床もはかりにくい欠点がある．
- ドレーン内の陰圧のかけかたにより，①受動的ドレナージ，②低圧持続式ドレナージ，③持続吸引式ドレナージに分けられる．

受動的ドレナージ
- チューブ内に空気を介在させなければ，サイフォンの原理により排液が得られる．大きな陰圧をかけるためには，排液バッグをドレーン刺入部よりできるだけ低い位置

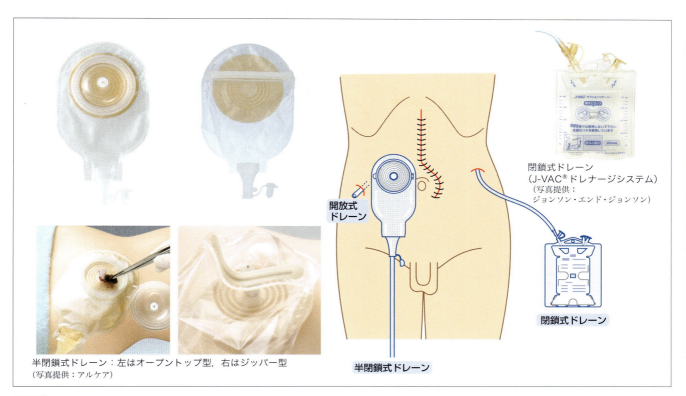

図3 ドレーンの種類(原理別)

(ベッド下の床面近く)に置く.
- 逆行性感染予防には,ドレーンの排液が体腔内に逆流するのを防ぐためドレーンを刺入部より高くしないように注意する(重要).

低圧持続式ドレナージ
- 持続的に低圧をかける吸引器に接続する.
- 器械が大きく離床の妨げになるため,胸腔ドレーンやイレウスチューブ以外に使用されることは少なくなっている.

持続吸引式ドレナージ
- J-VAC®ドレナージシステム,SBバック®,マルチチャネル™ドレナージセットなどがある.
- 皮下以外の体腔で大きい陰圧をかけたい場合は,臓器・組織によるドレーン閉塞が問題となるが,スリット型(ブレイク型)ドレーンは閉塞しにくいドレーンとして開発され,多く用いられている.

吻合部・断端閉鎖部
- 空気,腸液,食残,便,尿,胆汁,膵液などを排出する.

剝離面・切離面・貯留部位
- 出血,リンパ液,膿瘍,脳脊髄液,空気,胆汁,膵液,関節液などを排出する.

治療部位
- 気胸,胸水,腹水,膿瘍,漿液腫(seroma)などの治療目的で用いられる.

ドレーンの名称
- ドレーンは,留置部位(先端)に基づいて名づけられることも多い.脳室,脳槽,硬膜外腔,胸腔(前方・後方),心囊腔,縦隔(上・下),ウィンスロー孔,ダグラス窩,横隔膜下(左・右),傍結腸溝,胆管空腸吻合部後面,膵空腸(胃)吻合部後面,肝切離面,膵上縁,後腹膜腔,関節腔,血腫腔,膿瘍腔,囊胞腔,皮下など.

ドレーンの留置部位

- ドレーンは,基本的に以下の部位に留置される.

ドレーン管理の実際

- ドレーンは情報ドレーンとして術後合併症の早期発見につながるだけでなく,治療的ドレーンとして重要な役割

を果たすこともあるため、外科系病棟の看護師には適切なドレーン管理が求められる。
- ドレーン管理において看護師が観察すべきポイントは以下のとおりである(重要)。
  ①ドレーンはどこに留置されているか。
  ②ドレーンの固定に問題はないか。
  ③ドレーンの排液量(mL/時)はどれだけか。
  ④ドレーンからの排液の性状に変化はないか。
  ⑤異常があれば、バイタルサインを確認し、医師へ報告する。

▶ドレーンはどこに留置されているか

- 事前に病歴や手術内容の情報収集を行い、ドレーンの留置部位を確認しておく。
- 定時手術において通常と異なる部位にドレーンが留置されている場合は、とくに注意して観察すべき情報ドレーンである可能性が高い。
- 緊急手術の場合は治療的ドレーンとなっていることが多いため、留置部位の確認は必須である。
- ドレーンが複数ある場合は、それぞれの留置部位とその役割を確認しておく必要がある。また、栄養チューブや外瘻チューブなどとドレーンとを誤認しないことも重要である。
- 胸腔ドレーンでは水封を必ず確認する。胸腔内は陰圧であり、水封がなければ空気や排液が逆流してしまう(膿胸、気胸の原因となる)。
- 定期的なX線撮影は、ドレーンの位置確認も含めた重要な検査である。過去の画像と比較しドレーンの先端位置がずれていないか確認する。

▶ドレーンの固定に問題はないか

- ドレーンの確認においては排液バッグ内やカテーテル内の排液の観察だけではなく、必ず排液バッグから刺入部まで確認することを心がける。①ドレーンが屈曲していないか、②ドレーンが抜けていないか、③ドレーン刺入部からの滲出液などによって汚染されていないか(清潔か)、を確認すべきである(重要)。
- ドレーンの固定方法によっては縫合糸の牽引による疼痛を患者が訴えることがある。ドレーンを再固定することで疼痛を防ぐとともに合併症の誘発や誤抜去、逆行性感染やSSI(surgical site infection；手術部位感染)を防ぐこともできる。

▶ドレーンの排液量(mL/時)はどれだけか

- ドレーンの排液量が多い場合、血性では100mL/時以上で再開腹を検討し、漿液性も50〜100mL/時以上は補正しなければ脱水になるため、まずバイタルサイン(血圧、心拍数、呼吸状態)、尿量を確認し、医師に報告する。
- ドレーンの排液量が少ない場合、抜去できる時期で自然に減っていることがある一方で、ドレーンが詰まっていたり、抜けていたり、先端位置がずれた可能性がある。ミルキングが可能なドレーンの場合は試してみることも1つの方法であるが、X線撮影による位置確認を必要とすることが多いため、医師に報告する。
- 治療ドレーンの場合で排液量に異常がみられたら、緊急処置や手術が必要になる可能性もあるため、バイタルサイン、腹痛、胸痛、呼吸困難などの症状を確認したうえで医師に報告する。
- ドレーンの排液量の多い・少ない以外に、急激な排液量の変化は重要である。合併症の出現が示唆されるため、バイタルサイン、尿量を確認し、医師に報告する。排液量の変化は、直近6〜12時間の排液量と比較して評価すると把握しやすい。

▶ドレーンからの排液の性状に変化はないか

- ドレーンからの排液の性状として漿液性(淡黄色)と淡血性は正常な排液と考えてよいが、漿液性や淡血性から性状が変化した場合は合併症の可能性があり、とくに注意深く観察し、バイタルサイン、腹痛、胸痛、呼吸困難などの症状をこまめにチェックする。
- 手術直後の血性排液は、時間とともに漿液性や淡血性に変化していくことが一般的である。血性の排液量が持続または増加傾向の場合、後出血の可能性があるため、バイタルサイン、尿量を確認し、医師に報告する。

▶異常があればバイタルサインを確認し医師へ報告

- ドレーンの適切な管理によって、合併症を予防したり、治療したりすることができる。
- ドレーン管理において「異常」を疑った場合、躊躇せずに医師に報告することが重要である。報告前には必ずバイタルサインを確認し、患者の全身状態の観察を優先させることを忘れてはならない。

(眞田幸弘・倉科憲太郎・佐田尚宏)

2 各種チューブ・カテーテルの種類と特徴

- チューブ・カテーテルは，注入用，排出用，圧測定用，そして尿道カテーテルなどに大きく分類できる．
- 注入用チューブには，静脈カテーテルや消化管チューブがある．
- 排出用チューブをドレーンといい，開放式と閉鎖式の2つの排出方式がある．
- 開放式ドレーンは，ドレーン端が外界に開放されているもので，滲出液が少なく，早期にドレーンが抜去できる場合に用いられることが多い．
- 閉鎖式ドレーンは，ドレーンを排液バッグや吸引器に接続して，外気に触れることがないようにしたものである．
- ドレナージは目的によって，情報（インフォメーション）ドレナージ，予防的ドレナージ，治療的ドレナージに分けられる．
- 圧測定用チューブには，動脈カテーテル，中心静脈カテーテル，肺動脈カテーテルなどがある．
- 尿道カテーテルの種類には，ネラトン・カテーテル，フォーリー・カテーテル，チーマン・カテーテルがある．

注入用チューブ

▶静脈カテーテル

- 静脈路の確保のために留置され，輸液，薬物，輸血などの投与経路として用いられる．

末梢静脈カテーテル

- 表在静脈の確保に用いられるカテーテルである（**写真1**）．一般にインサイト™，サーフロー®，スーパーキャス®などの商品名でよばれることが多い．
- 末梢静脈カテーテルは，いずれもカテーテル（外套）とその管腔内の套管針（穿刺針）および血液の逆流を確認するフラッシュバッグ・チャンバーからなり，穿刺後に套管針を抜去し，カテーテルを血管内に留置する．
- 成人には一般に22〜18G針が用いられる．国際標準化機構（ISO）規格により，カラーコードが統一されており，カテーテルの外径により外套の色が決まっている（**表1**）．
- 輸液の流量は，ポアズイユの法則からカテーテルの長さと内径によって決まり，カテーテルが短いほど，内径が太いほど最大流量が増加する．クレンメ（クランプ）を全

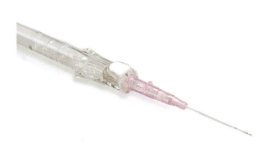
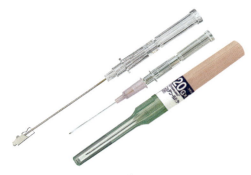

BDインサイト™オートガード™BC 逆流防止機能つき
(写真提供：日本ベクトン・ディッキンソン)

シュアシールド®サーフロー®Ⅱ
(写真提供：テルモ)

写真1 末梢静脈カテーテル留置針

表1 末梢血管留置カテーテルの種類（ISO規格）

カテーテル外径		カラーコード	カテーテル
(G)	(mm)		
24	0.7	黄色	
22	0.8/0.9	濃紺	
20	1.0/1.1	ピンク	
18	1.2/1.3	深緑	
16	1.6/1.7/1.8	灰色	

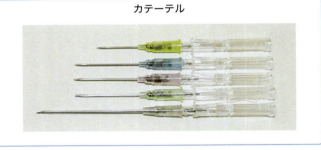

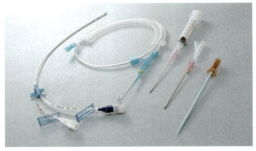

SMAC™プラス
(写真提供：日本コヴィディエン)

写真2 中心静脈カテーテル（CVカテーテル）

開にした場合，18G針では22G針に比較しておよそ2.5倍の流量が得られる．

中心静脈カテーテル

- 中心静脈とよばれる上大静脈や下大静脈に留置するカテーテルである（**写真2**）．一般に，中心静脈を意味するcentral veinを略してCVカテーテルとよばれる（Note①）．
- 中心静脈は末梢静脈と比較して血管径が太く，血流も多いため，長期の静脈確保や安定した薬物の投与，高カロリー輸液，または中心静脈圧の測定が必要な場合に適応となる．
- 穿刺部位としては内頸静脈，外頸静脈，鎖骨下静脈，尺側皮静脈，大腿静脈などが選択される（**図1**）．
- さまざまな中心静脈カテーテルキットが製品化されているが，大きく分けて，外套を介してCVカテーテルを挿入するタイプ（Note②）と，ガイドワイヤーを介してCV

Note①
中心静脈栄養は，かつてintra-venous hyperalimentationを略してIVHとよぶこともあったが，現在では完全静脈栄養を意味するTPN (total parenteral nutrition)を用いることが標準となっている．中心静脈に挿入されるカテーテルも，IVHカテーテルという呼称からCVカテーテルに変わりつつある．

Note②
套管針で穿刺し，外套の挿入後，外套内腔からCVカテーテルを挿入して留置する．CVカテーテル留置後，外套はピールオフ（はがす）して抜去する．

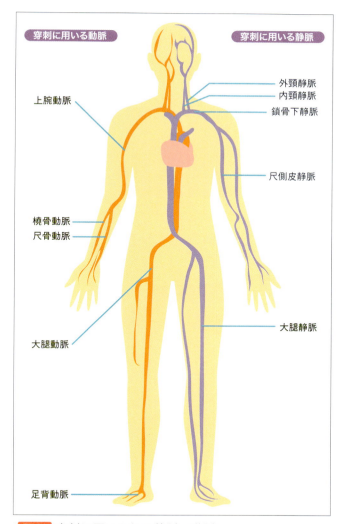

図1 穿刺に用いられる静脈，動脈

カテーテルを挿入するタイプ（セルジンガー法）がある．
- 複数の内腔（ルーメン）がある構造をもつカテーテルもあり，内腔が1つのものをシングルルーメン・カテーテル，2つのものをダブルルーメン・カテーテル，3つあるものをトリプルルーメン・カテーテルとよぶ．

▶イントロデューサ・カテーテル

- 内腔から，心臓カテーテルや肺動脈カテーテル，心臓ペーシングリードなどを挿入するために用いる太い（8〜9Fr）カテーテルである（写真3）．一般にシース（鞘）ともよばれる．
- 側管をもち，単体でも輸液路として使用可能であり，大量輸液できる．
- 主に肺動脈カテーテルや心臓ペーシングリードの挿入のために使用されるため，それらの挿入部位である内頸静脈，鎖骨下静脈，大腿静脈に留置される（図1）．

▶消化管チューブ

- 経鼻的に（あるいは口腔内から）胃や十二指腸に挿入されるチューブである．
- 経管栄養，薬物の投与のほか，胃・十二指腸内容物の吸引，減圧，洗浄などに用いられる．

胃管
- 胃に留置されるチューブで，ガストリック（gastric：英語）チューブ，またはマーゲンゾンデ（Magensonde：独語）ともよばれる（写真4）．
- チューブの違和感軽減と固定性のため，通常胃管は鼻

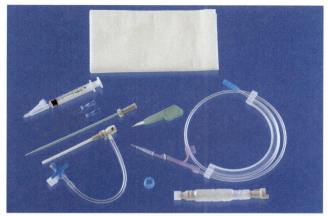

シース イントロデューサー セット
（写真提供：日本コヴィディエン）

写真3 イントロデューサ・カテーテル

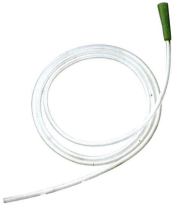

サフィード®コネクターつき胃管カテーテル
（写真提供：テルモ）

写真4 胃管

から挿入され，経鼻胃管(NG〔naso-gastric〕チューブ)として用いられることが多いが，患者の状態によっては経口的に挿入される場合もある．
- 単管構造のシングル(レビン型)チューブと二重管構造のサンプ型チューブがある．注入する場合はシングルチューブを，減圧・排出目的には胃粘膜の吸着を防ぎサンプ効果が期待できるサンプ型チューブを用いる．
- 成人には通常8〜16Frを使用する．
- 細いチューブほど患者の違和感が軽減されるが，チューブ内腔が閉塞する危険性は高くなる．
- 減圧・洗浄目的のときは，より太いサイズを選択する．

経鼻経腸栄養チューブ（十二指腸チューブ）

- もとは成分栄養(elemental diet)時に使用されたため，EDチューブともよばれる(写真5)．
- 胃管に比較して径が細く（5〜8Fr），コシがないため，スタイレット(ガイドワイヤー)を内腔に通して挿入する．先端に，スタイレットの突出を防ぐオリーブや，挿入しやすいように錘がついたものもある．
- 成分栄養のほか，持続経管栄養時や胃食道逆流が強い症例に適応がある．

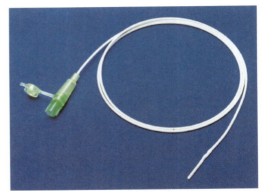

ニュートリフロー™フィーディングチューブ
(写真提供：日本コヴィディエン)

写真5 経鼻経腸栄養チューブ（EDチューブ）

排出用チューブ

- ドレナージチューブ(ドレーン)とは，患者の体内に貯留した血液，滲出液，膿，消化液などを体外へ排出させる(ドレナージ)目的で挿入される管である．

▶ドレナージの分類

ドレナージの目的による分類

情報(インフォメーション)ドレナージ

- 腸管吻合部や臓器の切離面などに置き，ドレーンからの排液を観察することで，術後の出血や縫合不全などをいち早く把握するためのドレナージである．
- 臨床上は，予防的ドレナージと厳密に区別することは難しく，両方の目的で留置されることが多い．

予防的ドレナージ

- 術後に予想される血液や滲出液などの貯留を防止するためのドレナージであり，術中に留置される．
- ダグラス窩や横隔膜下など，胸腔・腹腔内の体液が貯留しやすい部位に留置され(図2)，術後に血液や滲出液が貯留して感染を起こすことを予防する．

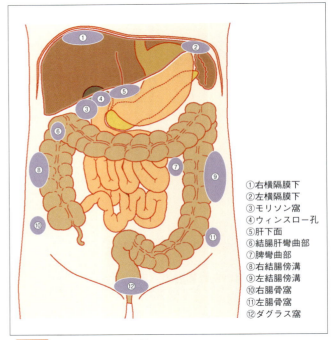

①右横隔膜下
②左横隔膜下
③モリソン窩
④ウィンスロー孔
⑤肝下面
⑥結腸肝彎曲部
⑦脾彎曲部
⑧右結腸傍溝
⑨左結腸傍溝
⑩右腸骨窩
⑪左腸骨窩
⑫ダグラス窩

図2 貯留しやすい部位

治療的ドレナージ

- 疾患や病態の改善のためのドレナージである．
- 腹腔内膿瘍のなかの膿汁を排出させるためのドレナージや，閉塞性黄疸を解除するための胆管ドレナージ，水頭症による頭蓋内圧亢進を改善するための脳室ドレナージなどがある．

ドレナージの方法(原理)による分類(表2)

開放式ドレーン

- 開放式ドレーンとは，体外に出ているドレーン端が外界に開放されているものである．

表2 開放式ドレーンと閉鎖式ドレーンの特徴

	開放式ドレーン	閉鎖式ドレーン
ドレーンの長さ	ドレーンが短く，患者の活動範囲が制限されにくい	ドレーン経路が長く，活動範囲が制限される．ドレーン閉塞もきたしやすい
排液の観察	排液の採取・定量が困難	排液の観察，排液量の測定が容易
逆行性感染	外界に開放されているため，逆行性感染のリスクが高い	閉鎖腔のため，逆行性感染のリスクが少ない

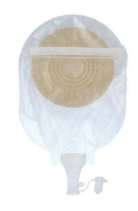
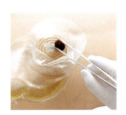

サージドレーン・ジッパー
（写真提供：アルケア）

写真6 パウチ式ドレナージ（半閉鎖式）

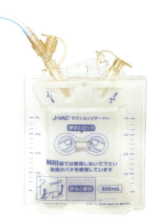

J-VAC®サクションリザーバー（排液バッグ）
（写真提供：ジョンソン・エンド・ジョンソン）

写真7 閉鎖式ドレナージバッグ

- 滲出液が少なく，ドレーンを早期に抜去できると予想される場合に多く用いられる．
- 誘導された体液はそのままドレーン周囲に流れ出るため，ガーゼでおおい吸収するか，またはパウチなどを使って半閉鎖にして管理する（写真6）．

閉鎖式ドレーン
- 閉鎖式ドレーンとは，挿入されたドレーン端を貯留用バッグ（写真7）や吸引器に接続して，外界に触れることのないよう閉鎖腔にしたものである．
- スプリング式のドレナージシステムや持続吸引器（写真8）に接続することで，陰圧をかけて吸引し，積極的に排液を促すことができる．

▶ ドレーンの形状による種類（図3）

フィルム型ドレーン（図3-a）
- ペンローズ型に代表される薄く軟らかい膜状のドレーンである．ほかに板状のフィルム型，多孔型などがある．
- ドレーンの壁に多数の孔あるいは溝があり，一般には毛細管現象を利用してドレナージするとされる．

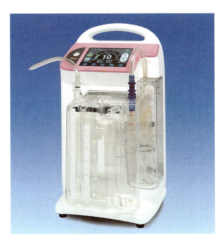

メラサキューム009 MS-009T
（写真提供：泉工医科工業）

写真8 閉鎖式持続吸引器

- 素材が軟らかく患者への侵襲は少ないが，圧迫により容易にドレーンの内腔が潰れたり，粘稠な体液や凝血塊により内腔が閉塞してドレナージできなくなる可能性がある．
- 通常，開放式ドレーンとして使用する．

CHAPTER 1 ドレーン・チューブ管理の基礎知識

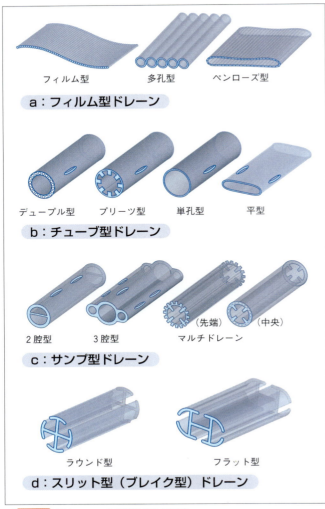

図3 ドレーンの種類(形状別)

チューブ型ドレーン(図3-b)
- デュープル型に代表される管状のドレーンである．ほかに単孔型(シンプル型，ネラトン・カテーテル)，プリーツ型などがある．
- デュープル型，プリーツ型は，管壁に多数の通路や溝がある構造となっている．
- フィルム型ドレーンに比較して，内腔が閉塞しにくく，血液や膿などの粘稠な体液の排出性に優れる．
- 閉鎖式ドレーンとして使用できる．

サンプ型ドレーン(図3-c)
- 内腔が2つ(2腔型)または3つ(3腔型)に分かれているチューブ型のドレーンである．
- 一方の腔から外気を導入，他方の腔から体液を排出す

る構造(サンプ効果)をもち，内腔を吸引しても，ドレーン先端が組織に吸着して損傷することが少ない．
- 胃管のサンプチューブやイレウスチューブが代表である．

スリット型(ブレイク型)ドレーン(図3-d)
- チューブ型ドレーンのような内腔をもたず，4本の深い吸引溝で構成されたドレーンである．
- 閉塞しにくく，また吸引溝と周囲組織との接触面積が大きいため広範囲にドレナージできるとされている．

トロッカーカテーテル
- 主に排気，排液目的のドレーンで胸腔に挿入される．
- ほかのドレーンと異なり，チューブの内側に金属製の硬い内針が入った構造となっている．胸腔内にドレーンを刺入した後，内針を抜去して留置する．

圧測定用チューブ

▶動脈カテーテル
- 血圧(動脈圧)を連続的に測定する目的で，動脈に挿入するカテーテルである．頻繁に動脈採血が必要な場合にも留置される．
- 一般に橈骨動脈が第1選択となるが，ほかに上肢では尺骨動脈，上腕動脈，下肢では大腿動脈，足背動脈にも留置される(図1参照)．
- 22〜20Gの静脈留置用カテーテルで代用できるが，ガイドワイヤー(一体型のBDインサイト-A™)や，セルジンガー法で留置するキットも製品化されている．

▶中心静脈カテーテル
- 中心静脈に留置するカテーテルである(本項の「静脈カテーテル」参照)．
- カテーテルの先端が右房に近い上大静脈，下大静脈(右房接合部から3〜5cmの範囲内)に適切に留置されている場合，外部の圧トランスデューサに接続することで中心静脈圧を測定できる．

▶肺動脈カテーテル(写真9)
- 大静脈から右房，右室を通って肺動脈に留置されるカテーテル．このカテーテルの2人の開発者の名前からスワン・ガンツカテーテルともよばれる．「スワン・ガンツ(Swan-Ganz)カテーテル」の項参照．

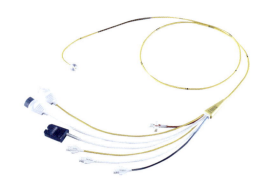

スワンガンツ・サーモダイリューション・カテーテル(CCO／CEDV)
(写真提供：エドワーズライフサイエンス)

写真9 肺動脈カテーテル

- 長さ110cm，外径7～8Frのカテーテルであり，2つの内腔をもち，一方はカテーテルの先端に開口し(遠位孔)，他方は先端から25～30cm手前に開口(近位孔)している．
- 先端付近にバルンがあり，バルンを膨らませることで血流に乗って，右房から肺動脈へと導かれる．
- 先端から4cmの位置には肺動脈血の温度を計測できるサーミスタが取りつけられており，熱希釈法による心拍出量が測定できる．
- 肺動脈カテーテルの留置により，肺動脈圧，肺動脈楔入圧，中心静脈圧の圧測定や，混合静脈血酸素飽和度($S\bar{v}O_2$)の測定，心拍出量の測定など，さまざまなパラメータの計測が可能となる(Note③)．

尿道カテーテル

- 膀胱に挿入し，尿の排出を促すカテーテルである．尿閉時，時間尿の測定や安静が必要な場合のほか，清潔な採尿や残尿測定，膀胱内の洗浄，薬物の注入などの際にも適応となる．

▶尿道カテーテルの種類

ネラトン・カテーテル
- ゴム製のシングル・ルーメンのカテーテルである．
- 膀胱内に固定するためのバルンがなく，シリコン製に比較して生体適合性に劣るため，長期的な留置ではなく間欠的な導尿や採尿に用いられる．

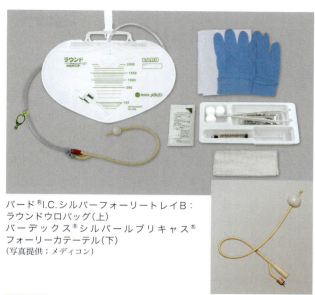

バード®I.C.シルバーフォーリートレイB：
ラウンドウロバッグ(上)
バーデックス®シルバーブリキャス®
フォーリーカテーテル(下)
(写真提供：メディコン)

写真10 フォーリー・カテーテル

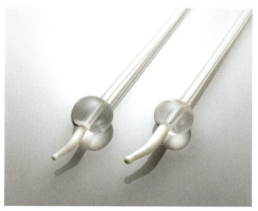

(写真提供：クリエートメディック)

写真11 チーマン・カテーテル

フォーリー・カテーテル(写真10)
- 持続的に膀胱に留置できるように，先端付近に膀胱内に固定するためのバルンがついたカテーテルである．
- 一般的に使用される2ウェイカテーテルは，一方弁のついたバルブをもつバルン・ルーメンと排尿用ルーメンからなる．

Note③ 薬物投与用のインフュージョン・ルーメン(注入口)をもつタイプ，サーミスタを備え熱希釈法により連続心拍出量測定が可能なタイプ，光ファイバーにより$S\bar{v}O_2$のモニタリングが可能なタイプ，心臓ペーシング用に電極が組み込まれたタイプなど，機能が追加されたカテーテルも製品化されている．

- 持続膀胱洗浄や薬物注入が可能なルーメンをもつ3ウェイカテーテル，膀胱温の測定が可能な温度センサつきカテーテルもある．

チーマン・カテーテル（写真11）

- フォーリー・カテーテルに比較して，コシが強く，先端部が先細りになって彎曲しているカテーテルである．
- 前立腺肥大症などのカテーテル挿入困難例に用いられる．

（小山寛介・布宮　伸）

参考文献

1) Marino, PL：Marino's The ICU Book. p53-75, Lippincott Williams & Wilkins, 1998
2) Irwin, RS et al：Manual of Intensive Care Medicine. p10-31, Lippincott Williams & Wilkins, 2000
3) 平山廉三ほか：創部とドレーン管理．消化器外科 21：661-666, 1998
4) 奈良信雄編：臨床研修イラストレイテッド．第1巻基本手技［一般処置］，改訂3版，羊土社，2004
5) 窪田敬一編：最新ナースのための全科ドレーン管理マニュアル．p16-17, 照林社，2005
6) 吉野肇一編：完全対応ドレーン・カテーテル管理．JJN スペシャル 77, p8-20, 医学書院，2005

memo

3 ドレーン・チューブ挿入患者への最善のケア

- ドレーン・チューブ挿入にあたっては，看護師・医師のみならず，患者自身がその目的を十分に理解し，主体的に治療に参加できるように協力を得る(重要)．

- 看護師・医師は，ドレーン・チューブ挿入中の患者の「療養生活」が安全，かつ安楽に過ごせるように，そのときどきの状況を総合的に判断し，ケアしていく必要がある(重要)．

- 体外と体内の通路となるドレーン・チューブは，感染の原因となり得る．

- ドレーン・チューブは患者にとっては異物であるため，感染予防の観点からも，目的を達したらなるべく早めの抜去を考慮する．

- ドレーン・チューブは脱落や迷入(埋没)しやすい．

- 排液ルートは体表にテープ2か所で固定する．

- ドレーン・チューブ類を挿入したまま歩行するときは，排液の逆行が起こらないように，排液バッグの位置，排液ルートの高さに注意する．

- ドレーン・チューブ類の挿入中は，患者にとっては身体の延長上にドレーン・チューブ類があり，拘束感や行動制限を感じやすいことを理解する(重要)．

はじめに

- ドレーン・チューブ挿入中の患者の安全管理において重要なケアのポイントは次のとおりである．
  ① ドレーン・チューブ挿入の目的と部位および易感染状態，拘束感の出現，行動制限，さらにそれらに伴う精神的負担を看護師・医師のみならず，患者自身が十分に理解できるようにかかわり，治療に対して患者の協力が得られるようにする．
  ② 看護師・医師は，ドレーン・チューブ挿入中の患者の「療養生活」が安全かつ安楽になるように，エビデンスに基づいた知識をもって，そのときどきの患者の状況を総合的に判断し，ケアをしていく．

- ここでは，ドレーン・チューブによる感染の原因と予防，固定方法，清潔管理，精神的負担に対するケアについて，エビデンス[1]を織り込みながら，実践の場で役立つ最新の知識を看護の立場からわかりやすく述べる．

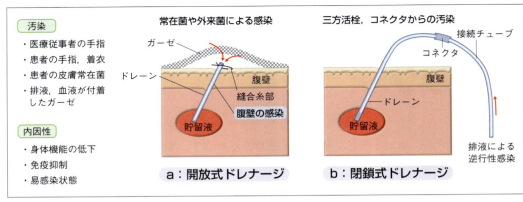

図1 ドレーン・チューブによる感染経路

感染の原因と予防

- 体外と体内の通路となるドレーン・チューブを挿入した場合は，感染に留意する必要がある．
- 感染を引き起こす原因は，主に以下の2つである[2,3]．
  ① ドレーン・チューブ挿入部の皮膚の常在菌や外来菌（通過菌，病原菌）による感染（図1-a）
  ・維持管理中の皮膚挿入部の汚染
  ② ドレーン・チューブの排液ルートを通しての感染（図1-b）
  ・排液（滲出液）の逆行性感染
  ・ドレーン・チューブのハブ（接続部）の汚染
  ・ドレーン・チューブの三方活栓やコネクタからの汚染
- 手術後のドレーン挿入については感染を助長するといった点からさまざまな議論がなされており[2,4]，"NOドレーン"の考えを推奨する外科医も増えてきている．
- 臨床の場では，予防的・治療的ドレナージの意味から，術後にドレーンが挿入される場合が多い．術後患者の身体はドレーン・チューブという外誘導があることに加え，易感染状態にあることに，とくに留意すべきである（Note①）．

ケアのポイント

- 患者には，①何の目的で，②身体のどの部位にドレーン・チューブを挿入しているか，③なぜ感染を起こしやすいかをわかりやすく説明する．
- 患者への説明では，たとえば「手術の後は滲出液や消化液，血液などが出やすいので，感染を起こさないようにそれらの液体を身体の外に出します」と，患者がわかるような言葉を選択する．

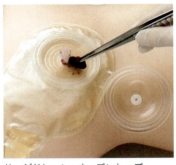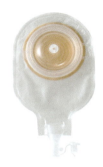

サージドレーン・オープントップ
（写真提供：アルケア）

写真1 パウチ式ドレナージ

- 術後の患者は患部が気になり，患部のガーゼやドレーン・チューブに無意識のうちに触れる場合がある．事前に，触れないことが望ましい理由も含めて説明する．
- 逆行性感染や排液による皮膚炎を予防するため，専用の装具（サージドレーン・オープントップなど）を使用することも有効である（写真1）．

臨床におけるアドバイス

- 三方活栓は感染の重要なリスクファクターとなる危険性が高い[3]．
- 医療従事者の手は感染源となるため，ドレーンや接続

> **Note①**
> 術後患者の身体は，外科侵襲（surgical stress）を受けているため，身体組織から情報伝達物質であるサイトカインが放出されるという生体反応が起こる．このサイトカインは，免疫担当細胞を刺激して，手術した部位の炎症反応を発動させ，代謝の変動を引き起こす．これは，生体の恒常性を保つための防御反応であるが，同時に貪食細胞の機能低下，免疫抑制を引き起こし，易感染性となる．そのため，術後患者の身体は，細菌に対する抵抗性が低下し，感染を起こす危険性が高くなる[1]．

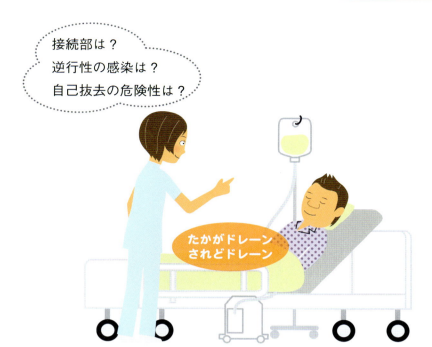

3 ドレーン・チューブ挿入患者への最善のケア

して滅菌手袋，マスク，滅菌ガウンなどを用いた「マキシマル・バリア・プリコーション(Note③)」を意識し，感染予防に努める[3]（図2）.

感染が疑われる場合
- 術後数日は，吸収熱(Note④)により37℃前半の発熱がみられるのが通常である．しかし，術後3日以上過ぎて

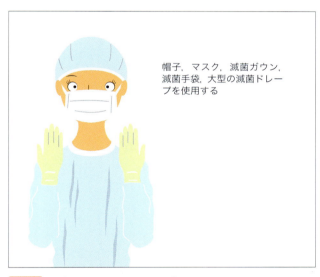

図2 マキシマル・バリア・プリコーション

帽子，マスク，滅菌ガウン，滅菌手袋，大型の滅菌ドレープを使用する

チューブ，三方活栓などに触れる場合は，院内感染に対する標準予防策(Note②)を常に意識して，そのつど，手指消毒を行う．
- 開放式ドレーンは，3日以上の留置で逆行性感染が起こりやすい[5]．
- 閉鎖式ドレーンの場合は逆行性感染予防のため，排液バッグをドレーン挿入部より高くしない．
- ドレーンやチューブ類を体内に挿入する場合は，原則と

Note②
標準予防策（スタンダード・プリコーション：standard precautions；SP）：患者を感染から守り，医療従事者も感染から守るために，すべての人の血液・体液・分泌物・排泄物，粘膜そして損傷皮膚は感染性があると考えて，手袋，マスク，ガウンなどの防護具の着用を推奨する考えかた．

Note③
マキシマル・バリア・プリコーション（maximal barrier precautions）：医療従事者が中心静脈カテーテル挿入時に実施する防御方法のことである．帽子，マスク，滅菌ガウン，滅菌手袋，大型の滅菌ドレープを使用すれば，感染率は低いといわれている．

Note④
吸収熱：手術により体内で組織が破壊された場合に，身体の組織が当該箇所を修復しようとする作用により生じる熱．破壊された組織から分泌される体液などには発熱物質が含まれており，それらを血管が吸収すると発熱するというメカニズムであり，正常な生体反応である．吸収熱は37.5℃前後までで，高熱になることはなく，自然に解熱する．

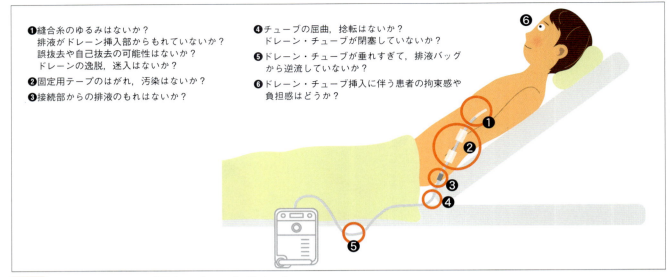

図3 ドレーン・チューブ固定のチェックポイント

も37.5℃以上の発熱が続くようであれば，感染を疑う．
- 血液データ(白血球数，CRP値)，排液の性状，挿入部の皮膚の所見(発赤・腫脹)など，ほかの所見と照らし合わせてアセスメントし，感染の有無について確定する．
- 感染が確定すれば，状況に応じてドレーンの抜去，抗菌薬の投与などの処置がなされる．

固定方法

- ドレーン・チューブは，患者にとっては異物であり，感染予防の観点から，挿入の目的部位から体外への経路が最短になるようにされるのが一般的である．
- 挿入されたドレーン・チューブにより，効果的な治療がスムーズに行われるように，ドレーン・チューブ類の固定は次の点に留意して固定用テープを用いる必要がある(図3)．

固定のポイント

①ドレーンの先端が効果的にドレナージされる位置から動かないように固定
②ドレーン・チューブが屈曲，閉塞しないように留意して固定
③ドレーン・チューブが誤抜去，体腔内へ迷入しないように固定(図4)
④患者の苦痛にならない部位や方法で固定(写真2，3)
⑤患者の状況に応じた部位と方法で固定

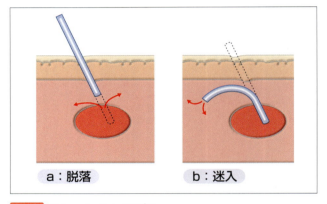

図4 ドレーンのトラブル

⑥閉鎖式ドレーンの場合は，排液バッグが挿入部より低くなるように固定
⑦排液が管理しやすい部位で固定

皮膚固定の方法

- ドレーンのタイプにもよるが，通常，臨床では，ドレーンの誤抜去(脱落)や迷入防止のために固定する必要がある．
- 固定方法は医師により1-0号程度の絹糸による結紮，滅菌安全ピン，固定用テープの使用といった方法が用いられる．
①ペンローズドレーンで開放式ドレナージを行う場合は，医師が皮膚とドレーンを1-0号程度の絹糸で刺

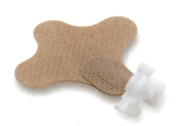

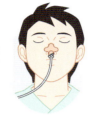
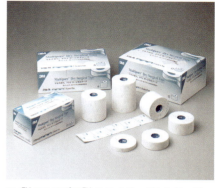

写真2 鼻管用固定具
テープ部分を鼻の頭に貼り，留め具でチューブを固定する
鼻管アタッチメント
(写真提供：ホリスター)

写真3 ドレーン・チューブ用固定具
ドレーンを皮膚に垂直・水平に固定し，疼痛，不快感などを最小限にする．皮膚保護剤がドレーン周囲の皮膚を保護する
(左)ドレーン固定バリア(垂直使用)
(右)チューブ固定バリア(水平使用)
(写真提供：ホリスター)

写真4 固定用テープ①
3M™ マルチポア™ ドライ サージカルテープ
(写真提供：スリーエム ジャパン)

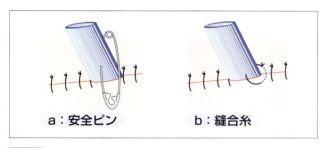

図5 ペンローズドレーンの迷入防止策
a：安全ピン　　b：縫合糸

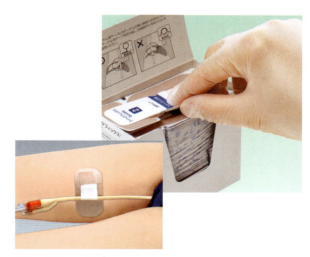

クイックフィックス®
(写真提供：アルケア)
写真5 固定用テープ②

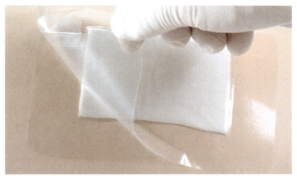

マルチフィックス®・パッド
(写真提供：アルケア)
写真6 固定用フィルム型ドレッシング材

通結紮する．入念に2か所に糸をかけて結紮固定する場合もある．ペンローズドレーンでは，皮膚への固定がはずれた際に，体内への迷入防止のために安全ピンで固定する方法もよく行われる(図5)．
②閉鎖式ドレーンの場合，挿入部は絹糸で固定されているが，ドレーンが脱落したり迷入する危険性があるため，必ず，排液ルートを固定用テープ(写真4，5)で2か所固定する(図6)．
③最近では，フィルム型のドレッシング材を用いて固定する施設もあり，挿入部からの感染を予防するのにはよい方法である(写真6)．
④開放式の場合は，滅菌パウチ式の半閉鎖式ドレーンも使用される．
⑤専用の固定具を使用して固定する方法もある(写真2，3)．
⑥既製の固定具が使用できない場合は，図7のように

サージカルテープで工夫すると患者は安楽である．顔の中央部分にチューブや絆創膏があると，意外と違和感が残るものである．

ケアのポイント
- 患者には，身体のどの部位にドレーンの先端があるか，なぜ，固定する必要があるかをわかりやすく説明する．
- 拘束感や行動制限を感じる場合は，それらを最小限にとどめるように努め，加えてドレーン・チューブの固定が治療上必要であることを説明し，患者の協力を得るようにする．
- 術後患者は，ドレーン・チューブによる拘束感や術後疼痛のために，ベッドで臥床しているほうがよいと思いがちである．術後患者にとっては早期離床（Note⑤）は合併症予防のために重要であるため，その意義も合わせて説明する必要がある（**表1**）．
- 患者に説明する際は，①ベッド上から移動する場合の留意点，②活動時や歩行時の留意点，③ベッドサイドや歩行環境における障害物などへの留意など，患者に寄り添いながら，ていねいに説明する．

臨床におけるアドバイス
- 術後に患者の早期離床が段階的に進んでいる状況では，離床の妨げや誤抜去を引き起こさないように，そのときどきで患者の行動範囲を考慮し，ドレーン・チューブ類の排液ルートは多少，余裕をもたせて固定する．
- ドレーンを挿入したままでの歩行は，排液が逆行しないように，排液バッグの位置，ドレーン・チューブの高さに注意する（**図8**）．
- ドレーンを挿入したまま，行動範囲が拡大される場合は，安定した支柱を使用して歩行できるようにキャスターつき点滴スタンドや専用スタンドで調整する（**写真7**）．

> **Note⑤**
> 早期離床：術後患者の呼吸や循環の機能を促進し，すみやかに体力を回復させるため，術直後から少しずつ体位変換，深呼吸，手足の自動・他動運動を行う．それらによって，できるだけ早く単独で起床や歩行などの日常行動ができるようにする．

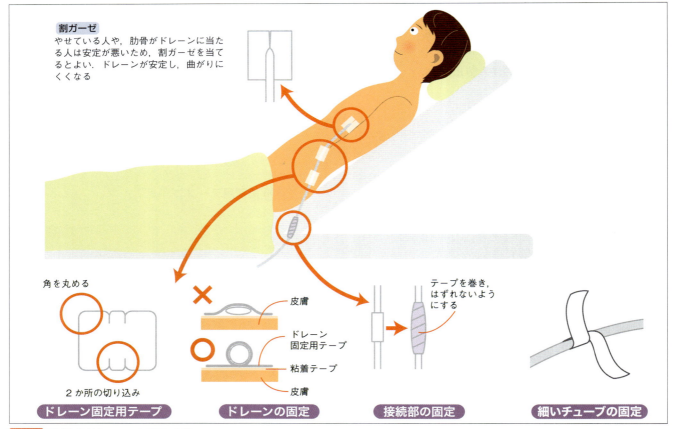

図6 閉鎖式ドレーンの固定方法

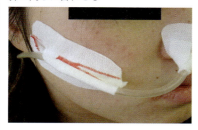
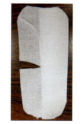
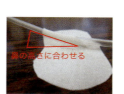

鼻の高さに合わせる

鼻側・頬部に切れ込みを入れる

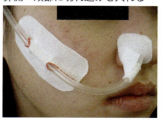
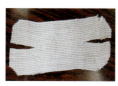
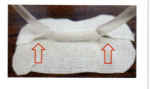

図7 サージカルテープを工夫した頬部の固定
(山本百利子ほか：経鼻胃管チューブの固定方法に関する臨床的検討－固定方法とテープの種類に着目して，月刊ナーシング 30(9)：98-105，2010を参考に作成)

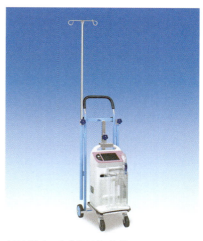

メラMSカート®（DXタイプ）
(写真提供：泉工医科工業)

写真7 キャスターつき持続吸引器用カート

表1 早期離床の目的と具体的内容

目的	具体的内容
術後呼吸器合併症の予防	●横隔膜を下げ，ガス交換面積を拡大する ●酸素消費量の増加に伴って，呼吸運動を促進し，痰の排出を促す
循環の促進	●静脈のうっ滞を防ぎ，血栓性静脈炎や深部静脈血栓症を予防する ●全身の循環を促進させ，全身の機能回復を促す ●心拍出量を増大させ，毛細血管の血流促進によって創傷の治癒を促す ●局所の圧迫を防ぎ，褥瘡などの皮膚障害を防ぐ ●血圧の変動を抑え，起立性低血圧を防ぐ
消化管運動の促進	●腸蠕動を促し，排ガスを誘発し，イレウスや癒着を予防する ●胃管を抜去して，経口からの食事摂取を促す
排尿障害の予防	●腹圧をかけ，自然排尿を促す(膀胱留置カテーテルを早期に抜去できる)
骨や筋肉の衰退防止	●筋力低下，腱の萎縮，関節の拘縮を予防する(廃用症候群を予防する)
精神活動の活発化	●回復への動機づけとなる(実際に離床ができると回復を実感でき，さらに回復意欲が増す)

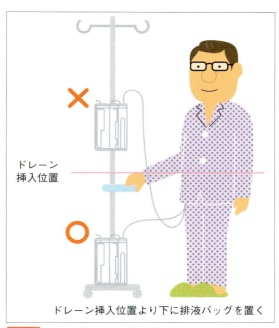

図8 排液（ドレナージ）バッグの位置

清潔管理

- ドレーン・チューブ類の清潔管理には，①挿入部の清潔と，②全身の皮膚の清潔とがある．

▶挿入部の清潔

- 無菌操作で消毒を行い，挿入部位周囲の皮膚の発赤や腫脹などの有無を観察する．

臨床におけるアドバイス
- 標準予防策（SP）を基本に，CDC手術部位感染予防のた

CHAPTER 1 ドレーン・チューブ管理の基礎知識

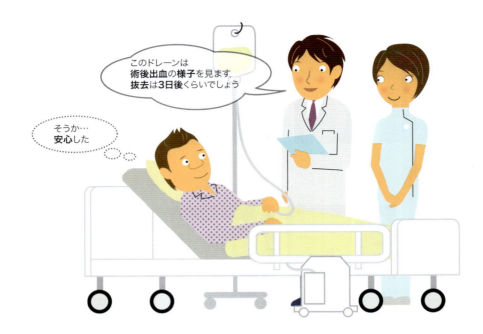

めのガイドライン[6]に記述されている皮膚消毒方法に基づいて消毒する．

①ガーゼ交換や排液バッグ交換の際は，清潔操作で行う（処置前後の手指消毒と手袋装着，患者ごとに手袋交換）．
②排液による周囲環境の汚染に留意する．
③創部およびドレーン挿入部から同心円を描くように，中心から周辺部に向かって十分な範囲で消毒を行う．
④手術創とドレーン挿入部は，それぞれ別の消毒綿球で消毒する（同じ消毒綿球を用いないことが重要）．

▶全身の皮膚の清潔

- 感染予防の観点から重要である．
- とくに術後数日は，吸収熱により発汗を生じ，皮膚が不潔になりやすく，細菌が繁殖しやすい状態となる．そのため，皮膚の清潔ケアに努める必要がある．

ケアのポイント

- 術後3～4日は，手術による創痛や体動時の痛み，牽引痛を生じるので，患者に負担がないように身体の清潔ケアに努める．
- ドレーン・チューブ類が複数挿入されている場合は，それらの先端位置のずれや抜去などが起こらないように，清潔ケアの必要性を説明し，患者の協力を得ながら身体を清拭する．
- 患者自身が自分で清拭できる状況であれば，活動範囲や離床の拡大にもつながるため，可能なかぎり自分で身体を拭いてもらい，全身の清潔に努める．

心理的負担

- ドレーン・チューブを挿入している状況は，術後が代表的であるが，体外から体内へドレーン・チューブを挿入していることは，それらが身体の延長上にあり，患者にとっては異物感・違和感を生じやすい．
- 患者の身体の延長上にドレーン・チューブを挿入するのに伴い，「つながれているという感覚」から拘束感や行動面においても心理的な制限が生じやすい．
- 異物感・違和感，行動制限以外にも，ドレーン・チューブを挿入したまま治療を行っている状況そのものが患者にとってはストレスになりやすい．
- 異物による違和感や行動制限以外に，患者は心理面において，拘束感や治療上の負担を感じていることを看護師，医師は理解する必要がある．

ケアのポイント

- ドレーン・チューブを挿入している目的，重要性を患者の表情を確認しながらわかりやすく説明する．そのうえで，患者が主体的に治療に参加できるように協力を得る．
- 患者は，「今後の見通し」が不確かなために，さまざまな

患者自身の日常生活上の不安を抱く場合が多い．
- 「いつまでドレーン・チューブを挿入している状態が続くのか，抜去できる日はいつごろなのか」などの患者側の不安に対して，おおよその目安など「今後の見通し」を伝えると患者は心理的に楽になる．

臨床におけるアドバイス
- 患者にドレーン・チューブを挿入している目的・重要性を伝え，主体的に治療に参加できるようにかかわる．
- 異物感・違和感，行動制限以外にも，ドレーン・チューブを挿入したまま治療を行っている状況そのものが，患者にとってはストレスになりやすいため，そのことを念頭におき，患者に共感的態度でかかわることが大切である．

おわりに

- ドレーン・チューブの安全管理は，それらを挿入した後のマネジメント，ならびに一人ひとりの患者へのケアが根本的に重要である．
- ドレーン・チューブ類を挿入している患者の状況はさまざまではあるが，患者は療養上の生活を営んでおり，いろいろな思いや感情を抱いている．
- 看護師・医師は患者に寄り添い，対話を通じて患者の現在の思いや感情を把握し，共感的態度でかかわっていくケアが，ドレーン・チューブ挿入中の患者が療養生活を安全かつ安楽に過ごせる最善のケアにつながる．ひいては治療の経過もスムーズになるものと考える．

（中村美鈴）

引用文献
1) CDC：Guideline for prevention of intravascular device-related infections.1996
2) 永井秀雄ほか：術後のドレーン感染症――予防と治療の実際．臨床外科 51(4)：457-463, 1996
3) 洪愛子ほか編：看護ケアにいかす感染予防のエビデンス．p49-53, 医学書院, 2004
4) Drinkwater, CJ, et al：Optimal timing of wound drain removal following total joint arthroplasty. Journal of Arthroplasty 10(2)：185-189, 1995
5) 沼直美：中心静脈カテーテル．インフェクションコントロール 12(12)：1228-1233, 2003
6) CDC：Guideline for prevention of surgical site infection. 2017

参考文献
1) 吉野肇一編：完全対応ドレーン・カテーテル管理．JJNスペシャル77, 医学書院, 2005
2) 窪田敬一編：最新ナースのための全科ドレーン管理マニュアル．照林社, 2005
3) 青笹李文ほか：開放式ドレーンはルチーンでは用いない．エキスパートナース 20(5)：44-46, 2004
4) 岩本満美：写真とイラストでみるドレナージ管理のコツ．エキスパートナース 21(2)：33, 2005
5) 高岡勇子：安全管理の視点で行うドレーン管理の基本．エキスパートナース 21(2)：25-27, 2005
6) 大毛宏喜ほか：ドレーンの功罪．インフェクションコントロール 15(3)：36-41, 2006

CHAPTER 1 ドレーン・チューブ管理の基礎知識

4 ドレーン排液の性状・ドレーンの固定方法

- ドレーン排液の性状の変化は術後合併症の早期発見につながる．
- ドレーン排液の性状を評価する方法として，肉眼的所見と血液生化学所見がある．
- ドレーン管理において，ドレーンの固定は重要である．
- 不適切なドレーン固定は，ドレーンの誤抜去，術後合併症の診断の遅れ，術後合併症の誘発，疼痛の原因になることがある．

ドレーン排液の性状

- ドレーン排液の性状を評価する方法として，漿液性や淡血性と表現される肉眼的所見と，客観的な数値で診断される血液生化学所見がある．
- ドレーン管理において，排液の性状の変化は術後合併症の早期発見につながるため，常にドレーンの排液に目を配るべきである(重要)．

▶ドレーン排液の肉眼的所見

- 漿液性(serous)(写真1-a)
- 淡血性(light bloody)(写真1-b)
- 血性(bloody)(写真1-c)
- 膿性(purulent)(写真1-d)
- 乳び瘻(chyle fistula)(写真1-e)

特殊な排液
- 空気(air)：胸部外科・消化器外科領域
- 腸液(intestinal fluid)：消化器外科領域(写真1-f)
- 胆汁瘻(biliary fistula)：消化器外科領域(写真1-g)
- 膵液瘻(pancreatic fistula)：消化器外科領域(写真1-h)
- 胆嚢胆汁(gallbladder bile)：消化器外科領域(写真1-i)
- 膵液(pancreatic juice)：消化器外科領域(写真1-j)

▶ドレーン排液の性状別の対応

- 漿液性：排液量が多ければ，脱水をきたすため補液が必要になる．時間あたりの正確な排液量を確認する．
- 淡血性：排液量が多ければ，脱水をきたすため補液が必要になる．時間あたりの正確な排液量を確認する．
- 血性：出血が疑われ，排液量が多ければ(100mL/時以上など)，緊急手術が必要になることがある．まずバイタルサインをチェックし，時間あたりの正確な排液量を確認する．ドレーン刺入部からの出血のこともあるため，刺入部もよく観察する．
- 膿性：体腔内膿瘍が疑われ，抗菌薬治療や緊急ドレナージ・手術が必要になることがある．
- 乳び瘻：リンパ瘻が疑われ，難治性であれば，手術が必要になることがある．

特殊な排液(消化器科領域)
- 空気(エア)：胸腔ドレーンの場合，エアリークが多く，難治性であれば，手術が必要になることがある．腹腔ドレーンの場合，開腹時に残ったエア以外に消化管穿孔の可能性がある．
- 腸液：縫合不全や消化管穿孔が疑われ，緊急ドレナージ・手術が必要になることがある．胃管・イレウスチューブの場合，排液量が多いと脱水をきたすため補液が必要に

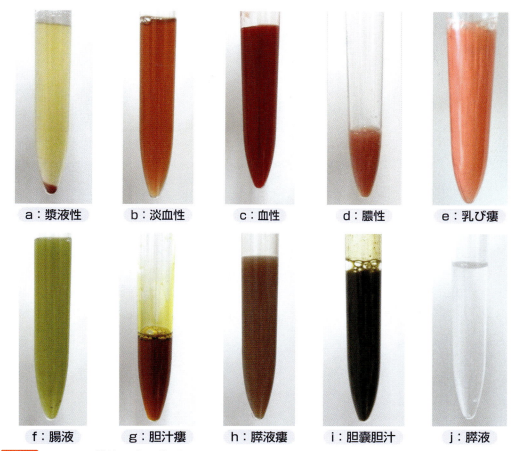

写真1 ドレーン排液の肉眼的所見

なる．時間あたりの正確な排液量を確認する．
- 胆汁瘻：抗菌薬治療や緊急ドレナージ・手術が必要になることがある．
- 膵液瘻：出血や組織融解の程度により，灰白色〜褐色〜ワインレッドまで，さまざまな性状を呈する．手術時の血管結紮部や血管自体の融解により，致命的な腹腔内出血を合併することがある．

▶ドレーン排液の血液生化学所見

- 肉眼的所見は主観的であり，観察者によって表現が異なるため，客観的数値によって診断するためにドレーン排液の血液生化学検査を行うことがある．
- 血液生化学所見には次のようなものがある（矢印は異常の場合の変化）．
  - 出血：ヘモグロビン↑
  - 滲出液あるいは漏出液：アルブミン↑↓
  - 感染，膿瘍：白血球数↑
  - 乳び瘻：中性脂肪↑
  - 胆汁瘻：ビリルビン↑
  - 膵液瘻：アミラーゼ↑

ドレーンの固定方法

- ドレーンは情報ドレーンとして術後合併症の早期発見につながるだけでなく，治療的ドレーンとして重要な役割を果たすこともあるため，ドレーンの誤抜去は絶対に避けなければならない．
- 適切でないドレーンの固定は術後合併症の診断が遅れるだけでなく，合併症を誘発する可能性もあり，さらに，固定の方法によっては疼痛（縫合糸による牽引痛）の原因になることもある．したがって，ドレーンの固定は適切なドレーン管理を行うために重要である．

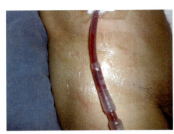
①フィルムドレッシング材を貼る

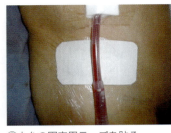
②土台の固定用テープを貼る

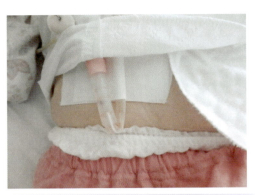
a：不適切な固定（ドレーンが屈曲している）

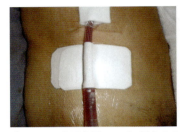
③ドレーンを固定用テープで固定する

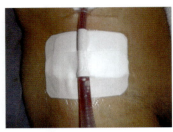
④さらにドレーンが動かないように固定

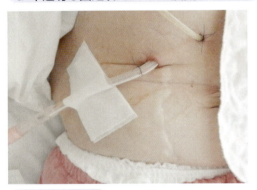
b：適切な固定

写真2 ドレーンの固定方法

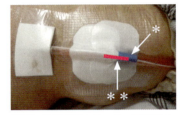
⑤ズレの確認用カラーテープを巻く

写真3 ドレーン固定の実際

▶不適切なドレーン固定

- たとえば，腹腔ドレーンの固定においては，固定する方向や誘導する方向によりドレーンが屈曲して排液が得られないことがある（写真2-a）．
- ドレーンを固定する方向や誘導する方向には十分に注意すべきであり，現状の固定で屈曲してしまう場合は，再固定を躊躇すべきではない（写真2-b）．

▶適切なドレーン固定

- ドレーンは次のような形で固定する．
  ①ドレーン刺入部より少し離れた位置（5cm程度）を固定位置とし，まず表皮剝離予防としてフィルム状のドレッシング材を貼付する（写真3-①）．
  ②フィルム状のドレッシング材の上に土台（ズレ防止）として固定用テープを貼り（写真3-②），その上にドレーンを固定用テープで固定する（写真3-③）．
  ③ドレーンを固定したテープよりも長く，半分の切れ込みを入れた固定用テープを用いてドレーンが浮かないように固定する（写真3-④）．固定用テープどうしは密着させることで固定用テープとドレーンの間がはずれにくくなる．
  ④ドレーンのズレの確認用として，固定用テープとドレーンの境界部で全周にカラーテープを巻き（写真3-⑤の＊），マジックでドレーンと平行に線を引く（写真3-⑤の＊＊）．これによって，ドレーン観察時にドレーンが抜けていないか確認することができる．
  ⑤最後に固定用テープ部とマーキング部にフィルム状のドレッシング材をまとめて貼付すれば，情報ドレーンとしての役割を果たす期間（術後3〜4日）は固定を貼り替える必要もなく，強固でかつ清潔に保つことができる．

（眞田幸弘・倉科憲太郎・佐田尚宏）

5 ドレーン排液の観察とアセスメント─看護師の役割

- ドレナージによって患者の体外に誘導された排液（ドレーン排液）は，そのときの患者の状況をその場で把握できる非常に有益な情報源である．

- 術後は不安定な状況下にあり，先見性のある観察とアセスメントにより患者の体内で起きているまたは今後起こり得る問題の探索を行い，正常と異常の判断ならびに異常の早期発見が求められる．

- ドレーン排液の一般的な変化の過程を理解して観察を行うことで，患者の体内で何が起こっているのか，それが正常か異常かなど患者の回復過程の判断ができる．

- ドレーン排液の色調の継続的な観察をしていくうえでは，誰が評価しても同じ表現になるという客観性が重要となる．

- 術後の正常なドレーン排液の色調変化は，血性から淡血性，そして漿液性へと変化し，感染原因の除去目的であれば混濁した膿液性から漿液性へと変化していく．

ドレーン排液の観察の意義

- 体内に留置されたドレーンによって，感染原因の除去や減圧の目的で血液・膿・滲出液・消化液などを体外に誘導し排泄することをドレナージという．
- ドレナージによって体外に誘導された排液（ドレーン排液）は，生体反応のサインとして患者の体内の状況を，いまここで把握するうえで非常に有益な情報源となる．
- 看護師は，ドレーン排液の観察からその現象をアセスメントし異常の早期発見に努める必要がある．ここでは，主に術後ドレーンに関する事項を取り上げ，求められる看護師の役割について述べる．

ドレーン排液の意味するものと看護師の役割

- 手術を受ける患者の目的は自らの健康を回復することであり，安全に周術期を経過することが患者にとって何よりも優先される課題である．看護師には専門知識と技術を用いて観察し，患者が順調に経過しているか否か（異常）の判断に基づいた対処が求められる．
- 術後は不安定な状況下にあり，**先見性**のある観察とアセスメントにより患者の体内で起きている，または今後起こり得る問題の探索を行い，**正常と異常の判断**ならびに**異常の早期発見**をすることが求められる（重要）．

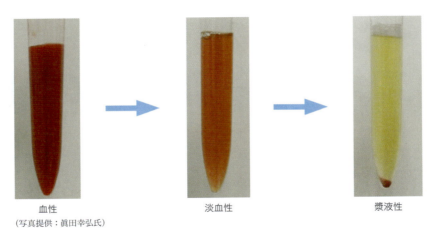

血性　→　淡血性　→　漿液性

(写真提供：眞田幸弘氏)

写真1 ドレーン排液の性状な色調変化

▶ 正常と異常の判断

- ドレーンは手術時に留置されることが多く，その排液は患者の体内で起こっているまたは今後起こり得る問題を探索するにあたって非常に有益である．
- ドレーン排液の性質はドレーン留置の目的によって異なるため，まずはそのドレーンがどのような目的で留置されているのかを理解する必要がある．ドレーンは，術後出血や縫合不全を発見する目的(情報ドレーン)，術後の血液や滲出液を排出し感染や合併症を予防する目的(予防的ドレーン)，膿や滲出液をドレナージして感染や炎症を改善する目的(治療的ドレーン)で留置される．
- ドレーンの種類や留置部位はもちろん，患者の全身状態や病態，手術内容や術中のイベントなどを把握し，それから考えられる変化を念頭においた観察によるアセスメントが重要となる．また，ドレーン排液量や性状の観察は，ドレーン排液の一般的な経過や生体の回復過程を理解したうえで行う．
- これらによって，患者の体内で何が起こっているのか，正常か異常かなど患者の回復過程の判断が可能となる．こうした判断は，看護行為の決定にも寄与する．

▶ 異常の早期発見

- 手術は患者の身体に大きな侵襲を加える操作であり，術後の患者の状態は完全に安定しているわけではない．したがって，24時間にわたって継続的に患者の観察ができる看護師は，ドレーン排液の量や性状の観察などから異常の早期発見に努め，患者が重篤な状態に陥る前に適切な対応が求められる．
- ドレーン排液に異常がある場合には患者の全身状態にも異常があることが多いため，小さな徴候も見逃さないように注意して観察を行う．

▶ 先見性をもった観察

- 臨床における先見性とは，看護師が臨床のなかで起こり得る出来事を予測し，妥当な行動を起こすといった思考の習慣をさす[1]．
- たとえば先見性によって「この患者の3日後はどうなるのか」「今後この患者にはどのようなことが起こり得るのか」といった予測により，今後起こり得る出来事へのすばやい対応が可能になる．

ドレーン排液のアセスメント

- ドレーン排液の色調変化は，そのドレーン留置の目的や部位によって異なる．そのドレーンが何の目的で，何が(ドレーン・チューブの種類)，どこに留置されているかという視点は，適切な患者状態の判断と異常の早期発見につながる．
- 観察したドレーン排液の色調の継続的な観察をしていくうえで，誰が評価しても適切に表現される客観性の担保が重要となる．
- 術後の正常なドレーン排液の色調変化は，血性から淡血性，そして漿液性へと変化し(**写真1**)，感染原因の除去目的であれば混濁した膿液性から漿液性へと変化する．

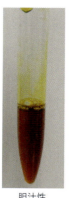
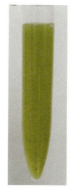
胆汁性
（写真提供：眞田幸弘氏）

写真2　胆汁性と腸液性ドレーン排液

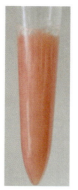
（写真提供：眞田幸弘氏）

写真3　乳びドレーン排液

- ドレーン排液の観察過程において性状の変化や排液量の極端な変化がみられた場合には，合併症の危険性が考えられる．

▶血性

- 手術直後は，体腔内に残った血液や微細な血管からの出血の影響で，血性から淡血性であることが多い[2]．血性は，赤色血液様で淡血性と比べると透明度が低下し[3]，新鮮血（鮮血性）であれば動脈性の出血を，暗赤色（濃血性）であれば静脈性の出血もしくは陳旧性の出血を疑う．
- 排液の急な濃血性や鮮血性への変化や，血性の排液が持続して100mL/時を超える場合には，術後出血の可能性が示唆され，すみやかな対応が求められる(重要)．この際，意識レベルの低下や頻脈，血圧低下など，バイタルサインに注意して観察し，適宜担当医師に報告する．
- 凝血塊が観察されるときは，ドレーン・チューブ内の閉塞などを起こす可能性があるため排液量の変化に注意する必要がある．

▶淡血性・漿液性

- 手術直後は，体腔内に残った血液や洗浄液が含まれるため排液量は多めである．
- 淡血性は赤色ながら透明度を有する状態で血球成分は凝固して沈殿し，漿液性は黄色透明となる（写真1）．
- 術後3日目までは術直後とほとんど同様の性状か少し淡い色調に変化し，排液量は徐々に減少していく[2]．このような性状の排液のときはおおむね正常な状態であり，経過観察が可能な状態と判断される．しかし，漿液性の排液においては，胆汁瘻による胆汁性や腸管穿孔などによる腸液性の排液との鑑別が必要である（写真2）．
- ドレーン排液量が急増した場合や1000mL/日を超えるような場合には，医師への報告が必要である．

▶胆汁性

- 通常，黄色から茶褐色のある排液がみられるが，薄い黄色調の排液では，胆汁性か漿液性かの判断に苦慮することがある[4]．排液をガーゼにとって粘稠度をみると鑑別できることがある．
- 術後3日目以降のドレーン排液のビリルビン値が血性ビリルビン値の3倍以上であった場合に「術後胆汁瘻」と定義される．
- 発熱や腹痛がある場合には腹膜炎の危険性があるため，すみやかに医師に報告する．

▶腸液性

- 黄色のやや混濁した排液がみられ，感染合併の場合には緑色となる場合もある[4]．
- 縫合不全が疑われ，術後数日以降にみられることが多い．

▶乳び

- 「乳び」とは，リンパ液に混ざった脂肪や脂肪酸が乳化することで乳白色を呈した排液をさす（写真3）．
- 通常は薄い黄色の排液を呈するが，食事摂取により排

液は乳白色となり排液量が増加する．
- 乳びは，術後に腸リンパ管が破綻してリンパ液が漏出することで起こる．術後に経口摂取を開始した後にみられる[5]．

ドレーン管理と手術後の看護実践

- 術後看護の目的は，患者の手術による侵襲や麻酔からのすみやかな回復を促し，合併症を予防し，患者の苦痛を最小限にとどめ，順調に回復して退院を迎えられるようにすることである．
- 看護師は，患者の体内の状況が反映されるドレーン排液の継時的な観察とアセスメントによって異常の早期発見に努め，迅速な対処を行う．

（古島幸江・中村美鈴）

引用文献
1) ベナー P ほか著, 井上智子監訳：看護ケアの臨床知―行動しつつ考えること. 第 2 版, p109-140, 医学書院, 2012
2) 安藤陽平：ドレーン排液アセスメント. 消化器外科 NURSING 20(7)：61-62, 2015
3) 小坂太一郎：ドレーン排液からわかる術後合併症丸わかりノート. 消化器外科 NURSING 21(6)：41-48, 2016
4) 滝沢一泰：ドレーン排液まるわかりノート. 消化器外科 NURSING 20(6)：30-40, 2016
5) Koch M et al：Bile leakage after hepatobiliary and pancreatic surgery: a definition and grading of severity by the International Study Group of Liver Surgery. Surgery 149(5)：680-688, 2011

参考文献
1) 鎌倉やよいほか：周術期の臨床判断を磨く―手術侵襲と生体反応から導く看護. p16, 医学書院, 2008
2) 竹中陽子ほか：看護師のための看護基礎知識事典. p280, 秀和システム, 2010
3) 道又元裕監修：ドレーン管理デビュー―はじめてでもすぐできるすぐ動ける, p17-23, 学研メディカル秀潤社, 2015

memo

6 特定行為研修—本書に関連する特定行為と求められる能力

「特定行為に係る看護師の研修制度」の創設

- 団塊の世代が後期高齢者となる2025年に向けて、医療・介護の需要がこれまで以上に高まっていくなかで、今後の医療を支えていくためにはチーム医療の一層の推進が不可欠である.
- このような状況において、地域における医療および介護の総合的な確保を推進するための関係法律の整備等に関する法律(医療介護総合確保推進法)により、保健師助産師看護師法の一部が改正され、2015(平成27)年に新たに「特定行為に係る看護師の研修制度」(以下、特定行為研修)が創設された.
- 特定行為研修は、看護師が医師の判断を待たずに、事前の包括的指示(以下、手順書;図1)により行う一定の診療の補助(以下、特定行為;表1)を標準化することにより、今後の在宅医療などを支えていく看護師を計画的に養成していくことを目的としている.
- 特定行為は、診療の補助であり、看護師が手順書により行う場合には、実践的な理解力、思考力および判断力、ならびに高度かつ専門的な知識および技能が特に必要とされる. そのため、養成には厚生労働省の指定を受けた研修機関で研修を受ける必要がある. 2018年2月現在、特定行為研修の指定研修機関は、34都道府県69機関にある.
- 特定行為区分は21区分、特定行為は38行為であるが、その中で本書に関連する特定行為が含まれる特定行為区分としては6つの特定行為区分(表1の青地部分)があり、これらの特定行為とその概要を表2に示す. さらに、これら6つの特定行為区分のうち何かしら開講している指定研修機関は、69機関中31機関(2018年2月現在)である(表3).

看護師に求められる能力

- 特定行為研修を修了した看護師の活躍の場は、在宅医

当該手順書にかかわる特定行為の対象となる患者
1. 腹部の手術後、出血や感染の危険性がなく、滲出液の量も多くない場合(量の目安は概ね100mL/日以下)
2. 腹部の手術後、状態が安定しており、縫合不全の可能性がなくなったと考えられる場合(日数の目安は数日~1週間程度)

↓

看護師に診療の補助を行わせる患者の病状の範囲
☐ 意識状態やバイタルサインに異常がない.
☐ 腹腔ドレーンの排液が多くない(概ね100mL/日以下).
☐ 腹腔ドレーンの排液の性状に問題がない(淡血性~漿液性).
☐ 腹腔ドレーンの挿入部に感染がない.

病状の範囲外 不安定 緊急性あり → 担当医師の携帯電話に直接連絡

病状の範囲内 安定 緊急性なし
↓
診療の補助の内容
腹腔ドレーンの抜去
↓

特定行為を行うときに確認すべき事項
☐ 意識状態の悪化
☐ バイタルサインの悪化
☐ 抜去後:抜去したドレーンの先端部の断裂
☐ 新たな症状(疼痛など)の出現
☐ 出血や膿汁の流出
☐ 多量の腹水流出

どれか一項目でも該当するものがあれば、担当医に報告
 → 担当医師の携帯電話に直接連絡

↓
医療の安全を確保するために医師・歯科医師との連絡が必要となった場合の連絡体制
担当医師
↓
特定行為を行った後の医師・歯科医師に対する報告の方法
1. 担当医師の携帯電話に直接連絡
2. 診療記録への記載

 図1 手順書の一例(胸腔ドレーンの抜去)
(全日本病院協会:厚生労働省平成27年度看護職員確保対策特別事業「特定行為に係る手順書例集作成事業」特定行為に係る手順書例集, p35, 2016より引用)

表1 特定行為区分と特定行為（2018年2月現在）

特定行為区分	特定行為
呼吸器（気道確保に係るもの）関連	経口用気管チューブ又は経鼻用気管チューブの位置の調整
呼吸器（人工呼吸療法に係るもの）関連	侵襲的陽圧換気の設定の変更
	非侵襲的陽圧換気の設定の変更
	人工呼吸管理がなされている者に対する鎮静薬の投与量の調整
	人工呼吸器からの離脱
呼吸器（長期呼吸療法に係るもの）関連	気管カニューレの交換
循環器関連	一時的ペースメーカの操作及び管理
	一時的ペースメーカリードの抜去
	経皮的心肺補助装置の操作及び管理
	大動脈内バルーンパンピングからの離脱を行うときの補助の頻度の調整
心嚢ドレーン管理関連	心嚢ドレーンの抜去
胸腔ドレーン管理関連	低圧胸腔内持続吸引器の吸引圧の設定及びその変更
	胸腔ドレーンの抜去
腹腔ドレーン管理関連	腹腔ドレーンの抜去（腹腔内に留置された穿刺針の抜針を含む）
ろう孔管理関連	胃ろうカテーテル若しくは腸ろうカテーテル又は胃ろうボタンの交換
	膀胱ろうカテーテルの交換
栄養に係るカテーテル管理（中心静脈カテーテル管理）関連	中心静脈カテーテルの抜去
栄養に係るカテーテル管理（末梢留置型中心静脈注射用カテーテル管理）関連	末梢留置型中心静脈注射用カテーテルの挿入
創傷管理関連	褥瘡又は慢性創傷の治療における血流のない壊死組織の除去
	創傷に対する陰圧閉鎖療法
創部ドレーン管理関連	創部ドレーンの抜去
動脈血液ガス分析関連	直接動脈穿刺法による採血
	橈骨動脈ラインの確保
透析管理関連	急性血液浄化療法における血液透析器又は血液透析濾過器の操作及び管理
栄養及び水分管理に係る薬剤投与関連	持続点滴中の高カロリー輸液の投与量の調整
	脱水症状に対する輸液による補正
感染に係る薬剤投与関連	感染徴候がある者に対する薬剤の臨時の投与
血糖コントロールに係る薬剤投与関連	インスリンの投与量の調整
術後疼痛管理関連	硬膜外カテーテルによる鎮痛剤の投与及び投与量の調整
循環動態に係る薬剤投与関連	持続点滴中のカテコラミンの投与量の調整
	持続点滴中のナトリウム，カリウム又はクロールの投与量の調整
	持続点滴中の降圧剤の投与量の調整
	持続点滴中の糖質輸液又は電解質輸液の投与量の調整
	持続点滴中の利尿剤の投与量の調整
精神及び神経症状に係る薬剤投与関連	抗けいれん剤の臨時の投与
	抗精神病薬の臨時の投与
	抗不安薬の臨時の投与
皮膚損傷に係る薬剤投与関連	抗癌剤その他の薬剤が血管外に漏出したときのステロイド薬の局所注射及び投与量の調整

（厚生労働省：特定行為区分とは．http://www.mhlw.go.jp/stf/seisakunitsuite/bunya/0000077098.html より2018年5月21日検索）

表2 本書に関連する特定行為とその概要

特定行為	概要
一時的ペースメーカの操作及び管理	医師の指示の下，手順書により，身体所見（血圧，自脈とペーシングとの調和，動悸の有無，めまい，呼吸困難感等）及び検査結果（心電図モニター所見等）等が医師から指示された病状の範囲にあることを確認し，ペースメーカの操作及び管理を行う．
一時的ペースメーカリードの抜去	医師の指示の下，手順書により，身体所見（血圧，自脈とペーシングとの調和，動悸の有無，めまい，呼吸困難感等）及び検査結果（心電図モニター所見等）等が医師から指示された病状の範囲にあることを確認し，経静脈的に挿入され右心室内に留置されているリードを抜去する．抜去部は，縫合，結紮閉鎖又は閉塞性ドレッシング剤の貼付を行う．縫合糸で固定されている場合は抜糸を行う．
経皮的心肺補助装置の操作及び管理	医師の指示の下，手順書により，身体所見（挿入部の状態，末梢冷感の有無，尿量等），血行動態（収縮期圧，肺動脈楔入圧（PCWP），心係数（CI），混合静脈血酸素飽和度（S$\bar{v}$O$_2$），中心静脈圧（CVP）等）及び検査結果（活性化凝固時間（ACT）等）等が医師から指示された病状の範囲にあることを確認し，経皮的心肺補助装置（PCPS）の操作及び管理を行う．
大動脈内バルーンパンピングからの離脱を行うときの補助の頻度の調整	医師の指示の下，手順書により，身体所見（胸部症状，呼吸困難感の有無，尿量等）及び血行動態（血圧，肺動脈楔入圧（PCWP），混合静脈血酸素飽和度（S$\bar{v}$O$_2$），心係数（CI）等）等が医師から指示された病状の範囲にあることを確認し，大動脈内バルーンパンピング（IABP）離脱のための補助の頻度の調整を行う．
心嚢ドレーンの抜去	医師の指示の下，手順書により，身体所見（排液の性状や量，挿入部の状態，心タンポナーデ症状の有無等）及び検査結果等が医師から指示された病状の範囲にあることを確認し，手術後の出血等の確認や液体等の貯留を予防するために挿入されている状況又は患者の病態が長期にわたって管理され安定している状況において，心嚢部へ挿入・留置されているドレーンを抜去する．抜去部は，縫合，結紮閉鎖又は閉塞性ドレッシング剤の貼付を行う．縫合糸で固定されている場合は抜糸を行う．
低圧胸腔内持続吸引器の吸引圧の設定及びその変更	医師の指示の下，手順書により，身体所見（呼吸状態，エアリークの有無，排液の性状や量等）及び検査結果（レントゲン所見等）等が医師から指示された病状の範囲にあることを確認し，吸引圧の設定及びその変更を行う．
胸腔ドレーンの抜去	医師の指示の下，手順書により，身体所見（呼吸状態，エアリークの有無，排液の性状や量，挿入部の状態等）及び検査結果（レントゲン所見等）等が医師から指示された病状の範囲にあることを確認し，手術後の出血等の確認や液体等の貯留を予防するために挿入されている状況又は患者の病態が長期にわたって管理され安定している状況において，胸腔内に挿入・留置されているドレーンを，患者の呼吸を誘導しながら抜去する．抜去部は，縫合又は結紮閉鎖する．縫合糸で固定されている場合は抜糸を行う．
腹腔ドレーンの抜去（腹腔内に留置された穿刺針の抜針を含む）	医師の指示の下，手順書により，身体所見（排液の性状や量，腹痛の程度，挿入部の状態等）等が医師から指示された病状の範囲にあることを確認し，腹腔内に挿入・留置されているドレーン又は穿刺針を抜去する．抜去部は，縫合，結紮閉鎖又は閉塞性ドレッシング剤の貼付を行う．縫合糸で固定されている場合は抜糸を行う．
胃ろうカテーテル若しくは腸ろうカテーテル又は胃ろうボタンの交換	医師の指示の下，手順書により，身体所見（ろう孔の破たんの有無，接着部や周囲の皮膚の状態，発熱の有無等）等が医師から指示された病状の範囲にあることを確認し，胃ろうカテーテル若しくは腸ろうカテーテル又は胃ろうボタンの交換を行う．
膀胱ろうカテーテルの交換	医師の指示の下，手順書により，身体所見（ろう孔の破たんの有無，接着部や周囲の皮膚の状態，発熱の有無等）等が医師から指示された病状の範囲にあることを確認し，膀胱ろうカテーテルの交換を行う．
創部ドレーンの抜去	医師の指示の下，手順書により，身体所見（排液の性状や量，挿入部の状態，発熱の有無等）及び検査結果等が医師から指示された病状の範囲にあることを確認し，創部に挿入・留置されているドレーンを抜去する．抜去部は開放，ガーゼドレナージ又は閉塞性ドレッシング剤の貼付を行う．縫合糸で固定されている場合は抜糸を行う．

（厚生労働省：特定行為とは．http://www.mhlw.go.jp/stf/seisakunitsuite/bunya/0000050325.htmlより抜粋，2018年5月21日検索）

療に限らない．たとえば，あわただしい臨床現場では医師の到着を待たず，看護師が患者の症状を判断し，患者に最善のタイミングで必要な処置などを行うことができれば，患者のメリットは大きい．とくに外科系の病棟では手術が終わらないと医師による入院患者の処置ができないなど，患者の生活リズムにそぐわない時間帯に処置を行っている現状がある．そのような中では病状の範囲や確認すべき事項などの特定行為の手順書に基づく判断を適切にでき，各種ドレーンの抜去や胃瘻・腸瘻・膀胱瘻のカテーテル交換などの特定行為が実施できる看護師がいれば，患者，医療者，施設にとって大きなメリットがあるはずである．

- 医師の判断を待たずに手順書により特定行為を行う以上，看護師には患者の病態を適切にとらえて判断する能力が必要となる．技術的に難度の高いカテーテル交換などにおいては，当然ながら事前の十分なトレーニングと，手技試験への合格が求められる．さらには，患者の状態が手順書にあらかじめ書かれている病状の範囲外であると判断した際には，ただちに医師に報告する必要がある．つまり，緊急性の判断も重要な能力として求められる．

表3 本書に関連する特定行為研修を開講している指定研修機関

都道府県	名称	特定行為区分
北海道	学校法人東日本学園 北海道医療大学大学院看護福祉学研究科看護学専攻	ろう孔管理関連
岩手県	学校法人岩手医科大学 岩手医科大学附属病院 高度看護研修センター	ろう孔管理関連／創部ドレーン管理関連
宮城県	学校法人東北文化学園大学 東北文化学園大学大学院健康社会システム研究科健康福祉専攻	循環器関連／心嚢ドレーン管理関連／胸腔ドレーン管理関連／腹腔ドレーン管理関連／ろう孔管理関連／創部ドレーン管理関連
山形県	国立大学法人山形大学 山形大学大学院医学系研究科看護学専攻	腹腔ドレーン管理関連／ろう孔管理関連／創部ドレーン管理関連
福島県	公益財団法人星総合病院	ろう孔管理関連
福島県	公立大学法人福島県立医科大学	胸腔ドレーン管理関連／腹腔ドレーン管理関連／ろう孔管理関連／創部ドレーン管理関連
茨城県	国立大学法人筑波大学 筑波大学附属病院	胸腔ドレーン管理関連／創部ドレーン管理関連
栃木県	学校法人自治医科大学 自治医科大学	循環器関連／胸腔ドレーン管理関連／腹腔ドレーン管理関連／ろう孔管理関連／創部ドレーン管理関連
埼玉県	医療法人社団愛友会 上尾中央総合病院	循環器関連／心嚢ドレーン管理関連／ろう孔管理関連／創部ドレーン管理関連
埼玉県	学校法人埼玉医科大学 埼玉医科大学総合医療センター	ろう孔管理関連
東京都	学校法人青葉学園 東京医療保健大学大学院看護学研究科看護学専攻	循環器関連／心嚢ドレーン管理関連／胸腔ドレーン管理関連／腹腔ドレーン管理関連／ろう孔管理関連／創部ドレーン管理関連
東京都	学校法人国際医療福祉大学 国際医療福祉大学大学院医療福祉学研究科保健医療学専攻	循環器関連／心嚢ドレーン管理関連／胸腔ドレーン管理関連／腹腔ドレーン管理関連／ろう孔管理関連／創部ドレーン管理関連
東京都	公益社団法人地域医療振興協会 JADECOM-NDC研修センター	循環器関連／心嚢ドレーン管理関連／胸腔ドレーン管理関連／腹腔ドレーン管理関連／ろう孔管理関連／創部ドレーン管理関連
東京都	公益社団法人日本看護協会	ろう孔管理関連／創部ドレーン管理関連
東京都	社会医療法人河北医療財団 河北総合病院	創部ドレーン管理関連
東京都	セコム医療システム株式会社	ろう孔管理関連
東京都	独立行政法人地域医療機能推進機構 東京新宿メディカルセンター	ろう孔管理関連／創部ドレーン管理関連
神奈川県	社会福祉法人恩賜財団済生会支部 神奈川県済生会横浜市東部病院	腹腔ドレーン管理関連／創部ドレーン管理関連
石川県	公立松任石川中央病院	腹腔ドレーン管理関連
長野県	学校法人佐久学園 佐久大学大学院看護学研究科看護学専攻	ろう孔管理関連
愛知県	学校法人愛知医科大学 愛知医科大学大学院看護学研究科看護学専攻	循環器関連／心嚢ドレーン管理関連／胸腔ドレーン管理関連／腹腔ドレーン管理関連／ろう孔管理関連／創部ドレーン管理関連
愛知県	学校法人藤田学園 藤田保健衛生大学大学院保健学研究科保健学専攻	循環器関連／心嚢ドレーン管理関連／胸腔ドレーン管理関連／腹腔ドレーン管理関連／ろう孔管理関連／創部ドレーン管理関連
滋賀県	国立大学法人滋賀医科大学	ろう孔管理関連／創部ドレーン管理関連
大阪府	社会医療法人愛仁会	ろう孔管理関連
大阪府	社会医療法人きつこう会 多根総合病院	腹腔ドレーン管理関連／創部ドレーン管理関連
兵庫県	学校法人兵庫医科大学 医療人育成センター	創部ドレーン管理関連
奈良県	公立大学法人奈良県立医科大学	ろう孔管理関連
岡山県	学校法人川崎学園	腹腔ドレーン管理関連／ろう孔管理関連
大分県	公立大学法人大分県立看護科学大学 大分県立看護科学大学大学院看護研究科看護学専攻	循環器関連／心嚢ドレーン管理関連／胸腔ドレーン管理関連／腹腔ドレーン管理関連／ろう孔管理関連／創部ドレーン管理関連
沖縄県	国立大学法人琉球大学医学部附属病院	創部ドレーン管理関連

(厚生労働者：指定研修機関別特定行為区分．http://www.mhlw.go.jp/file/06-Seisakujouhou-10800000-Iseikyoku/0000198340.pdfより抜粋，2018年5月21日検索)

● 安全に特定行為を実施していくためには，それ相当の技術はもちろんのこと，知識と判断力が必要である．研修を修了した看護師は，これらの能力を養い，さらなる自己研鑽をする教育がなされており，看護の質向上にも寄与すると期待されている．

(村上礼子)

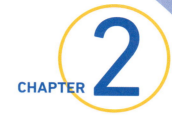

CHAPTER 2

系統別ドレーン・チューブ管理

1 　脳神経外科
2 　呼吸器
3 　循環器
4 　消化器
5 　腎・泌尿器
6 　子宮・子宮付属器
7 　乳房・乳腺
8 　骨・関節
9 　頭頸部
10　形成外科

1 脳神経外科
脳室ドレナージ

目的	● 頭蓋内圧のコントロールとモニタリング
適応	● 急性水頭症 ● 脳神経外科術後で頭蓋内圧上昇が予想される場合（くも膜下出血，重症頭部外傷，脳室内出血，脳腫瘍など） ● そのほか，血腫のドレナージや感染に対する治療として薬物を投与する場合（脳室内出血，くも膜下出血，脳室炎など）
種類	● 脳室ドレーン：脳のなかに挿入される部分は5〜10cm程度で，前角穿刺であれば平均6cm，後角穿刺であれば平均12cmである（成人）．ドレーンの先端はふさがっており，先端から1cm手前に側孔がある． ● ドレナージ回路セット（閉鎖式ドレナージ回路）
挿入経路	● 脳室には左右の側脳室と第三脳室，第四脳室の4つがある（図1）．脳室の脈絡叢では脳脊髄液が産生される（図2）． ● 言語機能などをつかさどる優位半球の反対側（多くは右側）にある側脳室の前角か後角にドレーンは挿入される（図3, 4）．第三脳室に留置されることもある．
固定方法	● 外耳孔の高さを基準に"ゼロ"として，チャンバー内の円盤の高さで脳室ドレナージの圧設定を行う．開放式ドレナージ回路専用の固定台を用いると固定しやすい． ● チャンバーが落下しないようにテープなどで厳重に固定
予測される合併症	● 感染（髄膜炎，脳室炎，脳炎） ● 脳脊髄液の過剰排出による硬膜下血腫やけいれん発作

マネジメントのポイント

▶ドレナージ回路の閉塞予防

● ドレナージ回路が閉鎖していないかどうかを観察する．回路内の脳脊髄液に心拍や呼吸に伴った拍動がみられない場合は，ドレナージ回路が閉塞している可能性がある．

● ドレナージ回路が閉塞している可能性のある場合は，最初にドレナージ回路のクランプ（クレンメ）がしっかり開放されているかを確認する．また，ドレーンが，ベッド柵，身体，創部をおおうガーゼや固定用テープなどが原因で屈曲や圧迫されていないかを確認し，医師に報告する．それらの異常がみられないで閉塞が考えられる場合は，ドレーンが血塊で閉塞していたり，ドレーンの側孔が脳室壁などに先当たりしていることが予想される．

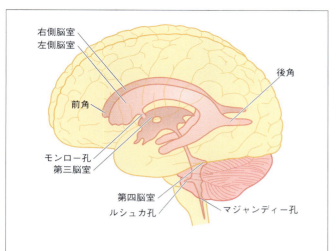

図1 脳室の立体構造

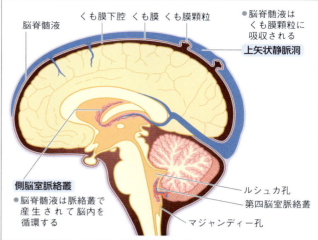

図2 脳脊髄液の循環

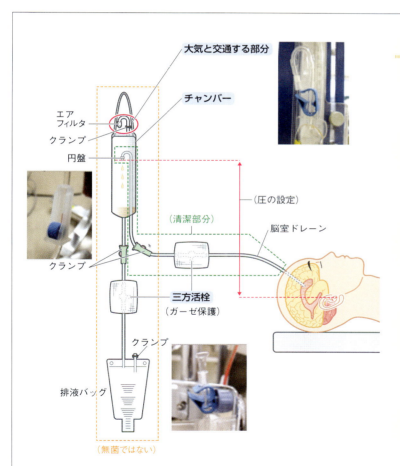

■ 開放式ドレナージ回路のしくみ

- 緑の点線で囲まれたパーツで脳脊髄液の流出圧を決定する．流出圧は外耳孔の高さを基準に"ゼロ"として，円盤までの高さで脳室ドレナージの圧設定を行う（図5参照）．
- 脳室から円盤部分までの脳脊髄液は無菌（清潔）と考えられ，この部分の三方活栓を操作するときは厳密な無菌操作が必要である．
- オレンジの点線で囲まれた部分は，円盤部分を汚染から守るためのチャンバーと，ドレナージされた脳脊髄液をためる排液バッグで構成される．
- ドレーンの回路はチャンバー上部のエアフィルタ部で大気に開放している．このため，開放式ドレナージ回路とよぶ．
- エアフィルタには細菌のように小さなものをブロックする機能はなく，円盤から滴下した後のオレンジ色の部分に存在する脳脊髄液は無菌とはいえない（不潔）．
- チャンバー上部のクランプは，移動時にエアフィルタが濡れないようにするために存在する．移動後は必ず開放する．
- エアフィルタが濡れたり，クランプの開放を忘れると，ドレナージ回路は「閉鎖式」になる．閉鎖式ドレナージ回路は，慢性硬膜下血腫術後に用いられるドレナージ回路で，排液バッグの高さで流出圧が決定される．つまり，エアフィルタが濡れたり，クランプの開放を忘れると排液バッグの高さ（ほとんど床の高さ）で脳脊髄液が強い陰圧で排液されることになり危険である．

図3 脳室ドレナージ（開放式ドレナージ回路）

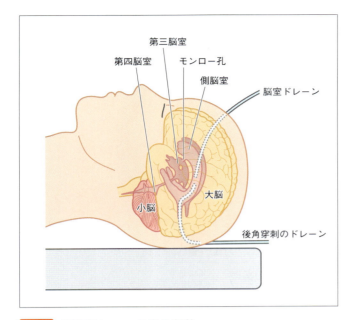

図4 脳室ドレーンの挿入部位

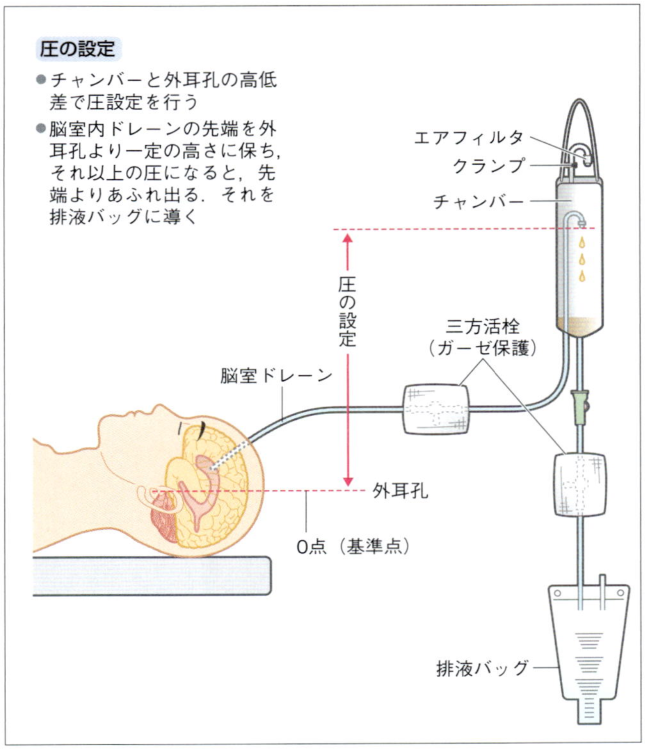

図5 圧の設定

▶ 脳脊髄液量の確認

- ドレナージされた脳脊髄液の量をチェックする(2〜4時間ごと).
- ドレナージされた脳脊髄液の量が少なすぎる(1日50〜100mL未満)と,有効なドレナージがなされていないため病態の悪化につながる可能性がある.そのほか,ドレーンの閉塞や,ドレーン内の脳脊髄液が感染するリスクがある.チャンバーの高さは適切か(圧設定を下げたほうがよいか),ドレナージ回路が閉塞していないか,ドレーン刺入部からの滲出がみられないかを確認し医師に報告する.
- ドレナージされた脳脊髄液の量が多すぎる場合は,硬膜下血腫やけいれん発作が出現するなど危険な状態になる可能性がある.チャンバーの高さは適切か(設定圧を上げたほうがよいか),チャンバーのエアフィルタが濡れていたり,エアフィルタがクランプされていないか(大気圧との交通が絶たれチャンバー内が陰圧になっていないか)を観察して医師に報告する.

▶ 感染予防

- ①ドレーン刺入部からの脳脊髄液の滲出が続く場合,②回路の接続がはずれている場合,③チャンバー内が脳脊髄液で汚染されている場合(いったんチャンバー内に滴下した後の脳脊髄液は厳密には無菌ではないため)などは医師に報告し,感染予防のため刺入部の縫合や圧設定の変更,回路の交換などを検討する.
- 刺入部を含め回路の接続部位はとくに清潔に保つように管理し,必要があれば適宜消毒をする.

▶ 誤抜去の予防

- 患者は不穏ではないか,適切に行動制限が行われているかなど,ドレーンの誤抜去のリスクをよく観察する.

▶ 患者移動時,その前後の注意点

- 移動前にドレナージ回路内のクランプをすべて閉じたか,移動後は体位を整えた後にクランプをすべて開放したか,移動中にチャンバー上部のエアフィルタにもれがなかったか確認する.

- チャンバー上部のエアフィルタが濡れた場合，チャンバー内部と大気との交通がなくなり，ドレーンの開放圧が大きく変化する．チャンバー内が陰圧になり脳脊髄液が過剰に排出され，頭蓋内出血を生じさせる可能性があるため注意が必要である．
- チャンバー内の脳脊髄液の汚染がないか観察する．
- クランプする部位は4か所あり，基本的に患者側からクランプする．開放する場合は逆に，患者と離れた部位から順に患者側へとクランプする．

処置の介助と看護師の役割

ドレーン挿入部の消毒
- 消毒セットにY字ガーゼを準備する．挿入部から脳脊髄液が漏出している場合は，ドレーン挿入部位を縫合するため縫合セットが必要である．

脳脊髄液検体の採取
- 回路につけた三方活栓から採取する．腰椎穿刺による髄液採取と同様に医師が清潔手袋を装着し，看護師は清潔操作で消毒綿球，シリンジを医師に渡す．採取された脳脊髄液は一般検査のほか，培養検査も行われる．このため，無菌のスピッツが2～3本必要である．

薬物投与
- 抗菌薬などの薬物を投与することがある．上記，検体の採取と同様の処置を行う．

ドレーン管理，ドレーンの抜去
- 次の「脳槽ドレナージ」の項に準じる．

ケアのポイント

日常生活援助
- ドレナージ中は，頭部の高さを一定に保たなければならないため床上安静となる．そのため，清潔・排泄などの日常生活援助が大切である．

苦痛の軽減
- 行動制限による不安やストレス状態にあるため，患者の言動を傾聴し，心身の苦痛軽減に努める．

患者の状態とドレーン管理
- 患者の状態とドレナージが効果的になされているか観察する．
- 脳室ドレーンは，脳槽ドレーンに比べて詰まりにくいが，脳室がつぶされるほどの脳圧亢進をきたした場合は機能しなくなる．そのため，閉塞の有無や排液量には注意が必要である．
- ドレーンの閉塞が疑われる場合に，ミルキングを行ってはならない(脳内の脈絡叢や脳室壁を傷つけるおそれがある)．
- 脳脊髄液の排液が少ない場合は，脳室狭小化によるものか，あるいはカテーテルの閉塞によるものか判断すべく頭部CTの撮影が考慮される．そのため，検査室にすぐに移動できるように準備しておく．
- 観察項目，設定圧の管理，感染予防，患者管理などは次の「脳槽ドレナージ」の項に準じる．

（檜垣鮎帆・中嶋　剛・川合謙介／谷島雅子）

CHAPTER 2 系統別ドレーン・チューブ管理

1 脳神経外科
脳槽ドレナージ

目的	● 脳血管攣縮（Note①）の予防 ● くも膜下出血後の頭蓋内圧管理
適応	● くも膜下出血：破裂脳動脈瘤の開頭クリッピング術，術後全身管理目的
種類	● 脳槽（Note②）ドレーン：サイズは数種類あるが，4L，5L脳槽ドレーンが一般的 ● ドレナージ回路セット（閉鎖式ドレナージ回路）
挿入経路と留置期間	● 前頭側頭開頭術を行って留置（図1） ● 挿入期間の目安は約2週間 ● 急性期の管理中はチューブトラブルに注意を払いながら留置 ● 2週間前でも臨床症状や排出される脳脊髄液（髄液）の性状で抜去することもある．
固定方法	● 頭部皮膚に絹糸などでドレーンを固定することが一般的 ● 外耳孔の高さを基準に"ゼロ"として，チャンバー内の円盤の高さで脳槽ドレーンの圧を設定する．このとき，圧設定の高さが容易にずれないように注意する（写真1）．
予測される合併症	● 感染 ● 髄膜炎（排出される脳脊髄液の量・性状に注意）

Note①
脳血管攣縮とは，くも膜下出血発症数日後から脳脊髄液内に含まれる血液の代謝物質により脳動脈が収縮し，脳が虚血となる合併症である．重度の場合は，広範な脳梗塞となり死亡したり重篤な障害を残すことになる重大な合併症である．

Note②
脳槽とは脳脊髄液がたまったくも膜下腔の広い部分を示す（図2）．くも膜下出血を起こすと，くも膜下腔や脳槽に広く血液が貯留する（写真2）．この血液の代謝産物が脳血管攣縮の原因の1つと考えられている．脳槽にドレナージを行い血腫を早期に排出すると，脳血管攣縮の予防効果があると考えられている．

● 脳室ドレーンと同様，頭蓋内圧を適正に維持するために，脳槽ドレーンの管理も非常に重要である．
● 脳槽ドレーンは脳血管攣縮の予防目的にも大切なドレーンであり，安全なドレーン管理を要する．

マネジメントのポイント

▶ 挿入部〜チャンバーの管理

● ガーゼがはずれたり，脳脊髄液で汚染したり，ドレーン挿入部が抜けていないかを確認する．
● 脳脊髄液の漏出は髄膜炎の原因になるため，三角巾の下(内側)のガーゼの色調の変化には細心の注意が必要

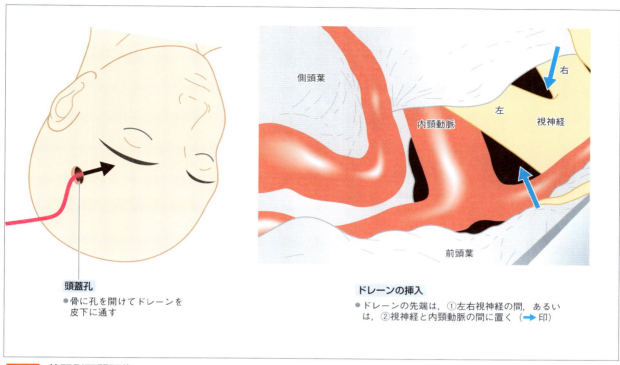

図1 前頭側頭開頭術

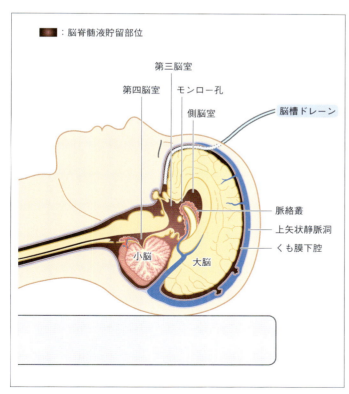

図2 脳槽ドレーンの挿入部位

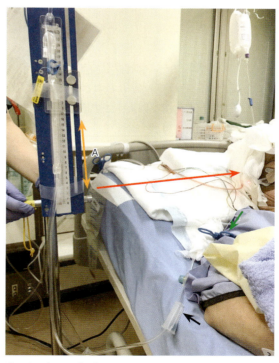

外耳孔の高さをゼロ点で設定，Aの高さで圧を調整する．ドレーンが頭の下敷きにならないように注意する．
➡ ドレーンがずれないように，患者の衣類に固定されている．
➡ クランプ．

写真1 圧の設定をしているところ

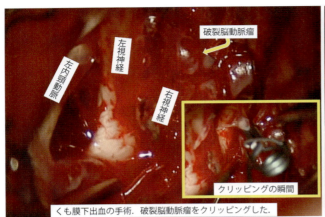
くも膜下出血の手術．破裂脳動脈瘤をクリッピングした．
多量のくも膜下出血の中に脳動脈瘤があり，クリッピングを施行した．

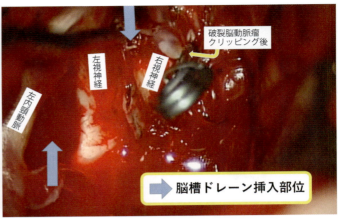
多量のくも膜下出血を脳外に排出するために脳槽ドレーン ➡ を留置する．

写真2 前頭側頭開頭術（実際の手術）

である．
- 最近は，ドレーン刺入部位に透明なドレッシング材を用いることも多く，頭部刺入部位の観察に有効である．
- ドレーンが屈曲したり，頭の下敷きとなり閉塞しないように注意する．他の点滴ルートなどと一緒にしない．
- 清潔操作の観点から，胃管や人工呼吸器とは反対側にセットするとよい．
- 脳室ドレーン，脳槽ドレーンなど複数のドレーンが留置されている場合は，それぞれを患者の右側と左側に分けるなどして，取り違えがないように注意する．

▶ **チャンバー周辺の管理**

- 水準器，あるいはレーザーポインターを使って，外耳孔をゼロ点に設定する．次に，チャンバー内の円盤部との高さの差で髄液排出圧を設定する（**写真1**のAの高さ，**写真3**の赤矢印）．
- 清拭や体位変換時にゼロ点がずれることがあるため，そのつど確認する．
- 脳脊髄液の色調や拍動を観察する（**写真3**の黄矢印：チャンバー内の円盤までの管の部分）．

拍動が微弱あるいはなくなった場合
① 患者の状態を再評価する．
  ➡ 閉塞していないか確認する．閉塞する原因として最も注意すべきは脳浮腫あるいは脳血管攣縮の増悪による頭蓋内圧亢進である．閉塞が疑われる場合は，バイタルサインなどを再評価し，躊躇せず医師

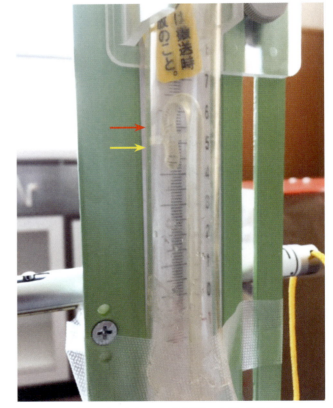
➡ 円盤位置（圧設定）に注意． ➡ 脳脊髄液の色調・拍動に注意．
写真3 髄液排出圧の設定

に報告して指示を仰ぐ．
➡ ドレナージされる脳脊髄液の血性混濁がまだ強い時期であれば，すみやかに腰椎ドレナージを行うこ

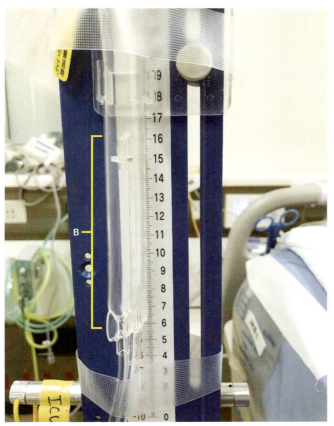

チャンバー内(B)に脳脊髄液がたまらないようにする．

写真4 チャンバー内の観察

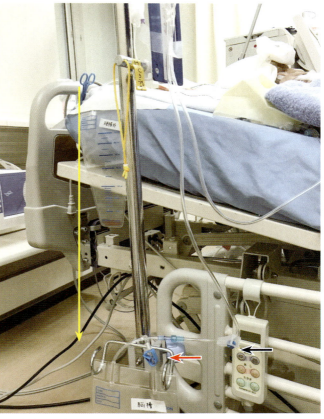

→ 排液バッグまでスムーズに排液されるようにする．
→ 排液バッグのクランプは開放しておく．
→ ルートのクランプ．

ともある．
➡意識レベルに変化があれば頭部CT検査による頭蓋内の評価が必要になるため，検査の準備などを行う．
②脳脊髄液がドレーン刺入部からもれ出ている場合．
➡ドレーン刺入部のガーゼ，あるいは被覆材が脳脊髄液で汚染されていないかどうか確認する．
➡被覆材などが汚染されている場合は医師に報告し，ドレーンの固定が弛緩したり，抜けかかっていないかどうかを確認してもらう．とくに絹糸でのドレーン固定は，日数経過に伴ってゆるむことが多く，また体位変換を重ねることでもゆるみやすい．
③クランプ（クレンメ）の開放を忘れてしまっている場合．
➡ただちにクランプを開放する．
●脳脊髄液がチャンバー内にたまらないように注意する

（写真4のB）．液面が高くなり，円盤に接触するようになると感染の危険性が高くなる．
●チャンバーの液滴下部分にドレーンの固定用テープを貼ると脳脊髄液の視認性が落ちるため避ける．
●チャンバーの汚染に注意する．汚染された場合は回路を交換する．
●エアフィルタ（写真5の赤矢印）部分が脳脊髄液などで濡れていないか観察する．チャンバーのエアフィルタが脳脊髄液で濡れると空気が透過せず，髄液流路が閉鎖式回路になるため，脳脊髄液がサイフォン効果による陰圧で吸い出され非常に危険である．脳脊髄液の過剰な排出は，頭蓋内圧の陰圧をまねき急性硬膜下血腫など頭蓋内出血の原因となり得る．
●エアフィルタが汚染された場合はただちに医師に報告し，回路の交換を行う．

CHAPTER 2 系統別ドレーン・チューブ管理

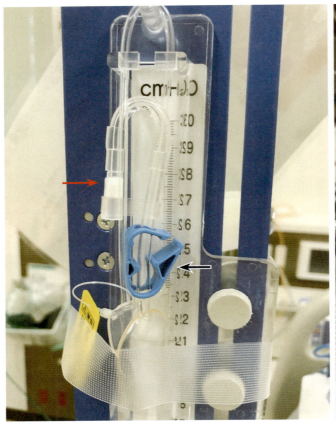

a：チャンバー部分のエアフィルタ

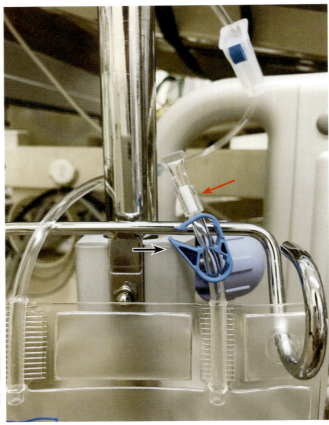

b：排液バッグ部分のエアフィルタ

➡ エアフィルタ：濡れるとクランプが閉じた状態となるため排液速度に異常を生じる．　➡ クランプ．

写真5 エアフィルタとクランプ

▶排液バッグまでの管理

- ドレナージの回路には4つのクランプの箇所があり（**写真1，4，5**），患者移動時や体位変換時には，すべてクランプを閉じる．
- 三角巾の交換や創部処置時にもできるだけクランプを閉じることが望ましい．処置終了後は適切に再開放することを忘れてはならない．
- 1日あたり，時間あたりの排液量に注意する．チャンバー（**写真5**の左）のクランプだけ開放されず他の3つが開放されると，エアフィルタが濡れたときと同様に，脳脊髄液がサイフォン効果による陰圧で吸い出され続け危険である．
- 脳脊髄液の排出量が急激に増えたときは，**写真1**と**写真5**のクランプを閉じて脳脊髄液排出を止め，必ず確認する．原因がはっきりしない場合は，医師に報告する．
- 排液バッグ内の脳脊髄液がたまりすぎないように注意する．**写真5**のクランプの先にもエアフィルタがあり，脳脊髄液による汚染が認められれば排液バッグを交換する．
- 排液バッグの接続のゆるみ，およびガーゼ汚染に注意する．

処置の介助と看護師の役割

ドレーン管理

- 圧の初期設定は，医師とともに行う．
- 脳槽ドレナージは脳室ドレナージと併用される場合がある．その場合，脳室ドレナージよりも下流である脳槽ドレナージから髄液が排出されるように，通常，脳室ドレーン圧＞脳槽ドレーン圧に設定する．併用している場合は，圧設定に注意を払う必要がある．

- ベッドの高さを一定にし，患者の頭部を15〜30°挙上して仰臥位の状態で設定する．
- ドレーンは，シリコン製で軟らかく，屈曲やねじれ，圧迫により閉塞しやすいため注意する．
- 回路内の脳脊髄液の液面は心拍や呼吸と一致した拍動があるが，それがなくなったときは閉塞が考えられる．拍動がなければ，脳脊髄液の流出状態を観察し，ドレーンの屈曲や圧迫，クランプの開閉を確認する．ドレーン内の閉塞が考えられるときは，患者の意識状態や自覚症状に変化が及ぶ危険性があり注意する．
- 粘稠が強いなど排液の性状によっては閉塞しやすい場合がある．ドレーンの閉塞予防のためのミルキングは，脳組織を吸い出してしまう危険性があり，ミルキング実施に関しては，医師に確認する．
- 体位変換やベッドの挙上，移送時に，誤ってドレーンを引き，抜去してしまう危険性がある．ドレーン固定の際はループをつくり，ゆとりをもった固定にするなどの工夫をする．

ドレーンの抜去

- 感染予防の観点から，ドレーンの留置は必要最低限にとどめるべきとされている．状況により14日以上留置する場合は腰椎ドレナージに移行することが多く，また，誤抜去などのときにも腰椎ドレナージが検討される．
- ドレーンを抜去した後は，抜去部から排液もれがないか観察する．もれがあれば，外界と交通していることになり，感染の危険性が考えられるため注意する．また，抜去部に発赤や腫脹など感染徴候がないか，皮膚の観察も行う．
- ドレーン抜去後は，頭蓋内圧亢進症状や意識レベルの変化がないか観察する．異常がみられたら，すぐに医師に報告し，頭部CT検査などで評価が行われるため，その準備をする．
- ドレーン抜去後の頭蓋内圧亢進症状や新たな麻痺の出現など，水頭症を思わせる症状が出た場合には，腰椎ドレナージなどが検討される．
- 腰椎ドレナージは，第3〜4腰椎間または第4〜5腰椎間からくも膜下腔内にドレーンを留置する．ドレーン穿刺部は，透明のフィルムドレッシング材を使用し，観察できるようにする．管理方法は，脳室ドレーンや脳槽ドレーンと同じように扱う．

ケアのポイント

観察項目

- ドレーンの拍動，指示設定圧，排出量・性状，創部の汚染・脳脊髄液のもれ，バイタルサイン，瞳孔を観察する．
- 意識レベルや瞳孔は，ドレーントラブルにより異常が認められることがある．少なくとも2時間おきにバイタルサインとともに確認する．
- 脳室ドレーン，脳槽ドレーンは，設定圧により排液量が変化する．脳脊髄液の1日の生産量は約500mLであり，正常の脳脊髄液の流れによって吸収されている量を判断する(500−排液量)．初めは血性の脳脊髄液が流出するが，徐々に漿液性に変化してくる．血性が続いたり，1時間に150mL以上の脳脊髄液の排出が続くようであれば，医師に報告する．
- ドレーン挿入孔の周囲から脳脊髄液の漏出があった場合は，ドレーンが閉塞して排液量が不十分でないか，または設定圧が高くないか確認する．

設定圧の管理

- 設定された圧が指示どおりになっていない場合(たとえば，患者が急に起き上がったり，回路のクランプ開放を忘れたり，設定圧を間違えるなど)，次のような合併症が考えられる．
  - 高い圧設定になった場合は，脳脊髄液の排出が悪くなり水頭症などを併発する．
  - 低い圧設定になった場合は，脳脊髄液の排出が増量し低髄圧症状を呈することになる．

感染予防

- 脳室ドレナージ，脳槽ドレナージは，頭蓋内の脳室と外界が直接交通している．また，脳脊髄液には糖分が多く，髄膜炎などの感染を起こしやすい．脳脊髄液の正常な色は，無色透明である．髄膜炎などになると排液は混濁し浮遊物が出てくる．
- 感染予防には次のような点に注意する．
  - ドレーン回路はすべて無菌的操作で取り扱う．
  - ドレーン挿入部は，ガーゼを当てるか，フィルムドレッシング材を使用して被覆し，感染源から遮蔽する．
  - ドレーン挿入部からの脳脊髄液のもれや汚染は，感染につながるため，すみやかに医師に報告する．
  - 接続部分は，消毒を行って滅菌ガーゼでおおい，固

定用テープなどで固定する．排液バッグが一杯になったら交換する．その際は清潔操作で行う．
- 患者の体動が激しいと脳脊髄液の逆流をまねきかねないため，確実なドレーン回路の固定と，必要時は抑制なども検討する．
- 感染徴候がないか細やかな観察を行う．一般的には，発熱，血液データの変化(白血球数の増加，CRP値の上昇)がある．髄膜炎を発症した場合，発熱，頭痛，嘔吐，項部硬直などの髄膜刺激症状に注意する．

患者管理
- 頭蓋内にドレーンが挿入されているということは，行動に制限が加わり，またドレーンが引っ張られることによる痛みや抜去の不安など苦痛を訴える患者もいる．患者および家族に対して，ドレーン留置の必要性と抜けることによる危険性について十分に説明を行う．そのうえで患者の思いを十分くみとり，ケアを行うことが大切である．
- 患者管理においては，とくに次のような点に注意する．
  ①意識障害やドレーン管理に伴う行動制限から，せん妄状態になっている患者もいるため，ドレーンの誤抜去に注意する．
  ② ドレーンの誤抜去が起こった場合，すみやかに医師に報告する．あわてることなく，ドレーン挿入部を消毒し滅菌ガーゼで圧迫する．抜去部から髄液が漏れていないか，患者の意識レベル，バイタルサインに変化がないか観察し医師の到着を待つ．また，ドレーンの先端があるか確認し，頭蓋内にドレーンの残存がないことを確かめておく．

　　　　　　　(宮田五月・中嶋　剛・川合謙介/谷島雅子)

1 脳神経外科
硬膜外ドレナージ

目的	● 術後の硬膜外血腫の予防 ● 硬膜外貯留液の排出
適応	● 開頭手術では、ほぼ全例に留置 ● 穿頭術、脳室腹腔短絡術（シャント）では留置しない．
種類	● 硬膜外ドレーン（チューブ型ドレーン） ● 排液バッグ（閉鎖式ドレーン回路）
挿入経路	● 硬膜外腔（図1, 2，写真1）
固定方法	● 手術用糸（2-0絹糸など）で皮膚に固定
予測される合併症	● 感染 ● 抜去時の出血 ● 抜去困難

マネジメントのポイント

▶ドレーンの管理

- 頭蓋内圧のコントロールを目的としないドレナージであるため、ドレナージ回路にはサイフォンの原理を用いたチャンバーなどの流出圧設定を行うパーツはない．一般には排液バッグの入り口の高さを外耳孔の高さに設定する．
- 皮下，骨，硬膜の止血が完全で脳脊髄液漏もない場合，ドレーンからの排液はほとんどない．
- 動脈血が拍動性に排出される場合，術後出血のため再手術が必要となる可能性があり，医師に報告する．
- 静脈血が持続的に排出される場合は，硬膜テンティング（Note①）などの効果により自然に停止することも多いが，医師に報告する．
- 血性の脳脊髄液がみられる場合は，硬膜外腔への脳脊髄液の漏出であることが多く，通常は心配のない状態である．ただし，過度に脳脊髄液が流出すると低髄圧症候群をきたす可能性があるため，ドレーン位置を耳孔より高めに設定して過剰な排液を予防する必要がある．
- 排液量が多い場合は，医師に報告する．筆者らは200mL以上の血性脳脊髄液の排出を確認した時点で，意識レベル，瞳孔所見，運動麻痺などの神経学的所見に変化がないことを確認したうえでドレーンのクランプを閉鎖している．
- 術後出血の可能性が，ほぼなくなる手術翌日以降に，頭部CT検査を施行し，硬膜外血腫がないことを確認した

Note①
硬膜テンティングとは，硬膜と頭蓋骨の間に血腫が貯留することを防ぐために，硬膜を頭蓋骨に縫合糸で縫いつけて吊り上げる手技である（図2参照）．

CHAPTER 2 系統別ドレーン・チューブ管理

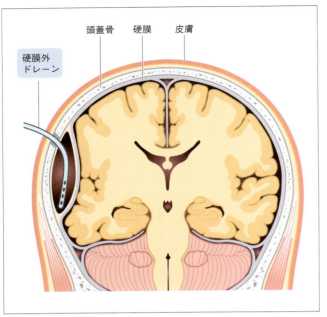

図1 硬膜外ドレナージ

図2 硬膜外ドレーンの挿入部位

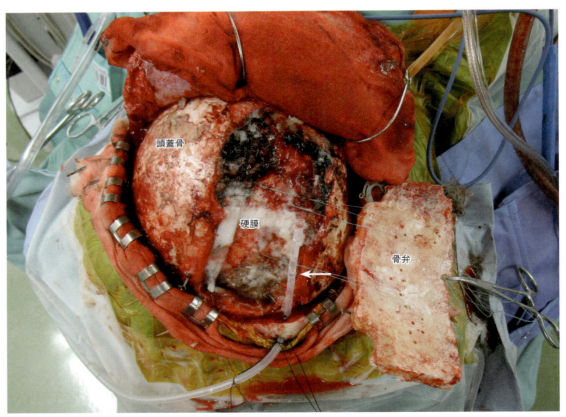

手術中の写真：白矢印が硬膜外ドレーン．この後に骨弁を戻して皮膚を閉創する．

写真1 術中の硬膜外ドレーンの留置

うえでドレーンは抜去される.

▶ドレーンの抜去

- 一般的には手術翌日に硬膜外ドレーンは抜去されるため, 消毒管理は必要ない.
- 硬膜外ドレーンの抜去後は, 皮膚に開いた刺入孔をステープラー針または縫合糸で結紮閉鎖する.

処置の介助と看護師の役割

- 開頭術後には, ほぼ全例に硬膜外ドレーンが挿入されている. 通常, 術後1～2日で頭部CT検査により血腫の有無を確認した後, 抜去される.
- 排液バッグは, 高さによって排液の圧が変化するため, 通常はベッドの上かベッド脇に置かれる.
- 排液バッグがベッドから落ちると, 頭との高さに差が出て出血を助長しかねないため, 固定には十分に注意する(コッヘル鉗子などで固定するのもよい).
- 施設によっては硬膜外ドレーンを用いず, 皮下に閉鎖式陰圧ドレーンを留置して, 術後硬膜外血腫の予防をすることがある.
- 硬膜外ドレーンの抜去後は, 抜去部から出血がないかを観察する.

ケアのポイント

不慮の事故に注意

- 麻酔からの覚醒が不十分であったり, 原疾患により意識障害が持続する患者の場合は, ドレーンの誤抜去などの不慮の事故に十分な注意が必要である.

心理面への援助

- 意識清明な患者では, ドレーン留置による行動制限がストレスを助長するため, 繰り返し説明をするなどの精神的ケアが必要である.
- 患者との対話を通して(意識がない場合はノンバーバルコミュニケーション), 患者の思いをくみとり, ケアを行う.

(手塚正幸・中嶋 剛・川合謙介/谷島雅子)

参考文献
1) 池田 亮:ドレーン留置中の観察. ブレインナーシング 27(6):566-572, 2011
2) 丹羽美和子:今さら聞けない看護技術の実践論 術後処置の疑問 術後処置. ブレインナーシング 27(春季増刊):134-142, 2011
3) 杉岡鈴子ほか:脳室ドレナージを受ける患者の術前・術後看護. ブレインナーシング 25(春季増刊):287-292, 2009
4) 市原多香子:ドレナージ. ブレインナーシング 22(春季増刊):161-169, 2006
5) 中島 誠:救急・集中治療現場で使用されるドレーンの基本. エマージェンシー・ケア 20(5):466-474, 2007
6) 横堀將司:脳室ドレナージ―頭外内の解剖・生理学を理解して適切な管理を行う. インテンシヴィスト 8(3):527-533, 2016
7) 松本 学:皮下・硬膜外・スパイナル・脳槽ドレナージ―理解しておくべき脳神経外科のドレナージ. インテンシヴィスト 8(3):535-546, 2016

memo

CHAPTER 2 系統別ドレーン・チューブ管理

1 脳神経外科
血腫腔ドレナージ

目的	●慢性硬膜下血腫：穿頭術後に血腫腔内の血液を排出 ●高血圧性脳内出血：定位的血腫吸引術後に残存血腫を排出 ●血腫残存がある場合には，血腫腔ドレーンからウロキナーゼを注入し血腫の排出を促す．
適応	●慢性硬膜下血腫（**写真1**-a） ●高血圧性脳内出血（**写真1**-b）
種類と挿入経路	●慢性硬膜下血腫：局所麻酔下に頭皮を小切開し穿頭を行う．硬膜およびその直下の血腫外膜を切開し，ドレーンを血腫腔内に留置する（**写真2**）． ●高血圧性脳内出血：CTなど脳画像を用いた定位的脳手術による直径10mm程度の頭蓋穿頭を行い，外径3mmの穿刺針を脳内血腫に刺入し，血腫を吸引する．残存血腫が予測される場合にドレーンを留置する（Note①）．
留置期間	●血腫を吸引後にドレーンを留置するため血腫の縮小化と排液量の減少により，長くても1週間をめどに早期にドレーンが抜去されることが好ましい． ●抜去時には，頭皮のドレーン挿入部を1針縫合する．
固定方法	●挿入部位の頭皮と縫合しガーゼ保護 ●排液には低圧の閉鎖式排液バッグを使用し，ベッド上か，ベッド脇に固定
予測される合併症	●感染 ●髄膜炎

Note①
定位的脳手術のみならず，最近は神経内視鏡を用いて直接的に血腫に到達し除去手術を行うことも多い．

マネジメントのポイント

▶ドレーンの管理

慢性硬膜下血腫
●血腫腔にドレーンを留置し，血腫を頭蓋外へ排出させる

（**図1**）．ドレーンの詰まりや屈曲などで閉鎖してしまうと，十分に排出できない可能性がある．とくに術直後からまったく排出がみられない場合は医師に報告する．
●血腫腔の周囲でくも膜が破れている場合，ドレーンから血腫のみならず脳脊髄液が排出してくる可能性がある．排液バッグの排液が300mLを超える場合は医師に報告する．

高血圧性脳内出血
●脳内血腫にドレーンを留置し，残存血腫を頭蓋外へ排出させる．通常は暗褐色を呈する陳旧性の血腫が，低

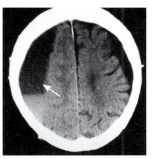 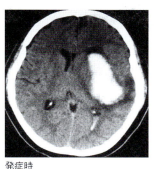 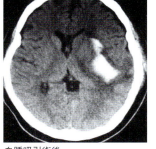

　　矢印部分　　　　　　　　　　発症時　　　　　　血腫吸引後
　　a：右慢性硬膜下血腫　　　　　b：高血圧性脳内出血（左被殻出血）

写真1 対象となる主な疾患

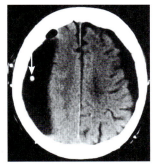

- 硬膜とその直下の血腫外膜を切開し，血腫を排出させる．
- 血腫腔内にドレーンを入れ，血腫を洗浄，排出したうえで血腫腔内に留置する．
- 閉鎖式排液バッグに接続し，残存した血腫を排出させる．

慢性硬膜下血腫の術後．血腫腔内にドレーンが留置されている（矢印）．

写真2 血腫腔ドレーンの挿入

圧で排出されてくるが，鮮血が勢いよく流出してくる場合は再出血が疑われるため，ただちに医師に報告する．

▶ドレーンの抜去

慢性硬膜下血腫
- 手術翌日に頭部CT検査を行い，残存血腫および硬膜下腔に流入した空気が十分に排出されていることを確認したうえで抜去する．

高血圧性脳内出血
- ドレーンからの排出血腫量を観察しながら，頭部CT検査で十分な血腫の減少が確認できた時点で抜去する．

処置の介助と看護師の役割

- 基本的に血腫腔ドレーンは手術室で挿入されてくる．陰圧式の閉鎖式排液バッグはベッドの上に置かれることが多く，自然排出式閉鎖ドレナージでは排液バッグはベッド脇につられることが多い．いずれも体位変換やベッドの挙上をするときに誤抜去を起こさないように注意する．
- 血栓溶解薬（ウロキナーゼ）や抗菌薬などの投与に血腫腔ドレーンを使用する場合は，完全な無菌操作で実施し，脳内感染を引き起こさないようにする（Note②）．
- 排液が少なく意識レベルが低下している場合は，効果的なドレーンが行われておらず，血腫の増大が考えられる（重要）．
- 脳出血が起こると出血部位の周囲は圧迫による虚血性脳浮腫を生じる．頭蓋骨により閉鎖腔となっている場合の血腫の増大は，頭蓋内圧亢進から脳ヘルニアを引き起こすため，排液状態には特に注意が必要である（Note③，重要）．

Note②
血腫腔ドレーンは頭蓋腔に挿入され外界と直接交通しており，細菌が混入しやすい．感染すれば髄膜炎を引き起こし重篤化しやすい．そのため，挿入部を保護しているガーゼが滲出液や血液などで汚染されていないか，また挿入部におけるドレーンの固定位置が適切かを確認し，排液バッグからの逆行感染に留意する．

Note③
排液は通常，暗赤色から淡血性に変化し，排液量は減少していく．一度，淡血性になり再び鮮血性の排液がみられたり，排液量が急激に増えた場合は再出血が疑われる．また，粘稠度の低いサラサラの血性排液は，脳脊髄液が漏出している危険性があるため観察が必要である．

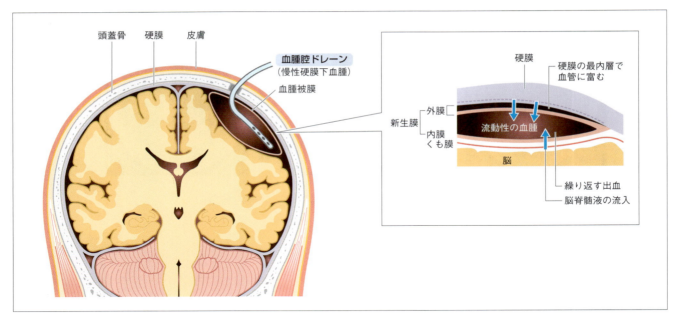

図1 血腫腔ドレナージ

特定行為にあたる範囲とその基礎手順

▶創部ドレーンの抜去

- 特定行為の21区分に「創部ドレーン管理関連」がある．創部ドレーンの抜去は医師の指示の下，手順書により，身体所見(排液の性状や量，挿入部の状態，発熱の有無など)および検査結果などが医師から指示された病状の範囲にあることを確認し，留置されているドレーンを抜去する．
- ドレーン抜去部は開放，ガーゼドレナージまたは閉塞性ドレッシング材の貼付を行う．縫合糸で固定されている場合は抜糸を行う．

ケアのポイント

- 慢性硬膜下血腫に軽微な頭部外傷による微量の出血が原因で血腫被膜を伴う血腫が硬膜下に形成され，徐々に(受傷後数週間以降，多くは2～3か月後)拡大する．頭痛，認知障害，失禁，歩行障害，片麻痺などの症状を伴う．ドレーンの排液状態とこれらの症状の増悪・軽減の関係性を常にアセスメントすることが必要である．
- 血腫内容物は，血腫内での線溶系活性が亢進しており，凝固しにくく排出しやすい一方で再出血しやすいため，ドレーンからの排液状態，とくに新鮮血の流出，急な排液量の増加に注意する．
- 慢性硬膜下血腫は，アルコール多飲者や高齢者に好発しやすいため，「認知症」と誤診されやすい特徴があり，歩行障害による転倒，注意散漫による誤抜去などに十分注意が必要である．
- 高血圧性脳内出血の患者の多くは，出血と反対側の片麻痺と感覚障害，出血への共同偏視，意識障害を伴うことが多い．ドレーンの排液状態とこれらの症状の増悪・軽減の関係性を常にアセスメントすることが必要である．
- 左半球の出血では，右の片麻痺と同時に失語症を生じる．思うように言葉が出ないため密な観察と，失語症の看護を参考に患者へかかわる．

(中嶋　剛・川合謙介/中野真理子)

参考文献
1) 坂本哲也編：脳・神経系管理Q&A―研修医からの質問288．救急・集中治療 20(1・2)，2008
2) 医療情報科学研究所編：病気がみえる vol.7―脳・神経．メディックメディア，2017
3) 厚生労働省：特定行為に係る看護師の研修制度 http://www.mhlw.go.jp/stf/seisakunitsuite/bunya/0000077077.html より2018年7月1日検索
4) 竹末芳生ほか編：術後ケアとドレーン管理．照林社，2009

1 脳神経外科
腰椎ドレナージ

目的	● 頭蓋内圧のコントロール ● 脳血管攣縮の予防 ● 術後の脳脊髄液漏の治療
適応	● くも膜下出血：破裂脳動脈瘤に対するコイル塞栓術後(クリッピング術のように脳槽ドレーンが留置できないため)，あるいは脳槽ドレーンが閉塞などのため使用できなくなったとき ● 経蝶形骨洞手術や開頭手術後などに脳脊髄液漏が生じたとき
種類	● 腰椎ドレーン(スパイナルドレナージキット) ● ドレナージ回路セット(閉鎖式ドレナージ回路)
挿入経路	● 第3～4または第4～5腰椎間から腰椎穿刺を行い，くも膜下腔内に腰椎ドレーンを留置し，ドレナージ回路と接続する(図1).
留置期間	● 約2週間(2週間前でも感染徴候がある場合には抜去することもある)
固定方法	● 刺入部からループをつくり，絹糸などで皮膚に数か所固定するのが一般的である.
予測される合併症	● 感染(髄膜炎)

マネジメントのポイント

● ドレーン刺入部から脳脊髄液の漏出がある場合は医師に報告する．刺入部の縫合を追加することがある．
● 腰椎ドレナージに用いられるスパイナルドレナージキットのドレーンは脳槽ドレーンよりもかなり細いため，屈曲や閉塞，破断などに注意する．
● ドレナージ回路部分の管理については，脳室ドレナージや脳槽ドレナージと同様である．

処置の介助と看護師の役割

● 事前に以下の内容を患者に説明し，確認する．
・処置中の嘔吐による誤嚥予防のために，2～3時間前から禁食とする．
・処置前に排泄をすませる．
・処置中は背中を丸めた姿勢を維持する．
・処置中に気分不快や下肢のしびれなどを感じた際は，ただちに医療者に伝えるように説明する．
・局所麻酔薬，消毒薬に対するアレルギーの有無を確認する．

CHAPTER 2 系統別ドレーン・チューブ管理

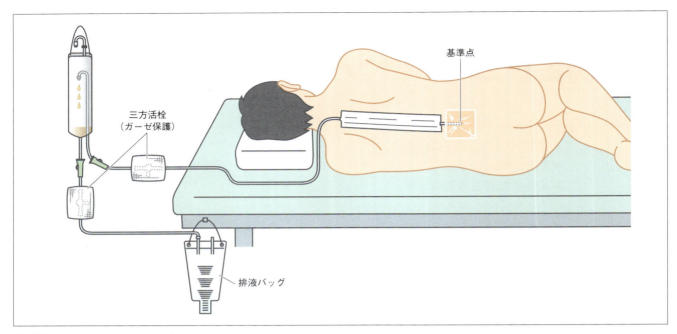

図1 腰椎ドレーンの全体像

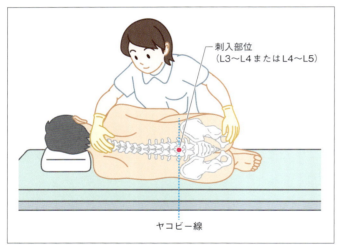

図2 挿入時の体位

図3 腰椎ドレーンの挿入経路

- 処置前にバイタルサインを測定する.

ドレーン挿入時の援助
- 医師は滅菌手袋を装着する.看護師はディスポーザブル手袋を装着し介助する.
- 腰椎ドレーンの挿入を成功させるためには,適切な体位をとることが重要である.椎骨棘突起間を広げ,ドレーン刺入を容易にするために,患者は側臥位で背部を丸め,膝を両手で抱える姿勢をとる.
- 看護師は,穿刺部位周辺の清潔野に触れないように患者の背部と大腿部を支え,体位を安定させる(図2).
- 穿刺の位置は,ヤコビー線(腸骨稜上縁を結ぶ線)と脊柱が交差する点(通常第3〜4腰椎間,または第4〜5腰椎間)を目安とする(図2).第1〜2腰椎間に位置する脊髄の尾部を避ける位置である(図3).
- 処置中は,患者が見ることのできない背部にドレーンを刺入される不安を軽減させ,患者の体動を防ぐために,「今から消毒をします」などと処置の手順に沿って声をかける.

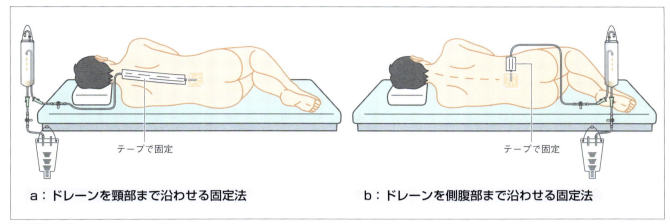

a：ドレーンを頸部まで沿わせる固定法　　b：ドレーンを側腹部まで沿わせる固定法

図4 腰椎ドレナージの固定

- 処置中は，患者の呼吸状態，気分不快，下肢のしびれの有無などを観察する．

ドレーンの固定
- 腰椎ドレーンは細く，かつ腰部に挿入されている．そのため，体位交換によるドレーンの閉塞や，挿入部の固定のはがれが起こりやすい．
- 挿入部のドレーンは抜去予防のためにループをつくりフィルムドレッシング材で固定する場合もある．そして，脊柱に沿って頸部までドレーンを固定用テープで貼付し，閉塞や抜去を予防する．ドレーンは側腹部に貼付してもよい（図4）．

ケアのポイント

ドレーンの圧設定
- 圧の設定については「脳室ドレナージ」の項参照．
- 腰椎ドレナージの回路は脳室ドレナージと同様のものを用いる（「脳室ドレナージ」の項の図3参照）．
- 医師の指示により，ベッド挙上の角度を定める．ドレーン刺入部とチャンバーの高低差により，ドレーン圧の設定を行う（「脳室ドレナージ」の項の図3および図5参照）．

ドレーンの管理
- ドレーン圧を設定するドレーン刺入部とチャンバーの高低差は，指示どおりに保持されているか確認する．ベッドの高さを調整した際には，ドレーン刺入部とチャンバーの高低差が変わるため注意する．
- 通常は，ドレーンのクランプを開放しておく．しかし，患者の移動時や努責（怒責）がかかるような際には，逆流を防止するためクランプをいったん閉鎖し，その後，必ず開放することが必要である（Note①）．

ドレーンの観察
- 回路内の排液の心拍や呼吸に同期した動きは，脳室ドレナージに比べてあまりみられない．排液量，液の性状などを経時的に観察し，ドレナージが適切に行われているか判断していく（Note②）．
- 神経学的所見として，意識レベル，四肢や眼球の運動，また頭痛の有無，バイタルサインなどを評価する（Note③）．

Note①
患者の移動時などに閉鎖したクランプを，移動後も閉鎖したままにすると強い陰圧が生じて脳脊髄液が排出されことになる（「脳室ドレナージ」の項参照）．脳脊髄液の急激な排出は，脳ヘルニアのリスクをもたらし危険である．

Note②
正常な髄液は無色透明だが，くも膜下に出血がある場合は血性となって色調が変わる．一般に，血性から淡血性，キサントクロトミー（薄い黄色），無色透明へと変化し，黄色く混濁した場合は感染が疑われる（図5）．

Note③
脳脊髄液の排出が少ない場合は水頭症による意識障害，脳脊髄液の排出が過剰の場合は頭痛，悪心，意識障害などの低髄圧症候群が現れる．

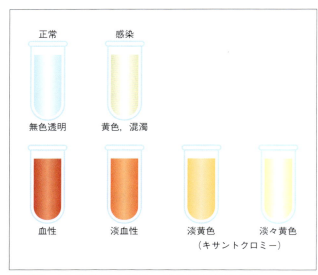

図5 くも膜下出血時の一般的髄液色調変化

- 腰椎くも膜下腔に挿入したドレーンが神経根に当たって疼痛などが現れることがある．その場合は医師に報告する．

感染予防
- ドレーン刺入部が濡れている場合，脳脊髄液が漏れている可能性がある．ドレーンの設定圧を確認し，医師に報告する．浸出が続くと髄膜炎などの感染のリスクが高まる．刺入部の皮膚の発赤や腫脹の有無も併せて観察する．
- ドレナージ回路の接続部位からもれがみられる場合は接続がはずれていることが考えられ，感染の危険がある．患者側にあるクランプを一時的に閉鎖したうえで医師に報告する．
- ドレナージ回路は無菌的操作で扱う．

患者管理（腰椎ドレナージ患者のケア）
- 腰椎ドレナージ中はベッド上安静が基本である．そのため，臥床の状態に合わせた食事形態の工夫や排泄，保清などの援助が必要である．
- 腰椎ドレナージ中の安静の必要性，ドレーンの誤抜去防止のための注意事項など，患者と家族が理解できるよう説明する．
- 疾患による意識障害や長期のベッド上安静によるせん妄などが起こった場合は，体動によるドレーン圧の急激な変化や誤抜去などのリスクが高まる．とくに注意して観察する．
- 患者は，治療上の行動制限によって心理的ストレスを受ける．また，ドレーン留置に関する緊張や不安，身体的な苦痛を感じていることもある．患者の思いを傾聴し，その不安や苦痛を軽減するよう努める．

（小針隆志・中嶋　剛・川合謙介/藤巻郁朗）

参考文献
1) 藤崎智文：スパイナルドレナージ（腰椎ドレナージ）．ドレーン管理―看るべきところがよくわかる（藤野智子ほか編），p129-133，南江堂，2014
2) 藤田勇介：腰椎（スパイナル）ドレナージ．ドレーン管理デビュー―はじめてもすぐできるすぐ動ける（道又元裕監修），p107-108，学研メディカル秀潤社，2015

memo

2 呼吸器
肺がん術後ドレナージ

目的	肺全摘除術 ● 術後胸腔内に貯留する血液・滲出液などの排出 ● 術後出血の監視 ● 術後気管支断端瘻・気管支（気管を含む）吻合部瘻孔により生じる気漏の監視 肺切除術（肺葉切除術，肺区域切除術，肺部分切除術など） ● 術後胸腔内に貯留する血液・滲出液などの排出 ● 術後出血の監視 ● 術後肺瘻・気管支断端瘻・気管支（気管を含む）吻合部瘻孔により生じる気漏の監視 ● 手術操作で虚脱した肺の再膨張を得るための胸腔内の脱気と陰圧管理
適応	● 肺がん術後は原則として全例挿入
種類	● 胸腔ドレーンとドレナージユニットを接続し，胸腔内を陰圧に保つ．それぞれ，次に示すものが主に使用される．吸引圧は適宜変更可能である． 胸腔ドレーン（図1） ● 20，24，28Frのソラシックカテーテルまたはトロッカーカテーテル ● 19，24Frのスリット型（ブレイク型）ドレーン 胸腔ドレナージユニット（写真1） ● チェスト・ドレーン・バック ● デジタル胸腔ドレナージシステム（Thopaz™）
挿入経路 （図2）	● 施設や術式により異なるが，一般的には第7～8肋間より1本または2本のドレーンを挿入する．胸腔鏡手術ではポート孔からドレーンを挿入するため，第5～6肋間になることもある．ソラシックカテーテル，トロッカーカテーテルは，脱気を目的とする場合には肺尖部または腹側に，排液を目的とする場合には横隔膜上または背側にドレーン先端が位置するように留置する．スリット型（ブレイク型）ドレーンはドレナージ可能な部位が広いため，肺尖部から横隔膜上にわたって留置することもある．
留置期間	● 術式により異なるが，筆者らは一般的に排液量が1日200mL以下，排液の性状が濃血性や乳び胸水（リンパ瘻）でないこと，肺からの気漏がないことを確認して，ドレーン・チューブを抜去する．気管や気管支吻合などの気道再建を行った症例では，術後気管支鏡による内腔観察で吻合部の治癒経過を確認することも重要である．

固定方法（図3）	手術中 ● 胸腔ドレーンの固定：誤抜去の防止のため，術中のチューブ挿入時に皮膚に縫合糸をかける（筆者らは強度があって，ゆるむことが少ない0号絹糸を使用している）． 手術後 ● 接続部：ドレーンとドレナージユニットの接続部を固定する（タイガンを使用）． ● 固定用テープ：ドレーンと皮膚を固定する際には，はがれにくい固定用テープを皮膚に貼って，その上にドレーンを固定する固定用テープを貼る．
予測される合併症	● 誤抜去による胸腔内への空気の流入 ● 挿入部感染，逆行性感染 ● 皮下気腫

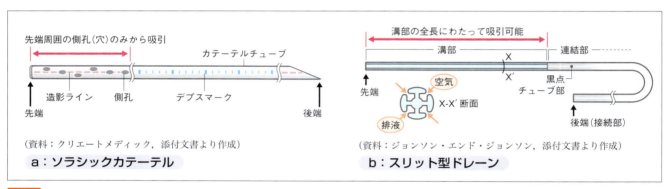

図1 胸腔ドレーンの比較

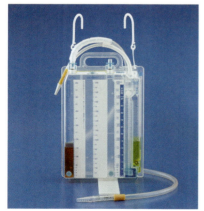

（写真提供：住友ベークライト）

典型的な三連ボトルシステムを一体化したユニット．ほかに吸引源が必要となる．

a：チェスト・ドレーン・バック

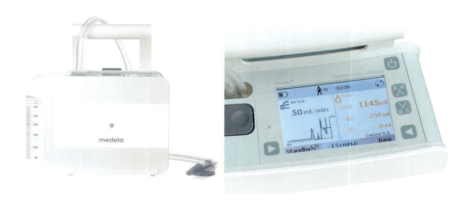

（写真提供：日本コヴィディエン）

液晶画面があり，吸引圧の設定とリアルタイムでの流量（リーク量）が確認可能．吸引圧の単位はkPa（キロパスカル）以外にcmH$_2$Oも設定可能．24時間での継時的な流量もモニタ可能．吸引源は不要であるが，電源が必要となる．

b：デジタル胸腔ドレナージシステム

写真1 胸腔ドレナージユニット

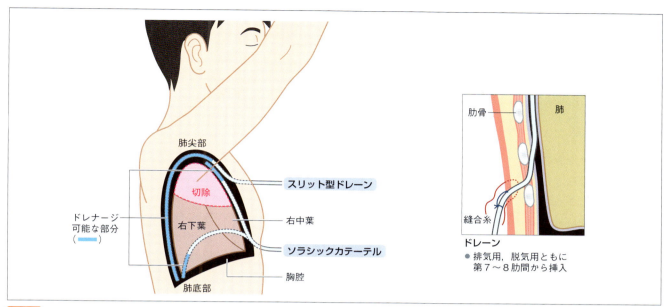

図2 胸腔ドレーン挿入経路（右上葉切除術の場合）

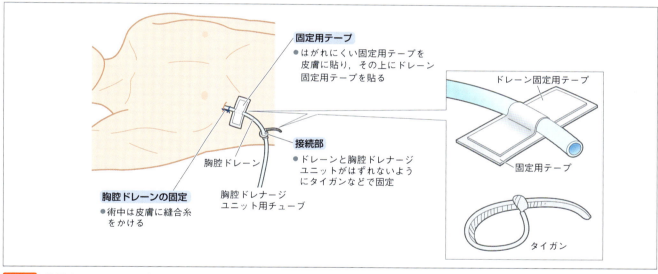

図3 胸腔ドレーンの固定

マネジメントのポイント

▶ドレーン挿入部・固定部

- ドレーン挿入部から胸腔内への空気の吸い込みや，ドレーン挿入部からの滲み出しの有無を確認する．
- ドレーンの留置期間が長くなる場合には，皮膚の色調，滲出液のにおいや性状を観察し，感染徴候の有無も確認する．挿入部の感染により皮下膿瘍を形成することや膿胸にいたることもある．
- ドレーンの縫合糸がゆるんでいないか，あるいは切れていないか，ドレーンと皮膚が固定用テープでしっかり固定されているか確認し，ドレーンが誤抜去しないように注意する．

- ドレーン固定部の皮膚が圧迫されることで，潰瘍を形成することがある．具体的には，ドレーンと胸腔ドレナージユニットとの接続部（タイガンなど）が皮膚に当たらないかなどに注意する．

▶排液の性状

- 術直後は血性であるが，徐々に淡血性に変化していくのが一般的である．
- ドレーン内に凝血塊ができるほどの濃血性の排液が，200〜300mL/時以上の量で認められた場合には，胸腔内で活動性のある出血を起こしている可能性があり，再開胸止血術を検討する必要があるため，早急に医師へ連絡する．
- 食事開始後に，ドレーン排液が急に増加したり，乳白色に変化した場合は乳び胸を疑い，医師に連絡する．

▶吸引圧の設定

- 胸腔内は生理的には-5〜$-10cmH_2O$の低陰圧状態であるため，通常の肺切除術後には，胸腔ドレナージユニットの吸引圧は-5〜$-10cmH_2O$に設定することが一般的である．
- 肺全摘除術後の場合には，術側の胸腔内は空虚になるため，持続吸引を行うことで術側胸腔内の陰圧が過度になり，縦隔臓器や対側肺が術側にシフトしてしまう危険性がある．術側へのシフトを予防するため，胸腔ドレナージユニットを水封管理（ウォーターシール）にするか，ドレーンのクランプを閉じることが一般的である．

▶空気もれ

- 空気もれ（医療現場では通常「エアリーク」とよばれる）は，チェスト・ドレーン・バックの水封室の気泡の発生で確認する．気泡が発生せずに，呼吸性や体動に伴って液面が上下するのは正常である．
- デジタル胸腔ドレナージシステムではエアリークの量を流量として数値で確認できるため，客観的で簡便である．
- 術後の創部痛のために深呼吸や咳嗽は苦痛を伴うが，患者の協力を得て，①通常呼吸時，②深呼吸時，③咳嗽時に，気泡発生の有無とその違いを観察する．デジタル胸腔ドレナージシステムの流量表示は，ある一定時間での平均値であるため，呼吸条件による瞬間的なエアリーク量の確認はやや困難である．
- エアリークが遷延する場合は持続吸引を解除し，水封管理として改善を期待する．
- 経過中に突然エアリークが増えた場合や，通常呼吸時の状態で連続的にエアリークを認める場合は，気管支断端瘻，気管支吻合部瘻孔を発症している可能性を考え，医師に連絡する．

▶皮下気腫

- ドレーン挿入部周囲や前胸部の皮膚を触るときに，プツプツとした感触（握雪感）を感じることがある．胸腔内からのエアリークが胸腔ドレーンで十分にドレナージできず，ドレーン脇を通って皮下に広がることで起こる．これを皮下気腫という．
- 皮下気腫を触知する範囲をマーキングし，経時的な観察で範囲が広がる場合には，ドレーンの吸引圧を高くしたり，ドレーンの追加挿入が必要になることもある．

▶ドレーンの抜去

- ドレーンの抜去は，①排液量の減少，②性状に異常（濃血性，乳び）がないこと，③エアリークがないことを確認して行う．
- 強い咳嗽時だけに一過性に胸腔ドレナージユニットの水封室の気泡の発生を認めるなど，エアリークがあるかどうか悩ましい場合にはドレーンクランプテスト（Note①）を行う．
- ドレーン抜去時は，常に陰圧状態の胸腔内に外気が吸い込まれないようにすることが重要である．
- 抜去時は以下のポイントに留意する．
  - 患者に呼吸のタイミングを合わせてもらい，抜去の瞬間には息止めをしてもらう．息止めのタイミングは吸気相と呼気相で諸説あるが，筆者らは呼気相終末で抜去している．
  - ソラシックカテーテルやトロッカーカテーテルには側

> **Note①**
> ドレーンクランプテストでは，ドレーンをクランプ鉗子などで遮断して，ドレーンを抜去した状態と同じにすることで抜去可能か判断する．通常はドレーンのクランプ前，クランプ後数時間，翌日（状況によっては数日後）に胸部X線検査で肺の虚脱の進行がないかなどを確認する．

孔，スリット型ドレーンには溝部があり(図1)，ゆっくり抜去すると側孔や溝部から空気を吸い込んでしまうため，すみやかに抜去する．特にスリット型シリコンドレーンは溝部が長いために注意が必要である．
- チューブ抜去時に創部を閉鎖できるように，手術中にチューブの周囲に縫合糸を「コ」の字にかけてあり，抜去の瞬間にその縫合糸をすばやく結紮する(清潔操作)．
- チューブ抜去時に胸腔内への外気の吸い込みがないか確認するために，抜去後は胸部X線検査を施行する．

処置の介助と看護師の役割

▶術前
- 医師からの事前説明に立ち会い，患者が治療の目的やドレーン挿入中の生活，疼痛管理，感染予防のための注意点，合併症，ドレーン抜去の目安について理解できるように支援する．

▶術中
感染予防
- 胸腔ドレーン挿入部はカットガーゼ(Y字カットガーゼ)を当て，挿入部の清潔を保つ．ドレッシング材は，縫合糸も十分に被覆できるサイズのものを用いる．

胸腔ドレーンの固定
- 患者の可動域などを考慮し，腸骨にかからないよう体幹部2か所に粘着性の高い固定用テープを用いてドレーンを固定する．
- 術中は意識がない状態の患者に側臥位でドレーンを挿入・固定することが多く，術後の仰臥位の状態と異なるため可動域などを考慮したドレーン固定を考える．

▶術後
安楽への配慮
- 激しい体動によってドレーン固定部の位置がずれてしまう場合があるため，慎重に動くように促すとともに，離床する際は看護師が介助する．

疼痛管理
- 胸腔ドレーン留置に伴う疼痛は早期離床の妨げになる．そのため，鎮痛薬使用を促したり，体位の工夫を行い，ドレーンを確実に固定し，苦痛の緩和をはかる(重要)．

胸腔ドレーンの固定
- 患者には，ドレーン挿入部や接続部に手で直接触れないように説明する．
- 固定用テープは皮膚トラブルをまねくこともあるため，観察を十分に行う．

特定行為にあたる範囲とその基礎手順

▶胸腔ドレーンの抜去

胸腔ドレーン抜去の基準
- エアリークがない．
- 1日の排液量が150〜200mL以下で，性状は漿液性である．
- 持続吸引を停止(ウォーターシール)し，受動的ドレナージに切り替えても，患者の呼吸困難感，エアリークがない．
- 胸部X線検査で，肺の膨張が確認できる．

必要物品
- 縫合セット(縫合用持針器，針，クーパー剪刀)，消毒薬，ドレーン鉗子2本．

抜去手順
- ドレーン技法は以下の手順で行う．
  ①抜去について患者に説明する．
  ②吸引圧がかかっている場合はそれを停止(水封管理)し，ドレーンをクランプする．
  ③患者に呼吸を一時的に止めてもらい，一気に抜去する．
  ④ドレーン挿入部の創を縫合針と糸を用いてすばやく結紮する．
  ⑤抜去後に胸部X線検査を行い，肺が十分に膨らんでいること，気胸・胸水がないことを確認する．

胸腔ドレーン抜去時のポイント
- ドレーン抜去時のタイミングは，吸気相終末と呼気相終末の方法がある．抜去には疼痛を伴うため，患者に呼吸を一時的に停止してもらうなど，タイミングを合わせて，疼痛が少なくなる工夫をする．
- ドレーン抜去時，ただちに挿入部の創を閉鎖できるように，介助者は術中にあらかじめドレーン挿入部に縫合糸をかけておき，これをすばやく結紮できるように介助する．
- ドレーン抜去後は，出血，咳嗽，呼吸困難，頻脈，発熱などについて観察する．

▶吸引圧の設定およびその変更

- 吸引圧は，通常−5〜−10cmH₂Oに設定して開始する．
- 持続吸引中に呼吸性移動がみられる場合は，吸引圧不足が考えられる．吸引圧が弱いと，不必要な体液が体腔内に貯留し肺拡張障害を引き起こす．患者の呼吸状態を観察しながら，適切な吸引圧に設定を変更する．

ケアのポイント

観察のポイント
- 観察のポイントをNote❷に示す．

感染予防
- 胸腔ドレーンは胸腔内と外界との交通路となり，ドレーンを介して細菌が侵入する逆行性感染を発生する危険性がある(重要)．
- 排液バッグが一杯になっていないか，排液バッグの位置がドレーン挿入部より高くないかに注意し，排液バッグ交換の際はすべて清潔操作で行う．

閉塞予防
- 肺がん術後，ドレナージの排液に血液が含まれた胸水がみられることがある．凝血やフィブリンにより胸水が粘稠な場合やドレーンが屈曲した場合は，ドレーンが閉塞する危険性がある．閉塞すると肺の再膨張を妨げることにつながるため留意する(重要)．
- チューブ内の排液を観察する：呼吸性移動の有無，排液の性状など(重要)．
- 必要であればミルキングを行ったり，チューブの長さを調整する．ただし，スリット型ドレーンの場合は，ミルキングローラーを使用すると，ドレーンを損傷する危険性があるため，使用しないように注意する．

患者管理
- ドレーン接続部や局所圧迫部，固定用テープ貼付部にはスキントラブルが生じやすい．皮膚が弱い患者には皮膚保護剤を用いる．
- ドレーン刺入部痛の軽減のために健側への体位変換に偏ることは避け，患側への体位変換も行い，患側肺の有効なドレナージと，健側肺の呼吸ケアを行う．
- ドレーンを挿入していると日常生活が制限される．ドレーン留置に伴う拘束感やドレーンが抜けるのではないかという不安を感じる患者も多い．そのため，患者との対話を通して（患者に意識がない場合はノンバーバルコミュニケーション），患者の思いをくみとり，ケアを行う．
- 患者の不安や苦痛の内容を十分に傾聴し，ドレーンの必要性や簡単には抜けないことを説明する．また，ドレーン挿入中の移動方法や生活上の留意事項を説明し，適宜，介助する(重要)．

（中野智之／松浦利江子）

Note❷
- 胸腔ドレーンからの排液の性状・量，排気の程度
- 挿入部の発赤，腫脹，膿，疼痛などの有無，皮下気腫の有無
- 全身状態（とくに呼吸困難の有無や呼吸音など）
- ドレーンの屈曲・閉塞の有無，水封面の呼吸性移動の有無
- ドレーン固定部や接続部のゆるみの有無，吸引圧
- 検査データ：とくに白血球，CRPの上昇の有無など
- 表情や言動：とくに不安や疼痛の有無など

One Point

❶胸腔ドレナージユニットの水封室の水が上がったままになったら？

肺がよく膨らみ胸腔内に死腔がなくなり，肺とドレーンがぴったりとついている状況のことが多い．ドレーンが詰まっていることもあるため，医師に確認し，必要に応じX線検査で確認する．

❷胸腔ドレナージユニットは倒さない！

胸腔ドレナージユニットは，それぞれの仕切りとそのなかの水が重要な役割を果たしている．ユニットを倒して水が流れてしまうと本来の機能を果たさない構造となっている．

❸接続部がはずれたら？

患者側のドレーンを鉗子を用いてすみやかにクランプし，ドレーンを滅菌ガーゼでおおったうえで，医師に報告する．

❹ドレーン自体が抜けてしまったら？

抜去部をフィルムドレッシング材などを使用して密閉し，すみやかに医師に報告する．

2 呼吸器
胸腔ドレナージ：気胸，胸水

目的	● 胸腔内に貯留した肺の拡張を妨げるもの，気胸の場合は気胸腔の空気，胸水の場合は胸腔内に過剰に貯留した液体（血液，滲出液，濾出液など）を胸腔外に排出し，胸腔内の陰圧を保ち，肺の含気の改善をはかる． ● 採取した胸水は，原因疾患を同定するための検査検体とする（図1）．
適応	● 気胸：自然気胸，続発性気胸，外傷性気胸，医原性気胸など ● 胸水：血胸，肺炎随伴性胸水，胸膜炎（細菌性，がん性），膿胸，乳び胸，心不全など
種類と挿入経路	● 20Fr程度のトロッカーカテーテル（図2）を留置し，胸腔ドレナージユニットに接続してドレナージを施行することが基本である． 胸水 ● 胸水の性状によっては，より太いトロッカーカテーテルの使用を検討すべきである． ● 胸水の貯留部位を胸部CT検査や超音波検査によって確認し，安全確実にトロッカーカテーテルを穿刺できる部位を同定する． 気胸 ● 近年は携帯型のドレナージユニット（ソラシックエッグ®，ソラシックベントなど）も症例によっては選択される（Note①）（写真1）． ● 胸腔内に癒着を認めない場合には第4～5肋間，中腋窩線やや前方から穿刺し[1]，肺尖に向けて留置する．胸腔内に癒着を認める場合は，胸部CT検査にて気胸腔を確認し穿刺部位を決定する．
固定方法	● ドレーン刺入部は1-0絹糸で結紮固定し，ドレーンの挿入方向に従ってドレーンが屈曲しないように注意し，胸壁にしっかり固定用テープで固定する．
予測される合併症	● 臓器損傷（胸腔内〔肺，心臓，大血管など〕や腹腔内〔肝臓，脾臓，胃，腸管など〕）や感染（ドレーン挿入部，膿胸）は，ドレーンの挿入部位や挿入手技を注意することで予防する． ● 再膨張性肺水腫は，ドレーン挿入後のドレナージの際に注意深く観察し，対応する（Note②）．

自然気胸の症例は若年者も多く，携帯型ドレナージユニットによる外来治療は有用ではあるが，ドレーン固定をしっかりすることや患者自身に治療に関して十分指導し，理解を得ることが必須である．

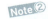
虚脱が高度な気胸症例では，ドレナージ開始後すみやかに気胸の改善がみられるため，とくに再膨張性肺水腫の発症に注意する（気胸の患者は治療開始時に肺瘻が持続している可能性があり，気胸の改善および肺瘻の停止を確認するまではドレーンのクランプは控える）．

CHAPTER 2　系統別ドレーン・チューブ管理

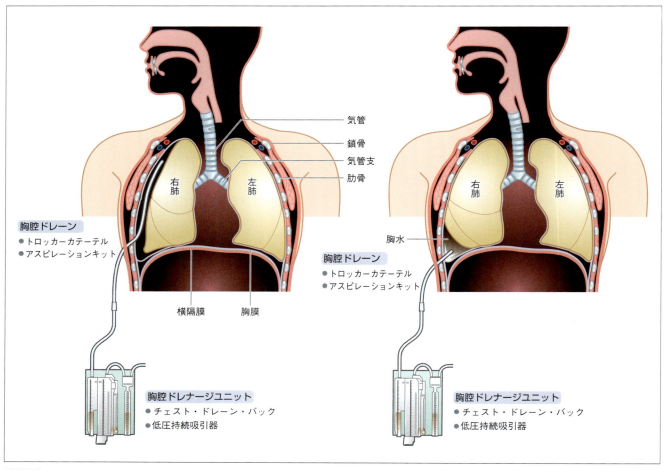

図1　気胸(左)，胸水(右)のドレーン留置法

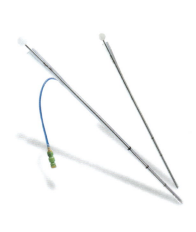

(写真提供：日本コヴィディエン)

a：トロッカーカテーテル

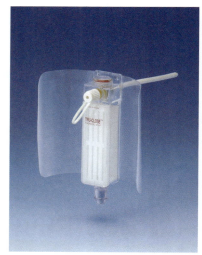

(写真提供：シーマン)

b：ソラシックベント

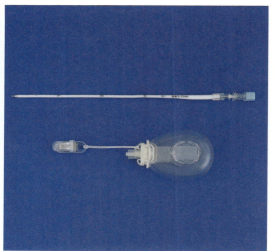

(写真提供：住友ベークライト)

c：ソラシックエッグ®

写真1　ドレーンの種類

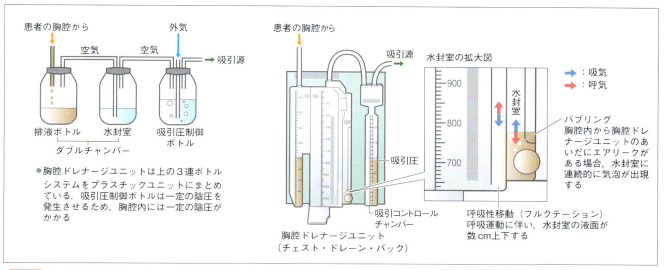

図2 胸腔ドレナージユニットによる低圧持続吸引のしくみとチェックポイント

マネジメントのポイント

- ドレーン挿入の際は血圧や脈拍数，経皮的酸素飽和度モニタを装着し，処置中の変化に注意を払う．
- ドレーン挿入後はすみやかに胸部単純X線検査を施行し，胸腔内にドレーンが留置されていること，およびドレーン挿入後の肺の状況を確認する．
- ドレーン留置後も定期的にドレーン挿入部を確認し，ドレーン挿入部の感染やドレーンの誤抜去を回避するように努める．

▶気胸

- ドレーン留置後は胸腔ドレナージユニットの水封室を観察し，気漏の有無を確認する（Note③）．
- 気胸発症からドレーン挿入までに時間を要した症例や，高度気胸の症例ではドレーン挿入後に再膨張性肺水腫を発症することがあるため，呼吸状態や経皮的動脈血酸素飽和度（SpO_2）の観察はドレーン挿入後も継続する．
- 気漏の程度やドレーン挿入後の気胸の改善の程度を確認し，気漏が高度で気胸の改善が乏しい場合には持続吸引を検討する（$-10cmH_2O$程度で開始することが多い）（図2）．
- 気漏が消失した場合は胸部単純X線検査を再施行し，気胸が改善していればドレーンの抜去が検討される．
- 気漏が持続する場合は胸部CT検査で責任病変の同定のうえ，手術や胸膜癒着術などが検討される．

▶胸水

- ドレーン挿入後排液を開始するが，バイタルサイン（血圧，脈拍，SpO_2など）を引き続き観察する．
- 排液の性状や流出速度に注意し，血性排液の場合，200mL/時以上の排液が持続し，血圧低下，頻脈を認める場合には胸腔内出血が持続している可能性を考え，すみやかに胸部単純X線検査の再施行や胸部造影CT検査などを検討する．
- 滲出性胸水，濾出性胸水であっても，一度に1〜1.5L以上もしくは500mL/時以上排液されると気分不良，血圧低下，再膨張性肺水腫を発症する可能性がある[2]ため，ドレーンを適宜クランプし，排液を調整する．
- 胸水の排液が落ち着いてきたら胸部単純X線検査を施行する．さらに胸水貯留を認める場合には持続吸引を継続する．
- 非感染性の胸水の場合，排液量が100〜200mL/日以下に減少した場合，ドレーン抜去を検討する．
- 感染性の胸水の場合は，排液量の減少と炎症反応や熱型の改善を確認し，ドレーンクランプテスト（p.60参照）

Note③
3連ボトルシステムの場合，治療中に水封室の水が蒸発して減ってしまうことがあるため，適宜確認，追加するよう心がける．

を施行し，発熱，炎症の再燃がないことを確認したうえでドレーン抜去を検討する．
- がん性胸膜炎の場合は，胸水の再貯留を予防するため，胸腔ドレーン留置中に胸膜癒着術が検討される．
- 胸水のドレナージを継続しつつ，その原因となった疾患の同定，治療も並行して行う．

処置の介助と看護師の役割

▶ 必要物品

- モニタ(心電図，SpO_2)，トロッカーカテーテル，アスピレーションキット，胸腔ドレナージユニット，蒸留水，切開縫合セット(メス，ペアン，持針器，縫合針，縫合糸)，穴あき滅菌ドレープ，滅菌手袋，消毒薬，局所麻酔薬，シリンジ(10mL，20mL)，ガーゼ，固定用テープ(はがれにくい素材のもの)．

▶ 処置前

- 処置についての医師からの事前説明に立ち会い，患者が治療の目的やドレーン挿入中の生活，疼痛管理，合併症，ドレーン抜去の目安について理解できるように支援する．
- 次のような処置介助を行う．
  ① 必要物品を確認する(Note④)．
  ② 患者の全身状態を把握し，モニタを装着する．
  ③ 皮膚を消毒し，必要物品を医師へ清潔操作で手渡す．
  ④ ドレーン固定の確認と吸引条件を確認する．
  ⑤ ドレーンの位置確認のためのX線検査の介助などを行う．
  ⑥ ドレーン挿入中のバイタルサイン，全身状態，苦痛，不安などを観察し，医師に報告する．

▶ 処置後

疼痛管理
- 処置後，約15～30分ほどすると局所麻酔が切れて，ドレーン挿入部痛が出現する．前もって医師に疼痛時の処理を確認しておくと同時に，患者に痛みが出現したときには，がまんしないで早めの連絡をするように伝える(重要)．

合併症の早期発見
- 無気肺，血胸，ショック(肋間神経刺激による疼痛，大量排液後の循環虚脱)，再膨張性肺水腫(Note⑤)などの合併症の早期発見に努める(重要)．

特定行為にあたる範囲とその基礎手順

▶ 低圧胸腔内持続吸引器の吸引圧の設定およびその変更

- 文献上も諸説存在するため，当科の方針を示す．気胸の場合と胸水の場合では方針が若干異なる．
- **気胸**：気胸の改善に加えて肺瘻の改善も目指す必要があるため，ドレーン挿入後気胸が改善し，呼吸状態が安定していれば水封管理を基本とし，肺瘻の改善を目指す．
- **水封管理**：気胸や呼吸状態の改善が乏しい場合は持続吸引を開始する(－10cmH_2O前後で設定する)．
- **胸水**：ドレーン挿入直後の排液が安定した後は持続吸引を継続する．排液の性状や量，肺の含気を適宜確認し，－10～－15cmH_2Oで設定する．

▶ 胸腔ドレーンの抜去

- 気胸の改善や胸水の減少を認めたときはドレーンの抜去を予定する．
- ドレーンの抜去は，胸腔内への外気の吸い込みを予防するために患者の呼吸に合わせてすみやかに施行し，抜去と同時にドレーン挿入部を閉鎖する(筆者らは患者の呼気終末で息止めし，ドレーン挿入部にあらかじめU字型にかけておいた縫合糸を結紮，閉鎖している(図3)．
- 縫合結紮以外にドレーン抜去後にハイドロコロイドドレッシング材(カラヤヘッシブ®)を貼付するという方法もある[3]．

Note④
とくに胸腔ドレナージユニット使用時は，必ず水封室に水(蒸留水)が入っていることを確認する．

Note⑤
気胸や大量胸水で長期間肺が虚脱していた場合，ドレナージ後に急性呼吸不全をきたすことがある

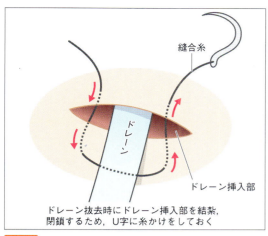

図3 ドレーン抜去の際の糸かけ方法

- ドレーンからの排液の性状・量・臭気などを経時的に観察する．

心理面へのケア
- ドレーンを留置されている患者の心理面もケアする．そのため，患者との対話を通して（意識がない場合はノンバーバルコミュニケーション），患者の思いをくみとり，ケアを行う（重要）．

（金井義彦/松浦利江子）

ケアのポイント

ドレーン管理（Note⑥）
- ドレーンが誤抜去されないようにドレーンの固定部，接続部を確認する（ドレーン自体が抜けてきていないかを確認するために，マーキングを行う場合もある）（重要）．
- 患者の生活動作を考えて，ドレーンが引っ張られたり，胸腔ドレナージユニットが挿入部より高くならないように排液バッグの位置を工夫する．

引用文献
1) 野中　誠：胸腔ドレーン挿入手技の実際とその理論．日本胸部臨床 63(8)：759-775，2004
2) 奥村明之進ほか：胸腔ドレーン管理の要点．胸部外科 61(8)：693-699，2008
3) 高橋祐輔ほか：胸腔ドレーン抜去の工夫．日本呼吸器外科学会雑誌 27(4)：435-439，2013

Note⑥
電動式吸引器の場合，次のような点に注意する．
・コンセントが接続されているか．
・アラームが消音になっていないか．
・設定圧は正しいか．
・ドレーン内の排液貯留により，吸引圧が変化していないか．

memo

2 呼吸器
気管チューブ

目的	● 気道確保
適応	● 呼吸不全，全身麻酔中の人工呼吸管理
種類	**気管チューブ** ● 先進部を気管内に留置する換気用のチューブ．一般的に用いられるチューブのほかに，経鼻挿管で用いる鋼線で補強されたスパイラルチューブや小児用チューブなどがある． ● 気管チューブと目的を同じにするものに気管支チューブ，ラリンゲアルマスクがあり，それぞれ患者の状態に合わせて使用する． **気管支チューブ** ● 先進部を気管支に留置する換気用のチューブ．2つの内腔をもつダブルルーメンチューブやショートカフスパイラルチューブがある．左右の肺を別々に換気する分離肺換気を目的とする． **ラリンゲアルマスク** ● 喉頭蓋に被せることで気道を確保するチューブ．挿入が簡便であり，救急現場で用いられることが多い．
挿入経路	● 目的に応じて経口もしくは経鼻で挿管
留置期間	● 長期留置が予想される場合には，人工呼吸器関連肺炎予防の観点から早期の気管切開への移行が推奨される．
固定方法	● チューブの深さを確認し，固定用テープもしくは固定具を用いる． ● 歯牙によりチューブを損傷する可能性がある場合にはバイトブロックを使用
予測される合併症	● 挿管時の食道挿管，片肺挿管，気道損傷，歯牙損傷 ● 不適切なカフ圧による気道損傷や誤嚥 ● チューブの固定不良による誤抜去

マネジメントのポイント

▶人工呼吸器

- 挿管前に，ガス配管の接続，回路のリークの有無，加湿器内の水分量などを確認する．
- 設定は必ず記録し，定期的に確認する．

▶挿管手順

- 医師が喉頭鏡を用いて喉頭展開を行い，気管挿管する．助手または看護師は口腔内吸引で視野を確保し，医師に気管チューブを手渡す．
- 胸郭運動，呼吸音，気管チューブ内の水蒸気の有無，カプノモニタなどで挿管の成功を確認する．
- 気管チューブを固定用テープもしくは固定具で口角に固定する．歯牙による気管チューブ損傷が懸念される場合にはバイトブロックを用いて固定する．

▶テープ固定

- 固定用テープの貼付で皮膚は水疱や潰瘍を容易に形成する．そのため，皮膚への影響を考慮した固定方法を検討する．
- 固定用テープ貼付部には皮膚保護剤を塗付し，固定位置を定期的に変更する．

▶気管チューブ管理

- 患者による気管チューブの誤抜去を防ぐため，鎮静薬や麻酔薬を適切に使用する．
- 気管チューブ内の喀痰が固まり気管チューブの狭窄や閉塞を引き起こすため，定期的に気管チューブ内を吸引する．
- 正常なカフ圧は20～30cmH2Oとされているが，患者の体位や人工呼吸器の条件によってリーク（もれ）がみられることもあり，適宜カフ圧を測定し調整する．
- カフ圧が低いと逆流した食道内容物や口腔内分泌液が気道内に流れ込み，人工呼吸器関連肺炎（ventilator-associated pneumonia；VAP）を発症する．VAP予防のためカフ上の吸引は重要である．
- カフ圧が高いと，圧損傷による気管粘膜の虚血・壊死を引き起こす可能性がある．
- カフによる圧迫が慢性化すると気管食道瘻などに進展し，重篤化することがある．

処置の介助と看護師の役割

挿管前

- 必要物品（バッグバルブマスク，スタイレット，気管チューブ〔写真1〕，喉頭鏡，カフ用シリンジ，バイトブロック，潤滑ゼリー，カフ圧計，聴診器，固定用テープ，パルスオキシメータ，呼気CO2検知器〔写真2〕，食道挿管検知器〔写真3〕，枕とバスタオル）の準備と確認（後述「ケアのポイント」の「必要物品の確認」参照）．

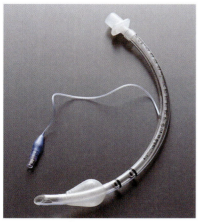

テーパーガード™気管チューブ
（写真提供：コヴィディエンジャパン）

写真1 気管チューブ

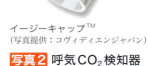

イージーキャップ™
（写真提供：コヴィディエンジャパン）

写真2 呼気CO2検知器

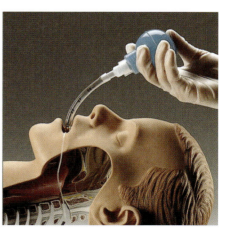

エアウェイチェッカー
（写真提供：アイ・エム・アイ）

写真3 食道挿管検知器

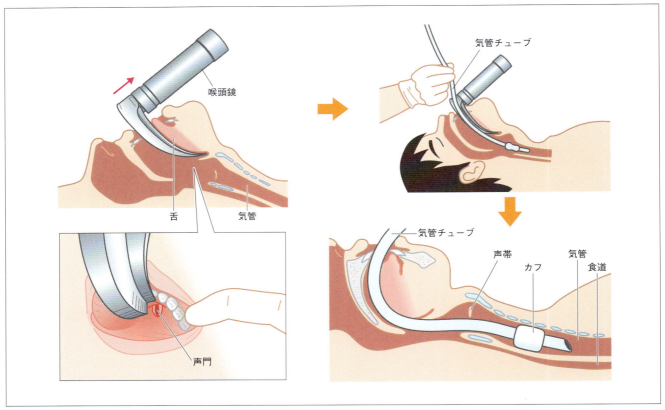

図1 気管挿管（経口）

- 酸素供給，口腔内・気管内の吸引がすぐにできる状態にしておく．

挿管時
- 挿管は図1のような手順で行う．
- 喉頭を観察しやすいように，患者の頭の位置や高さを枕やバスタオルで調整し，スニッフィングポジション（頭部を後屈させ顎を突き出すような姿勢）にする．
- 医師がすぐに喉頭展開が行えるように，ブレードの向きを考えて喉頭鏡を渡し，必要時は気管チューブを挿入する側の口角を広げる．
- 必要時，口腔内の分泌物を吸引する．
- 気管チューブの先端に適量の潤滑ゼリーを塗布し，スタイレットが気管チューブの先端から出ていないことを確認する．スタイレットをセットした気管チューブを渡すとき，医師が持ち替えずにそのまま挿入できるように気管チューブの彎曲の向きを考えて渡す．
- 医師に気管チューブを渡した後，必要であれば甲状軟骨部を後方（backward），上方（upward），右方（rightward）へ圧迫（pressure）する．これをBURP法といい，喉頭展開時に声門を見やすくする．
- スタイレットを抜く指示が出たらゆっくり抜き，カフ用シリンジでカフにエアを入れる．

挿管後
- バッグバルブマスクで換気を行いながら聴診（心窩部，左右前胸部，左右側胸部），胸郭挙上，気管チューブ内の水蒸気による曇りなどを観察するとともに，呼気CO_2検知器などを用いて，片肺挿管，食道挿管ではないことを確認する．なお，食道挿管検知器を用いる場合は換気を行う前に使用する．
- 気管チューブの深さを医師と確認し，気管チューブを固定用テープで固定する（図2）．患者が気管チューブを噛む危険性がある場合はバイトブロックを使用して固定する（図3）．カフ圧計で適切なカフ圧に調整（カフ圧計がない場合は耳たぶの硬さが目安）する．
- 必要時，口腔内，気管内の分泌物を吸引する．

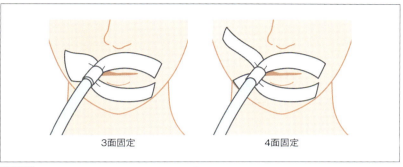

図2 気管チューブ固定法の一例①

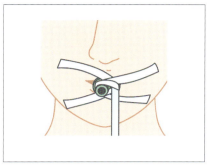

図3 気管チューブ固定法の一例②

特定行為にあたる範囲とその基礎手順

▶気管チューブの位置の調整

- 気管チューブの位置確認は胸部X線写真で行う．成人では先端が気管分岐部上2〜4cm，小児では第1胸椎の位置にあれば適切な位置であると判断する．気管チューブの挿入の深さは，一般的に成人で20〜22cmが適切とされている．
- 片肺の呼吸音しか聴取できず胸部X線写真で片肺挿管となっている場合には，挿入が深くなっている長さの分だけ気管チューブを引き抜き再固定する．気管チューブの挿入が浅い場合や，深くても両肺の呼吸音が聴取される場合には，必ずしも気管チューブの位置調整は必要ない．

▶人工呼吸器の設定の変更

- 人工呼吸器の設定にはA/C (Assist/Control；補助／調整)，SIMV (synchronized intermittent mandatory ventilation；同期型間欠的強制換気)，CPAP (continuous positive airway pressure；持続的気道内陽圧) がある．
- 換気様式には1回換気量を規定するVCV (volume control ventilation；従量式換気)と気道内圧を規定するPCV (pressure control ventilation；従圧式換気) がある．
- 酸素化の評価は血液ガス分析で行う．酸素分圧(PaO_2)は吸入器酸素濃度(FiO_2)で調整する．体内の二酸化炭素分圧($PaCO_2$)は分時換気量(1回換気量×呼吸回数)で規定されるため，1回換気量もしくは呼吸回数の設定を変更することで正常範囲内に調整する．標準的な1回換気量は"標準体重×8〜10mL/kg"で算出される．

▶人工呼吸器からの離脱

- 自発呼吸があり，$FiO_2 \leq 0.4$，呼気終末陽圧(PEEP)$\leq 8cmH_2O$の条件下で呼吸状態が安定した場合，SAT (spontaneous awakening trial；自発覚醒トライアル)およびSBT (spontaneous breathing trial；自発呼吸トライアル)の結果で気管チューブの抜管を検討する．
- SATは，鎮静薬を中止または減量して覚醒が得られるかを評価する試験である．観察期間は30分〜4時間であり，後述する鎮静スケールを用いて評価する．気管チューブによる苦痛を和らげるため鎮痛薬は継続する．
- SBTとは$FiO_2 \leq 0.5$のTピースもしくは$CPAP \leq 5cmH_2O$の設定下での患者の呼吸状態を評価する試験であり，30分〜2時間耐えることができれば成功とみなされる．

▶人工呼吸管理中の鎮静薬の投与量の調整

- 気管挿管管理下では鎮静と鎮痛を行う．筋弛緩薬は手術時の全身麻酔を除き極力投与しない．
- 鎮静・鎮痛のスケールとしてRichmond agitation-sedation scale (RASS，表1)は，30秒間の患者の観察のみで評価できるため簡便で広く用いられている．覚醒状態を0点とし，不穏状態を＋，鎮静状態を−とする．人工呼吸管理中は0〜−2点を目標に鎮静・鎮痛を行う．
- 代表的な鎮静薬，鎮痛薬の投与量と特徴を，表2に示す．VAS (visual analog scale) やNRS (numeric rating scale)で痛みの評価を行い，適切な鎮痛を行った後，RASS 0〜−2点を目標に鎮静薬の投与量を調整する．

表1 Richmond agitation-sedation scale（RASS）

スコア	用語	説明
+4	好戦的	明らかに好戦的あるいは暴力的．職員に危険がある．
+3	高度不穏	チューブ類あるいはカテーテル類を引っ張る，もしくは自己抜去する．職員に対して攻撃的な態度をとる．
+2	不穏	頻繁に無目的な動きをする．人工呼吸器との不同期．
+1	落ち着きのない	不安そうで，そわそわしている．攻撃性はみられない．
0	意識清明	
−1	傾眠状態	意識は清明ではないが，呼びかけに10秒以上のアイコンタクトがとれる．
−2	軽度鎮静	呼びかけに10秒以内のアイコンタクトで応答する．
−3	中等度鎮静	呼びかけに体動はあるが，アイコンタクトはとれない．
−4	深い鎮静	呼びかけに反応はしないが，物理的刺激に反応する．
−5	昏睡	呼びかけ，物理的刺激ともに反応なし．

表2 代表的な鎮静薬，鎮痛薬の投与量と特徴

	一般名	商品名	標準使用量	特徴
鎮静	ミダゾラム	ドルミカム®	0.03～0.2mg/kg/時	・作用発現が速く，作用時間が短い． ・長時間の使用で効果が遷延する場合がある．
	プロポフォール	ディプリバン®	0.5～3mg/kg/時	・作用発現が速い． ・肝・腎機能低下例に対して比較的安全に使用可能． ・投与は2日以内が望ましい．
	デクスメデトミジン塩酸塩	プレセデックス®	0.2～0.7μg/kg/時	・自然睡眠（ノンレム睡眠）に類似した鎮静効果． ・抗不安作用を有し，記憶や認知機能を障害しない． ・循環系の有害反応が多く発生する．
鎮痛	フェンタニルクエン酸塩	フェンタニル®	1～2μg/kg/時	・鎮静効果が強い． ・作用時間が短い．
	モルヒネ塩酸塩水和物	モルヒネ塩酸塩®	5～10mgボーラス投与	・作用時間が長い． ・血圧低下を起こす． ・腎障害患者では作用が遷延する．

ケアのポイント

- 患者にパルスオキシメータ，心電図モニタを装着し，挿管前・中・後にわたりSpO₂値を見ながら，循環動態に異常な変化はないか観察する．
- 患者の爪にマニキュアが塗られている場合は，除去してからパルスオキシメータを装着する．
- 男性患者の場合，髭が伸びていると固定用テープが皮膚に十分に接着せず気管チューブ固定が不安定になるため事前に剃っておく．
- 挿管が困難な場合に必要となる物品を事前に準備しておき，挿管困難時すぐに対応できるようにしておく．

必要物品の確認
- 気管チューブ，喉頭鏡のブレードが患者に適したサイズ・形であるか，バイトブロックが患者に適したサイズ・素材であるかを確認する．
- 気管チューブは一度カフを膨らませてリーク（もれ）がないか，喉頭鏡のライトは点灯するかを確認する．
- 使用前に呼気CO_2検知器の表示部の色が紫色であるか，食道挿管検知器はリークがないか確認しておく．
- 固定用テープは予備も含めて準備し，固定用テープによる皮膚障害を予防するための皮膚保護剤も準備しておく．

気管チューブの位置
- **気管チューブの位置の調整は，看護師の特定行為の1つである．** 適切な部位に位置するようにチューブの深さを調整する必要がある．ただし，患者の身体所見，検査結果などが医師から指示された病状の範囲内に限る[1]．
- 固定方法，患者の顔の向きや頭の位置によって気管チューブの先端の位置が変わりやすい[2]ため，固定してあるからと安心せず，ケアの前後で呼吸状態に変化がないか確認するとともに，適宜胸部X線撮影により気管チューブの位置を確認する．
- 固定用テープによる皮膚障害[3]やカフ圧による気管壁の損傷[3]や気管粘膜の血流障害[4]が生じる危険性があるため，常に適切な方法でケアが行われているかを確認し，患者に新たな苦痛が生じないよう十分に注意する．

コミュニケーション
- 経口挿管されている患者は言葉を発することができず，非常にストレスフルな状況に置かれる．筆談やジェスチャーで意思を伝えることが難しく，ほんの些細なことでさえ伝えられない，伝わらないというもどかしさを感じている．このような患者の状況を理解したうえで，常に患者の訴えに耳を傾ける姿勢で接することが重要である．

人工呼吸器関連肺炎予防
- 人工呼吸器関連肺炎（ventilator-associated pneumonia；VAP）は気管挿管による人工呼吸開始48時間以降に発症する肺炎であり，口腔咽頭に存在する原因菌が気管チューブの外側から気管に進入するため発生すると考えられている[5]．
- VAP予防として，以下に示すようなことが推奨されている．
  - 適正なカフ圧（$20cmH_2O$以上[6]，$30cmH_2O$以下[4]）を維持する．
  - カフ上部つき気管チューブを使用し，カフ上にたまった分泌物を定期的に吸引する．
  - 患者の頭位を30度程度挙上する[7]．
  - 口腔内の清潔を保持する．

（柴野智毅／山本伊都子・中村美鈴）

引用文献
1) 全日本病院協会：厚生労働省平成27年度看護職員確保対策特別事業「特定行為に係る手順書例集作成事業」特定行為に係る手順書例集, 2016 https://www.mhlw.go.jp/file/06-Seisakujouhou-10800000-Iseikyoku/0000112464.pdf より2018年6月26日検索
2) 尾﨑孝平ほか：気管チューブ先端の適正位置はどこ？呼吸器ケア 11（5）：563-570, 2013
3) Cooper JD et al：Analysis of problems related to cuffs on intratracheal tubes. Chest 62（2）：21S-27S, 1972
4) Seegobin RD et al：Endotracheal cuff pressure and tracheal mucosal blood flow：endoscopic study of effects of four large volume cuffs. British Medical Journal 288（6422）：965-968, 1984
5) 相馬一亥：オーバービュー——定義と疫学，危険因子．人工呼吸器関連肺炎のすべて——エビデンスに基づく予防・診断・治療（志馬伸朗編），p2-8, 南江堂, 2010
6) Rello J et al：Pneumonia in intubated patients：role of respiratory airway care. American Journal of Respiratory and Critical Care Medicine 154（1）：111-115, 1996
7) 日本集中治療医学会ICU機能評価委員会：人工呼吸器関連肺炎予防バンドル2010改訂版. http://www.jsicm.org/pdf/2010VAP.pdf より2018年2月22日検索

2 呼吸器
気管切開チューブ

目的	●呼吸不全患者の長期気道管理・喀痰吸引 ●上気道狭窄に対する気道確保
適応	●呼吸不全（下気道の分泌物貯留・排出困難，神経筋疾患など） ●上気道狭窄，閉塞（腫瘍や外傷など） ●気管挿管後の抜管困難（Note①）
種類と 挿入経路	●挿入方法には気管切開と輪状甲状靱帯切開がある．後者は緊急気道確保もしくは喀痰吸引目的に行われる（図1）． 気管切開（図2） ●気管切開チューブ（写真1, 2, 3）：種類にはカフ（空気入れ）の有無に加え，スピーチタイプや可動式固定翼など，さまざまなものがある．外科的気管切開によらない経皮的気管切開用キットも実用化されている（写真4）． ●人工呼吸器管理中や誤嚥リスクの高い患者には通常カフつきの気管切開チューブを用い，人工呼吸器回路のエアリークや分泌物の下気道への垂れ込みを防ぐ．カフの口側には側孔がついており，カフの上に貯留した分泌物を吸引することが可能である（Note②）． ●スピーチカニューレ（図3）：人工呼吸器管理は不要であるが，喀痰の自己排出が不十分なため吸痰が必要な患者が対象となる．スピーチカニューレ入口部に1方向弁のついた蓋を装着すると発声が可能となるため，患者のストレス改善が望める． 輪状甲状靱帯切開（図1） ●ミニトラック（写真5），トラヘルパー（トップ）など：内径が細いため換気目的としては不十分である．主に吸痰目的で使用する（図4）．
固定方法 （写真6）	●カフにエアを入れ気管内腔から固定し（カフつきの場合），さらに首の周りに付属の綿テープやマジックテープつきのバンドを巻いて外から固定する． ●誤抜去予防目的に，気管切開施術の際には気管切開チューブの固定翼部分と皮膚とを糸で縫合する場合もある． ●切開孔の保護のため，気管切開チューブと皮膚との間にY字ガーゼを挿入する．
予測される 合併症	●出血，気腫（皮下気腫・縦隔気腫），創部感染，肺炎・気管支炎 ●気管切開チューブ誤挿入，気管切開チューブ抜去困難（Note③）

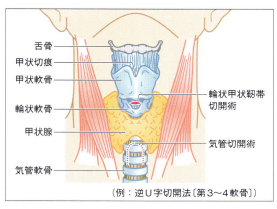

図1 外科的気道確保

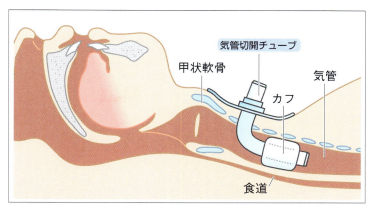

図2 気管切開チューブの挿入

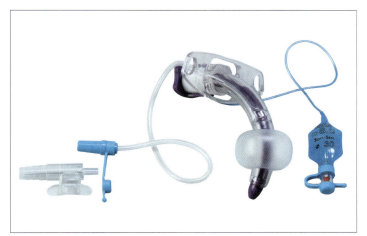

ブルーラインウルトラ・サクションエイド・カフ付（一重管）
（写真提供：スミスメディカル・ジャパン）

写真1 気管切開チューブ①

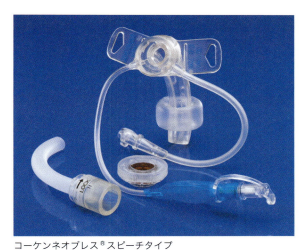

コーケンネオブレス®スピーチタイプ
©2018 KOKEN CO., LTD.

写真2 気管切開チューブ②

Note①
気管挿管から2週間程度を経過しても抜管できない場合には，患者の不快感の改善目的，また口腔内の環境を改善し人工呼吸器関連肺炎（ventilator-associated pneumonia；VAP）を予防する目的で，気管切開を考慮する．

Note②
可動式固定翼のある気管切開チューブの場合，固定翼を上下に移動させ，患者の体型や気管の形状に合わせた気管切開チューブの固定が可能である．また，気管に潰瘍などの病変がある場合には，病変を避けてカフを膨らますことができる．

Note③
気管切開チューブの先当たりや過剰なカフ圧により肉芽増生が起こり抜去困難になる．新規の気道狭窄の原因となる．

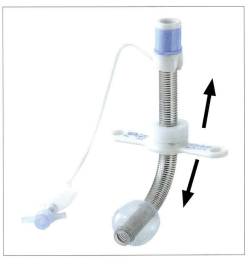

GBアジャストフィット®
（写真提供：富士システムズ）

写真3 気管切開チューブ③

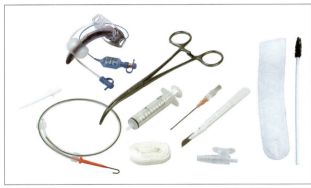

パーテックス®パーキュティニアス・トラキオストミー・キット
（写真提供：スミスメディカル・ジャパン）

写真4 経皮的気管切開用キット

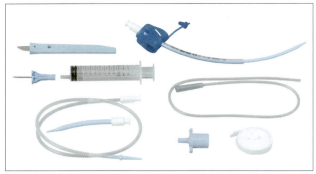

（写真提供：スミスメディカル・ジャパン）

写真5 ミニトラック

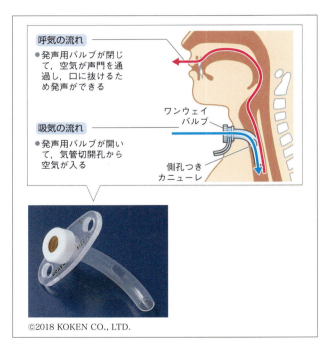

図3 スピーチカニューレ
（スピーチバルブつき）

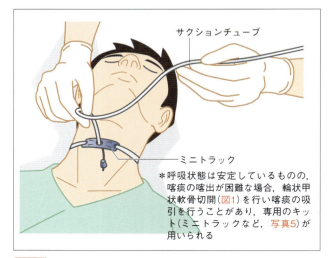

*呼吸状態は安定しているものの，喀痰の喀出が困難な場合，輪状甲状軟骨切開（図1）を行い喀痰の吸引を行うことがあり，専用のキット（ミニトラックなど，写真5）が用いられる

図4 喀痰吸引の様子

マネジメントのポイント

▶気管切開孔および創部

- 気管切開直後や気管切開チューブ交換直後は出血をきたしやすいため，Y字ガーゼなどをよく観察して出血の程度を評価する．表層の出血はそれほど問題とはならないが，血液が下気道に垂れ込むと換気障害や肺炎の原因となるため，血液が下気道に垂れ込まないよう，すみやかに吸引する．
- 出血が持続し血性の排痰が継続する場合は医師を呼び，出血源の確認と止血を行う．
- 気管切開チューブの偏位や気管切開時の過度の気管周囲剝離に伴い，皮下気腫を認めることがある．
- 皮下気腫を認めた場合，その範囲をマーキングしておき，範囲が拡大するようであれば医師を呼び，原因の検索と処置を行う．
- 気管切開孔周囲は気道の分泌物にさらされるため常に感染のリスクがある．
- 創部の発赤・熱感などの感染徴候を認めた場合，医師をよび，感染の評価と処置を行う（Note④）．

▶気管切開チューブ

- 粘稠な喀痰が気管切開チューブ内に貯留すると内腔狭窄や閉塞をきたす．予防のためにネブライザーや人工鼻

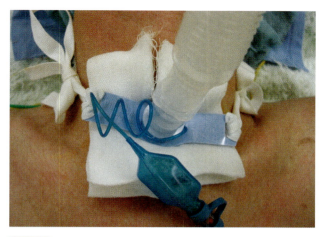

写真6　気管切開チューブ装着の状態

による適度な加湿で喀痰をやわらかくしておくことが必要である(Note⑤).
- カフを膨らませても適度なカフ圧とならない場合，カフが破損している可能性がある．人工呼吸器管理の場合は低換気となり致死的となる可能性もあるため，すぐに医師を呼び，気管切開チューブの交換などの処置を行う．

処置の介助と看護師の役割

▶気管切開チューブの交換

物品交換
- モニタ(心電図，SpO$_2$)，ジャクソンリースまたはバッグバルブマスク，吸引チューブ(口腔用，気管用)，新しい気管切開チューブ(医師とサイズを確認 Note⑥)，カフ用シリンジ，カフ圧計，固定用綿テープまたはマジックテープバンド，潤滑剤，消毒薬，Y字ガーゼ，鑷子，聴診器，膿盆．

処置介助方法
① これから行われる処置の手順を患者に説明する．また，苦痛などがあるときには看護師に伝えるように説明する．処置の開始から終了まで，患者の全身状態に目を配り，苦痛や不安がないか確認する．
② 患者を仰臥位にする．頸部の伸展が不十分であれば肩枕などを挿入する．
③ 心電図モニタ，SpO$_2$モニタを装着しバイタルサインを確認する．
④ 手指消毒をし，手袋，マスク，エプロン，ゴーグルを身につける．
⑤ 口腔内，カフ上貯留物，気管切開チューブ内，気管内を吸引する．
⑥ 気管切開部の消毒を介助する．
⑦ 留置中の気管切開チューブの固定用綿テープまたはマジックテープバンドをはずす．
⑧ 新しい気管切開チューブのカフもれがないかエアを注入して確認する．確認後にはカフ内のエアを完全に抜く．
⑨ 留置中の気管切開チューブのカフからエアを抜く(ここで医師・**特定行為を行う看護師**が気管切開チューブを抜去する)．
⑩ 先端に潤滑剤を塗布して新しい気管切開チューブを医師に渡す(ここで医師・**特定行為を行う看護師**が気管切開チューブを再留置し，スタイレットを抜く)．
⑪ 新しい気管切開チューブのカフを膨らませ，固定用綿テープまたはマジックテープバンドで気管切開チューブを固定する．
⑫ 呼吸音や呼吸状態を確認し，再度気管内を吸引する．
⑬ カフ圧を調整する．
⑭ 鑷子を用いて，気管切開チューブの固定翼と皮膚との間にY字ガーゼを挟む．
⑮ 再度，全身状態やバイタルサインを確認する．
⑯ 心電図モニタ，SpO$_2$モニタをはずす．
⑰ 処置が終了したことを患者に伝え，ねぎらいの言葉をかける．

Note④
気管切開孔表面の創部の縫合間隔を狭くしすぎると，気道分泌物や気腫のドレナージが不良となり，皮下気腫や創部感染の原因となることがある．そのため，創部の皮膚縫合は施行しない，もしくは縫合の間隔を広くすることが多い．

Note⑤
喀痰が多い場合などで，人工鼻のフィルタの目詰まりが懸念される場合には人工鼻は使用しない．

Note⑥
気管切開チューブのサイズについて，前回と同様のサイズを使用するのが通常であるが，肉芽増生などの原因により同じサイズでも挿入困難となる可能性がある．ワンサイズ下の気管切開チューブも準備しておくとよい．

特定行為にあたる範囲とその基礎手順

▶ 気管切開チューブの交換

● 看護師は，医師の指示の下，手順書（図5）により，留置されている気管切開チューブ（気管カニューレ）の交換を行う[1].

気管切開チューブの抜去

① 患者のバイタルサインや呼吸状態に問題がないことを再確認する．
② カフからエアが抜けたことを確認し，気管切開チューブを抜去する．抜去するときは固定翼を両手で把持し，気管切開チューブのカーブに合わせて回転させるようにして行う（真上に引っ張ると抜去はできない）．抵抗がある場合は，無理には抜去しない．カフの引っかかりが原因となることが多いため，カフのエアを完全に抜くことが肝要である（Note ⑦）．
③ 血液や分泌物が気管切開孔に垂れ込んだ場合は，すばやく吸引する．

気管切開チューブの留置

① 処置を行う前に，気管前壁の開窓方法を確認しておく（逆U字型，窓型，縦切開など〔図6〕）．
② 気管切開孔を確認し，気管切開チューブを挿入する．
・抜去時と同様の方法で把持し，気管切開チューブのカーブに合わせて回転させるようにして挿入する．気管切開チューブの先端で気管内壁を損傷しないよう注意する．

当該手順書にかかわる特定行為の対象となる患者
気管開窓術後，または，気管切開後1週間を経過して瘻孔が完成した気管カニューレ挿入中の患児・患者

看護師の診療の補助を行わせる患者の病状の範囲
1. 何らかの原因でカニューレが抜けてしまった場合
2. カニューレのカフなどの破損があり，交換が必要な場合
3. カニューレが乾燥した分泌物で閉塞した場合
4. カニューレの定期交換→事前に医師と役割分担を行う

→ 直ちに実施した後に，医師へ連絡

診療の補助の内容
気管カニューレの交換

特定行為を行うときに確認すべき事項
□ 意識状態の変化
□ バイタルサインの変化
□ 呼吸状態の変化（SpO$_2$，呼吸数の変化など）
□ 分泌物量・出血量の変化
□ 皮下気腫の有無
□ （人工呼吸器装着の場合）一回換気量，分時換気量の変化

→ 緊急に診察の必要性があれば，担当医師に直接連絡

医療の安全を確保するために医師・歯科医師との連絡が必要となった場合の連絡体制
担当医師

特定行為を行った後の医師・歯科医師に対する報告の方法
1. 交換後，緊急に診療の必要性がない場合も，すみやかに連絡をすることが望ましい
2. 記録を記載し，医師と看護師間で情報共有

図5 気管カニューレの交換の手順書
（全日本病院協会：厚生労働省平成27年度看護職員確保対策特別事業「特定行為に係る手順書例集作成事業」特定行為に係る手順書例集，p24，2016より引用）

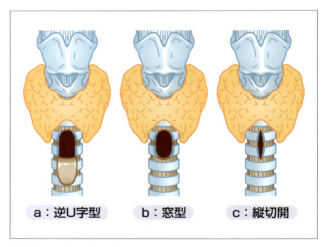

図6 気管前壁の開窓方法

a：逆U字型　b：窓型　c：縦切開

Note ⑦
肉芽増生などにより気管切開チューブが抜去しにくい場合がある．無理に抜去すると出血や気管切開孔の損傷を起こす可能性があるため，その場合はカフを再度膨らませた状態とし，医師を呼ぶ．

- 気管切開チューブ挿入の際，チューブが皮下組織に迷入してしまう「チューブ誤挿入」となる場合がある．開窓を逆U字型にするなどの予防はされているが，それでもチューブ誤挿入の事例は散見される．とくに初回の気管切開チューブ交換の際は，まだ組織が固まっておらず，誤挿入のリスクが高いことを意識する必要がある．

③人工呼吸器などとの接続を確認する．
④患者のバイタルサインや呼吸状態に問題がないことを再確認する(Note⑧)．

ケアのポイント

気管切開直後や気管切開チューブ交換後(Note⑨)
- 重度の出血の有無に注意し，出血時は気道内に血液が垂れ込まないように吸引を行う．
- 手術操作や気管切開チューブ挿入時の操作により，皮下気腫が生じることがあるため，皮下気腫の有無を観察する．
- 気管切開チューブを固定するひもやバンドは，指1本程度のゆとりをもたせて固定する．
- カフつきの気管切開チューブの場合のカフ圧は，20〜30cmH$_2$O (耳たぶほどの硬さ)程度となるようにカフ圧計を用いて調整し，適宜確認する．

吸引時(Note⑩)
- 吸引は患者への侵襲が大きく，苦痛を伴う処置であるため，自力での気道内分泌物の排泄が困難な場合にのみ行う．
- 自発呼吸のある患者では，吸気時にタイミングを合わせ，吸引カテーテル先端が気管分岐部に当たらない位置までゆっくりと挿入して吸引する[2]．
- 1回の吸引操作は15秒以内，吸引圧は最大20kPa (150mmHg)が推奨されている[2]．
- 気管切開チューブ内に閉塞がないか確認する．

皮膚トラブルの予防(Note⑪)
- 気管切開チューブを固定しているバンドやひもがきつくないか，皮膚への摩擦で皮膚トラブルを起こしていないかを確認する．
- 気管切開孔周囲の皮膚状態を観察し，出血や発赤，排膿，水疱，潰瘍などの有無を確認する．
- 必要であれば，皮膚トラブルの予防のためにドレッシング材や油性・水溶性軟膏などで皮膚を保護する．

コミュニケーションの工夫(Note⑫)
- 言語的コミュニケーションがとれないことは，大きな苦痛や不安を伴い強いストレスとなる状況であることを理解し，共感する姿勢でケアを行う．
- 患者はチューブやライン類が挿入されている場合が多いため，状況に合わせてチューブやライン類の誤抜去がないように文字盤や筆談，身振りなどのノンバーバル(非言語的)コミュニケーションを活用する．

(眞木　充/中村美鈴・鶴見幸代)

Note⑧
気管切開チューブがうまく挿入できずに呼吸状態が不安定になった場合，ガーゼなどを用いて気管切開孔を手で塞ぎ，ジャクソンリースまたはバッグバルブマスクを口に当てて用手的に換気を行う．初回の気管切開チューブの交換や，気管切開チューブの挿入困難が予想される場合には気管挿管の準備をしておく．

Note⑨
気管切開直後は気管切開チューブが抜けやすい状態であるため，咳嗽時や体位変換などの体動時には誤抜去が起こらないように注意が必要である．とくに気管切開チューブが人工呼吸器や酸素チューブと接続されている場合は，それらに引っ張られることがないようにチューブ類の配置に気を配る必要がある．

Note⑩
咽頭部やカフ上部に貯留した血液や分泌物が下気道に垂れ込むことによる肺炎を防止するため，吸引の前には鼻腔や口腔から咽頭部の唾液を吸引し，カフつきの気管切開チューブの場合はカフ上部の貯留物の吸引もしておく[2]．

Note⑪
創部の痛みは，気管切開孔周囲の皮膚トラブルや創感染，肉芽が原因である可能性もあるため，創部の観察を十分に行い，必要であれば医師への報告を行う．

Note⑫
ノンバーバル(非言語的)コミュニケーションの際に必要となる眼鏡の使用の有無や，他者の言葉をスムーズに理解するために必要な補聴器の使用の有無など，患者の背景を確認し，より効果的なコミュニケーションがとれるように工夫する．

引用文献
1) 全日本病院協会：厚生労働省平成27年度看護職員確保対策特別事業「特定行為に係る手順書例集作成事業」特定行為に係る手順書例集，2016
http://www.mhlw.go.jp/file/06-Seisakujouhou-10800000-Iseikyoku/0000112464.pdf より2018年2月23日検索
2) 日本呼吸療法医学会気管吸引ガイドライン改訂ワーキンググループ：気管吸引ガイドライン2013(成人で人工気道を有する患者のための)．人工呼吸 30(1)：75-91，2013
http://square.umin.ac.jp/jrcm/pdf/kikanguideline2013.pdf より2018年2月23日検索

CHAPTER 2 系統別ドレーン・チューブ管理

2 呼吸器
膿胸ドレナージ

目的	● 胸腔内に貯留した炎症性胸水を排液し，胸腔内を清浄化するとともに肺の含気の改善を目指す．
適応	● 膿胸（有瘻性，無瘻性），肺炎随伴性胸水，胸膜炎など
種類	● トロッカーカテーテルを使用するが，貯留している胸水の粘稠度が高かったり，経時的にフィブリンが析出してくるため，閉塞を予防するためにも20Fr以上のトロッカーカテーテルを使用することが推奨される．
挿入経路	● 胸腔ドレーン挿入前に胸部CT検査やエコー（超音波）検査で胸水の貯留部位を同定し，穿刺部位を決める． ● 局所麻酔時にしっかりと試験穿刺を施行し，より安全に穿刺可能な部位を選択する． ● 胸腔ドレーン挿入後は胸腔ドレナージユニットに接続，持続吸引を施行して排液を促す．
固定方法	● 気胸や肺がん術後の胸腔ドレーン固定と同様に，しっかりとテープ固定する． ● 膿胸ドレナージの場合，背側優位に胸水が貯留していることが多く，胸腔ドレーン挿入部位がより背側になることが多い．そのため胸腔ドレーンが挿入されている方向を考慮のうえ，胸腔ドレーンが屈曲しないように注意し，可能な範囲で臥床の妨げにならない方向で固定する（Note①）．
予測される合併症	● 気胸，胸水のドレナージに準じるが，膿胸の場合（），胸腔内に癒着が生じていたり，より下位肋間から胸腔ドレーンを挿入することが多くなるため，臓器損傷（特に腹腔内臓器）には細心の注意を払う必要がある．

Note① 背側の胸壁は厚いため，胸腔ドレーン刺入部でドレーンが屈曲することが多く，刺入部を定期的に観察することが重要である．

Note② 慢性膿胸は膿性胸水が膿胸腔を取り囲んで胸膜を線維化および肥厚することで起こる．肺の線維化は肺の拡張障害を引き起こし拘束性換気障害となるため呼吸状態に注意が必要である．

表1 ライト（Light）の分類

名称	量・性状など
Class 1　通常胸水	側臥位胸部単純X線画像上10mm以下の厚さ 胸腔穿刺の適応なし
Class 2　典型的肺炎随伴胸水	10mm以上の厚さ グルコース＞40mg/dL，pH＞7.2 LDH＞正常値の3倍 Gram染色，培養が陰性
Class 3　境界性複雑性肺炎随伴胸水	7.0＜pH＜7.20またはLDH＞正常上限の3倍 グルコース＞40mg/dL Gram染色，培養が陰性
Class 4　通常複雑性肺炎随伴胸水	pH＜7.0またはグルコース＜40mg/dL Gram染色か培養が陽性 小房化していない，明らかな膿なし
Class 5　高度複雑性肺炎随伴胸水	pH＜7.0またはグルコース＜40mg/dL または Gram染色か培養が陽性 多房化している
Class 6　通常膿胸	明らかな膿の存在 単房性もしくは流動性あり
Class 7　高度膿胸	明らかな膿の存在 多房化している

LDH：乳酸デヒドロゲナーゼ
（岸原悠貴ほか：気胸・血胸・膿胸に対するドレナージ―治療のなかでのドレナージの位置付け．Intensivist 8（3）：559，2016）

マネジメントのポイント

- 膿胸ドレナージは胸腔内の清浄化と肺の再膨張を促し，胸腔内および肺の炎症の改善をはかることが目的である．
- 胸腔ドレーンを挿入したうえで，肺理学療法も並行して行うことで，より効果的に肺の再膨張が得られるようになる．
- 膿胸にいたる原因となった疾患（肺炎，肺膿瘍など）の治療継続（抗菌薬投与など）も必須である．
- 胸腔ドレナージの適応はライト（Light）の分類を用いて判断する（表1）．滲出性胸水もしくは今後，滲出性胸水に変化していく可能性が高い患者を胸腔ドレナージの適応としている．つまり胸水の性状がClass 4以上もしくはClass 2, 3でも，胸水が再貯留する場合は胸腔ドレナージの適応とする[1]．
- 胸水貯留後早期に適切な胸腔ドレーンを留置することで，より効果的なドレナージが期待できるが，発症後時間が経過すると胸水内にフィブリンが析出し，隔壁が形成されてしまうため，胸腔ドレーン留置のみでは有効なドレナージが得られなくなる．
- 膿胸ドレナージのみでは炎症の改善が乏しい場合は，さらなる治療（胸腔内洗浄や開窓術などの手術）を検討する必要がある．

処置の介助と看護師の役割

- 気胸，胸水での胸腔ドレーン挿入と同様であるが，膿胸の場合，穿刺部位がより背側の胸壁になることも多く，挿入する胸腔ドレーンも太いため，胸腔ドレーン挿入の際の痛みや苦痛をしっかりと把握し，適宜医師に報告する．
- 胸腔ドレーン挿入中，患者の動きを妨げないように，余裕をもった長さとする．その場合，身体の下に敷き，ねじれや屈曲を生じる場合がある．患者に胸腔ドレーン管理の必要性と注意点を説明し協力を得る．
- 患者が疼痛を訴えた場合には積極的に疼痛緩和をはかるが，刺入部の疼痛か，胸腔ドレーンの先端が臓器を刺激しているのかなど原因を突きとめる必要がある．
- 安静を強いられることに加え，低圧持続吸引器につな

がっているという拘束感は大きく，患者のストレスが大きいため，疼痛管理，睡眠状況の確認をし，夜間は睡眠がとれるようにする．日中は清潔ケア，コミュニケーション，面会時間の配慮など行い，気分転換をはかっていく．

特定行為にあたる範囲とその基礎手順

▶ 低圧胸腔内持続吸引器の吸引圧の設定およびその変更

- 「胸腔ドレナージ：気胸，胸水」の項に準じるが，膿胸の場合，持続吸引の圧は，気胸や漿液性の胸水よりも強め（－10 ～－20cmH₂O）に設定する．

▶ 胸腔ドレーンの抜去

- 胸腔ドレーン抜去を検討する条件は，ドレーン排液量の減少に加えて炎症反応の改善も必須で，これらを満たした後にドレーンのクランプテストを施行し，発熱，炎症反応の再燃がないことを確認すべきである．

ケアのポイント

- 基本的なケアは「胸腔ドレナージ：気胸，胸水」の項に準じる．
- 急性の膿胸は悪寒を伴う高熱，咳嗽，排痰，胸痛，呼吸困難を伴うことが多いため，解熱薬の検討やクーリングによる安楽を図る．また，敗血症に移行し重篤化しやすいため注意が必要である．これらの症状と，体温，血液検査データ（WBC，CRP），排液の性状（色調，粘稠度，臭気など），排液量の変化に注意し観察する．
- 胸腔ドレーンより一定量の生理食塩液を注入し排液させることで，粘稠度の高い膿性の胸水が排液しやすくなる（胸腔洗浄）．患者への説明と注入した量が排液できているか，排液の性状の変化などの観察が重要である．

（金井義彦／中野真理子）

引用文献
1）岸原悠貴ほか：気胸・血胸・膿胸に対するドレナージ—治療のなかでのドレナージの位置付け．Intensivist 8（3）：559，2016

参考文献
1）厚生労働省：特定行為に係る看護師の研修制度
http://www.mhlw.go.jp/stf/seisakunitsuite/bunya/0000077077.html より 2018 年 7 月 1 日検索

3 循環器
心嚢ドレナージ

目的	● 診断，または心不全を治療するために，異常にたまった心嚢水を体外に排出（図1）
適応	● 心嚢水の貯留により心臓が圧迫され心タンポナーデをきたし（図2），脈圧低下や頻脈性不整脈，さらには心不全を呈した患者
種類	**心嚢穿刺法** ● 心嚢を穿刺して心嚢水を吸引する（図3）． ● セルジンガー式ガイドワイヤー＋軟らかい材質のピッグテールカテーテル（写真1）などを利用すると，金属製の針やプラスチック製の静脈留置針を直接穿刺するよりも合併症が起こりにくく，留置も可能となる． **心膜切開持続ドレナージ法** ● 切開した皮膚から心嚢にいたり，心膜を切開してドレーンを留置し，持続的に心嚢水を排出する．閉鎖式ユニットを用いる．
挿入経路	● 剣状突起下，左第4〜5肋間胸骨左縁または心尖拍動部（左第5肋間）から留置（図4） ● 心エコーやCTの画像によりマーキングする．とくに心嚢穿刺法の場合は，肺や心臓，血管を損傷しないように注意
留置期間	● 心嚢ドレーン留置後1〜7日で抜去
固定方法	● ドレーンは皮膚に縫合固定．誤抜去を防ぐためループをつくるなど厳重に皮膚に固定
予測される合併症	● 肺損傷（気胸），心損傷（心タンポナーデ，出血性ショック） ● 不整脈 ● 感染 ● 誤抜去

マネジメントのポイント

- X線撮影によりドレーンの留置位置を確認する．
- ドレーン挿入部位を確実に固定し，気密性や清潔を保つことで，穿刺時や留置中の呼吸性変動による陰圧で起きる逆行性感染を避ける．
- 固定用テープやドレーンにマーキングしておくと，位置がずれた場合に確認できる．
- ドレーンの開存を，呼吸性変動や心拍動の伝達を目視することで確認する．
- ドレーンからエアリークを認める場合は，肺損傷などで胸腔と心嚢が交通している可能性がある．これは肺を

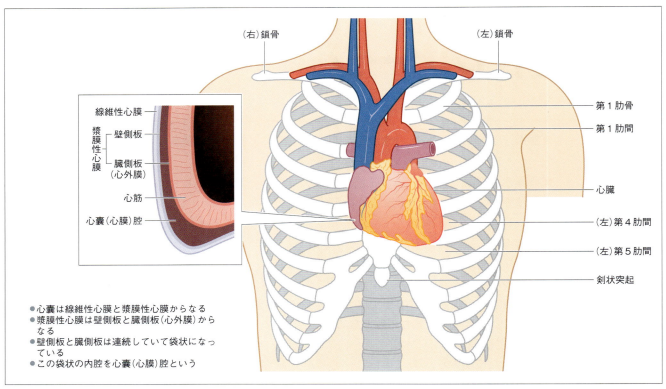

図1 心臓と心嚢の構造

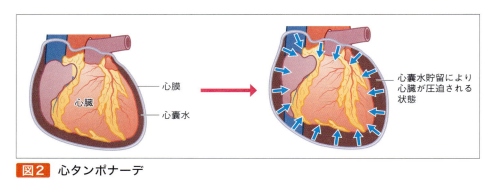

図2 心タンポナーデ

通過した空気が心囊内に流れている状態であり，感染を起こしやすいため，医師に報告する．
- 血性の心囊水の場合，細いドレーンでは閉塞しやすいため，心タンポナーデの再発に注意する．
- ドレーンが閉塞したら，すぐに抜去か入れ替えを行うため，ただちに医師に連絡する．ドレーンの挿入が浅くなった場合は再挿入をしないことが感染予防のために重要である．

処置の介助と看護師の役割

▶ 物品の準備

心嚢穿刺法

- 必要物品：消毒物品，局所麻酔薬，23Gカテラン針，セルジンガー式心囊穿刺セット（ガイドワイヤーつきカテーテルキット），皮膚縫合セット，覆布，排液バッグもしくは持続吸引器．短時間留置の場合は，三方活栓，持続延長チューブ，閉鎖式バッグ．超音波ガイド下で行う場合

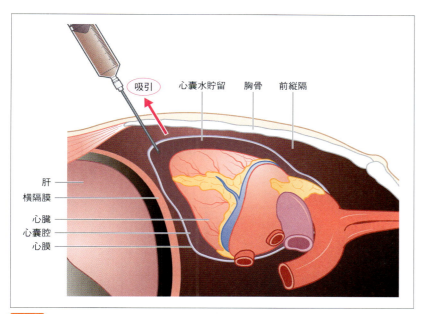
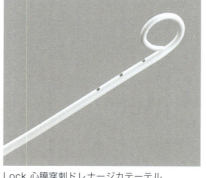

写真1 ピッグテールカテーテル

Lock心膜穿刺ドレナージカテーテル
（写真提供：Cook Japan）

図3 心嚢穿刺法によるドレナージ

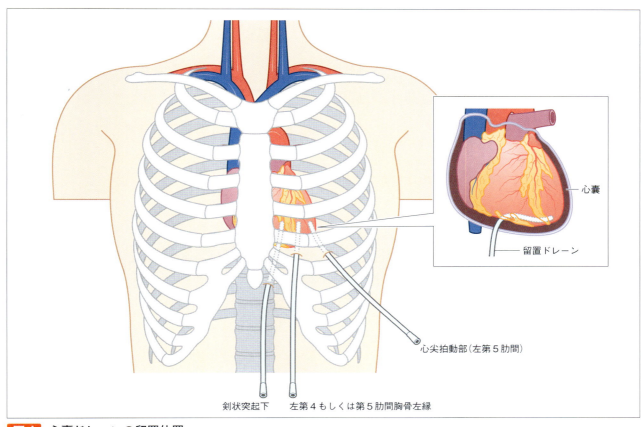

図4 心嚢ドレーンの留置位置

心嚢切開持続ドレナージ法

- 必要物品：皮膚切開セット，低圧持続吸引器，23Gカテラン針，固定用ガーゼ，ドレッシング材．重症患者の場合は易感染状態であることも多いので，手術室のような清潔な環境で挿入することが望ましい．手術室で心膜切開術や心嚢開窓術を行う場合は，扁平鉤，開創器，ペアン，コッヘル，モスキートペアンなどが入った手術に準じたセットを準備する．

▶挿入前の看護師の役割

- 患者の理解度に合わせて，心嚢ドレーンの挿入の必要性や方法を説明する（Note①）．
- 感染状態（白血球数，CRP値，発熱の有無など）や出血傾向（血小板数，プロトロンビン時間の延長の有無など）を確認する．血小板が低値の場合は，必要に応じて是正してから行うこともある．

特定行為にあたる範囲とその基礎手順

▶心嚢ドレーンの抜去

- 特定行為研修を修了した看護師は，医師の指示の下という条件で，心嚢ドレーンを抜去できる．
- 施設での方針や組織内での特定行為の範囲について十分確認し，医師と協議のうえで，自施設での心嚢ドレーン抜去の手順書を作成・確認する．図5は手順書例である．
- 医師の指示の下，手順書に基づき，身体所見（排液の性状や量，挿入部の状態，心タンポナーデ症状の有無など）および検査結果などが医師から指示された状態の範囲であることを確認する．手術後の出血などの確認や液体などの貯留を予防するために挿入されている状況または患者の病態が長期にわたって管理され安定している状況において，心嚢ドレーンを抜去する．
- 抜去部は，縫合や結紮閉鎖または閉塞性ドレッシング材の貼付を行う．縫合糸で固定されている場合は抜糸を行う．

図5　心嚢ドレーン抜去の手順書
（全日本病院協会：厚生労働省平成27年度看護職員確保対策特別事業「特定行為に係る手順書例集作成事業」特定行為に係る手順書例集，p31，2016より引用）

> **Note①**
> 心嚢ドレーンが入っているからといって，絶対安静ではない．留置中でも安全に管理しながら離床を進める．管理のポイントとして，ドレーンと排液バッグがしっかり固定されているか，離床前に固定用テープははがれていないか，離床行動で引っ張られていないかなどを確認する．

ケアのポイント

不整脈の観察
- ドレーンが直接心臓に当たると不整脈(主に心室性期外収縮)を生じることがある．注意深く観察し，頻発するようであれば医師に報告して先端位置の変更を検討する．

ドレーン・排液バッグの固定
- ドレーン固定時は，皮膚に緊張がかからないように固定用テープはテンションをかけずに貼付する．さらに，ドレーンの挿入部に直接力がかからないように腹壁での固定を追加するが，その際に胸骨下ドレーンなど他のドレーンとまとめて固定せずに，単独で固定する．
- 排液バッグは転倒しないように床またはベッドに固定し，体位変換時にドレーンが引っ張られないようにゆとりをもたせる．

ドレーン挿入部・排液の観察
- ドレーンの挿入部の発赤，腫脹，熱感などを観察し，白血球数やCRP値の変動を確認する．
- 一定時間ごとに排液量の変化を観察し，出血やドレーン閉塞の早期発見につなげる(Note②，Note③，Note④)．

感染予防
- ドレーン留置中にX線撮影やCT撮影のため患者を移送する際は，逆行性感染予防のため，排液バッグはドレーン挿入部より高く上げない(重要)．

患者への説明と患者理解
- 離床の妨げや誤抜去を予防するために，患者に可能な行動範囲を説明する(重要)．
- 患者が拘束感や治療上の不安を抱いているということを，医療者は十分に理解してかかわる．

(相澤　啓・三澤吉雄/細萱順一)

Note②
ドレーンから定期的に空気が排出されるようになってきた場合，肺損傷や気胸の可能性があり，胸腔と心嚢が交通していることが考えられる．つまり呼吸により肺に送り込まれた空気が心嚢内を通過していることが考えられる．心嚢内は無菌状態であり，外部と交通している状態は感染を起こしやすいため対処が必要である．

Note③
急激に大量の血性排液が出てきた場合，冠動脈バイパス術(CABG)後のグラフトの破綻や心破裂，ドレーンによる心損傷を疑う．心原性・出血性ショックへの対処(輸血や補液など)を行い，緊急開胸や再手術を予測した行動をとる．

Note④
排液が白濁に変化してきた場合，感染を疑う．バイタルサイン(発熱，頻脈・血圧低下の有無，感染性ショック)を注意深く観察し，医師の指示によるCT検査などから感染症を特定する．

参考文献
1) 佐藤憲明編：ドレーン・チューブ管理&ケアガイド．中山書店，2014
2) 芝田香織：心嚢，胸腔，縦隔ドレーン．重症集中ケア 8(6)：40-45，2010
3) 堀内妙子：心臓血管外科と術後ケア―心嚢ドレーンの術後ケアのポイントは何？　徹底ガイド術後ケア Q&A，第 2 版(岡元和文編)，p177-178，総合医学社，2014

---

memo

3 循環器
縦隔ドレナージ

目的	● 縦隔手術後の排液性状や出血量の観察 ● 縦隔炎におけるドレナージ（デブリードマン，洗浄，大網充填手術の後）
適応	● 胸骨正中切開手術後（心臓・大動脈手術を含む） ● 術後深部創感染，細菌性（化膿性）縦隔炎
種類と挿入経路（図1，2）	● 胸骨閉鎖時に上腹部皮膚から胸骨の後面（前縦隔）に留置：主な到達法は胸骨正中切開 ● 前縦隔に留置：術後縦隔炎でのデブリードマン，洗浄，大網充填を併せて施行した手術終了時 ● 胸壁・胸腔を経由して留置：耳鼻科・呼吸器外科領域の降下性縦隔炎（Note①）では，開胸手術あるいは胸腔鏡手術の場合がある．
留置期間	● 心臓・大動脈手術後2～7日で抜去 ● 縦隔炎では数日から1か月（感染の治癒状況による），大網充填手術後は2～5日で抜去
固定方法	● 縫合糸で皮膚固定
予測される合併症	● 感染，誤抜去，出血，不整脈，痛みなど ● 肺損傷（気胸など） ● 心臓損傷（出血，タンポナーデなど）

Note①
扁桃腫瘍など耳鼻科・呼吸器外科領域の感染が縦隔にまでいたって生じる縦隔炎．

マネジメントのポイント

● ドレーンの留置は，手術室において全身麻酔・人工呼吸管理下で行う．人工呼吸離脱後でドレーン留置中は，呼吸性変動により陰圧がかかるため逆行性感染に注意する．
● 閉鎖陰圧（水封）式ユニットを用いた持続的ドレナージでは，挿入部位を確実に固定し，気密性および清潔を保つ．

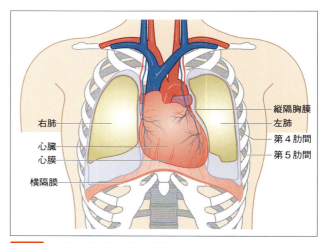

図1 心臓と縦隔胸膜の関係

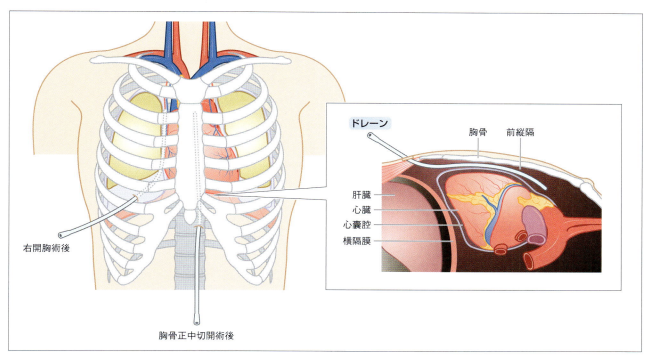

図2 縦隔ドレーンの留置位置

- 体内への挿入が浅くなったドレーンの再挿入は感染の危険性を伴うので，決してしてはならない．
- 固定用テープやドレーンにマーキングしておき，位置のずれを確認する．

処置の介助と看護師の役割

- 縦隔ドレーンは，緊急時を除いて手術室で挿入される．
- 小切開法で挿入する場合の介助については「心嚢ドレナージ」の項参照．

ケアのポイント

ドレーン挿入部の観察

- 空気的密閉と清潔の確保，ドレーン挿入部の固定の確認に留意して行う（重要）．
- ドレーン挿入部に疼痛が認められることがある．挿入部と固定用テープによる皮膚固定部の間に緊張がかからないようにする．
- 逆行性感染のリスクに配慮して，挿入部の皮膚，排液の性状を観察する（重要）．
- ドレーン留置は長期にわたることがある．皮膚トラブル予防の検討と実施など，長期管理に必要な対応を早めに行う．

心理面への配慮

- ドレーンが身体に留置されていることに不安を感じる患者もいる．適宜患者の思いを傾聴するなど心理面にも配慮する．

（相澤　啓・三澤吉雄/段ノ上秀雄）

参考文献
1) 中島　淳：縦隔ドレナージ．図解ドレナージハンドブック（出月康夫編），p226-233，中外医学社，1995
2) 原田雅子：おさえておきたい系統別ドレーンのケア—④循環器系．ドレーン管理デビュー——はじめてでもすぐにできる　すぐ動ける（道又元裕監修），p127-128，学研メディカル秀潤社，2015

CHAPTER 2 系統別ドレーン・チューブ管理

3 循環器
開心術，胸部大動脈手術後ドレナージ

目的	● 閉鎖腔内の術後出血や滲出液の排出（Note①）
適応	● 原則としてすべての開心術（図1），胸部大動脈手術
種類と留置位置	● 弁膜症，大動脈手術など人工心肺使用の術後出血が予想される場合：太さ28〜36Frのシリコンチューブドレーンを留置（図2-a） ● 前縦隔：先端のまっすぐなドレーンを留置 ● 胸腔や心囊：先端の曲がったドレーンを留置 ● 心拍動下冠動脈バイパス術など術後出血が少ない場合：24Frブレイク®シリコンドレインなど細めのドレーンを前縦隔に留置（図2-b）
挿入経路	● 心囊・前縦隔：剣状突起下の体表ドレーン孔から，心臓やバイパスグラフト（人工血管）を圧迫しないよう注意して，直視下にドレーンを目的部位まで誘導 ● 胸腔：手術操作中に開胸となった場合，胸腔内を確認しながら，縦隔側から直視下にドレーンを誘導
留置期間	● 心臓・大動脈術後2〜7日で抜去
固定方法	● 縫合糸で皮膚固定
予測される合併症	● 感染，誤抜去，不整脈，閉塞による心タンポナーデ，気胸など

マネジメントのポイント

● ドレーンの開存を，呼吸性変動や心拍動の伝達を目視することで確認する．
● 活動性出血は血腫により閉塞しやすので，適宜ミルキングを行って予防する．
● 時間あたり出血量の計量により，再手術あるいは輸血適応の目安とする．

抗凝固薬（ヘパリン，ワルファリンなど）や抗血小板薬（アスピリンなど）を使用することが多い心臓・大血管の手術では術後出血や滲出液がみられることが多く，心囊やその周囲の胸骨，肺に挟まれたもともとスペースが狭い縦隔は，わずかな液体の貯留でも容易に心臓を圧迫してしまう．そのため術後ドレナージによる適切な管理が要求される．

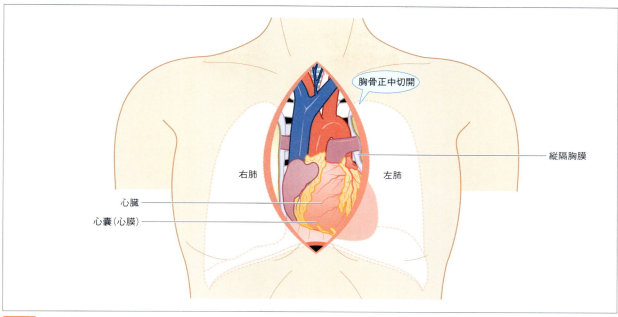

図1 開心術

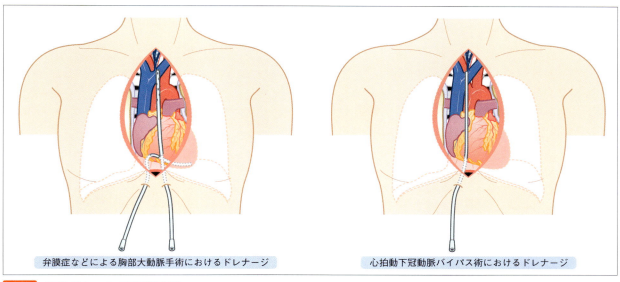

図2 術後ドレーンの留置位置

- 人工呼吸離脱後におけるドレーン留置中は，呼吸性変動により陰圧がかかるため逆行性感染に注意する．
- 閉鎖陰圧(水封)式ユニットを用いた持続的ドレナージでは，挿入部位を確実に固定し，気密性および清潔を保つ．
- 体内への挿入が浅くなったドレーンの再挿入は感染の危険性を伴うので，決してしてはならない．

特定行為にあたる範囲とその手順

▶心嚢ドレーン・胸腔ドレーンの抜去

- 特定行為研修を修了した看護師は医師の指示の下，手順書による範囲であれば心嚢ドレーンおよび胸腔ドレーンの抜去ができる．

- 実施にあたっては，患者が手順書で示された特定行為の対象であること，患者の病状が手順書で示された診療の補助が行える範囲内であることを確認する．
- 病状の範囲内として手順書で示されている内容は，心嚢ドレーンの抜去であれば排液の性状・量，挿入部の状態，心タンポナーデ症状の有無などであり，胸腔ドレーンの抜去であれば呼吸状態，エアリークの有無，排液の性状・量，挿入部の状態，X線検査所見などである．
- ドレーンの抜去の際は，手順書に示されている診療の補助の内容を遵守する．
- 特定行為を行うときに異常(バイタルサインの変化，心タンポナーデ症状の出現，SpO₂の低下，出血，皮下気腫など)がみられたら，手順書に沿って医師への連絡を行う．

ケアのポイント

ドレーンの管理

- 手順に従って，時間あたりの排液量を正確にカウントする．
- 固定用テープおよびドレーンにマーキングし，挿入位置のずれが生じていないかを確認する．
- ドレーンの挿入位置がずれた(抜けそうになった)場合，元の位置に戻そうとすることは，心臓やバイパスグラフトへの負荷および感染のリスクとなるため避ける(重要)．挿入位置がさらにずれないように固定し，医師に報告する．
- ドレーン挿入部周辺に疼痛が認められることがある．ドレーンの挿入位置がずれない範囲で固定用テープによる皮膚固定部の位置を変えたり，挿入部と固定用テープによる皮膚固定部の間に緊張がかからないように注意する．
- 排液バッグは適宜交換する．陰圧でドレナージしている場合は，気密性を保ちながら交換する(Note②)．

術後出血・心タンポナーデのアセスメントと管理

- 排液量は，術後の時間経過とともに，0.5mL/kg/時程度から徐々に減少する．排液の性状は，血性から淡血性，漿液性へと移行する．
- 3～4mL/kg/時以上の血性排液や急激な血性の増強は，手術部位からの出血を疑う[1] (重要)．再開胸の適応になることを考慮し，バイタルサインや循環動態を確認するとともに，迅速に医師に報告する(Note③)．
- 活動性の出血が続く場合や，排液が血性であるにもかかわらず排液量が少ない場合は，凝血が生じやすく，凝血塊によってドレーンが閉塞する危険性がある．ドレーンの閉塞は心タンポナーデのリスクとなる．こまめなドレーンの開存確認を行うとともに，適宜ミルキングを行う(重要)．
- ミルキングは，心嚢や前縦隔の陰圧を増加させることになるため，刺激によって出血を助長させる場合がある(重要)．そのため，医師と相談のうえ実施する(Note④)．
- ドレーン抜去後は，視覚的に出血の有無を確認することができなくなるため，バイタルサインや皮膚の色，末梢冷感などから循環動態の変調がないかを把握する[1]．

心理面への配慮と患者教育

- ドレーンが身体に留置されていることで，回復が進んでいないような感覚や不安が生じることがある．ドレナージの意義と重要性を患者に説明し，排液量や性状の変化を共有する，抜去できるまでの見通しを伝えるなど，患者の理解と協力が得られるように努める．

（相澤　啓・三澤吉雄/長谷川直人）

引用文献

1) 神山淳子：開心術後患者の観察ポイント．オペナース 1(1)：109-116, 2014
2) 前川慶之ほか：開心術後におけるドレーンの留置期間，先端培養汚染と手術部位感染の関係．心臓 47(12)：1405-1410, 2015
3) 山内正信ほか：当科における開心術後の遅発性出血及び心タンポナーデ症例の検討—術後の抗凝固・抗血小板療法の再考．島根県立中央病院医学雑誌 33：41-45, 2009
4) 小宮達彦ほか：開心術後遅発性心タンポナーデ．日本心臓血管外科学会雑誌 24(6)：351-354, 1995

Note②
心嚢および前縦隔ドレーンは術後2～7日で抜去されることが多いが，排液量が多い場合は長期間の留置が必要になることがある．留置期間が長いほど手術部位感染が起こりやすいとする報告[2]があることから，感染徴候や皮膚トラブルの出現に留意する．

Note③
体動や離床に伴い，心嚢や前縦隔に貯留していた血液が排出され，一時的に血性排液の増強が認められることがある．活動性の出血であるのか，貯留していた血液が排出されたのかの見極めが重要となる．

Note④
縦隔は骨性胸郭で限定された空間であることから，心嚢や前縦隔に排液が貯留すると遅発性の心タンポナーデが生じやすい．わが国では，約2～3%に遅発性出血および心タンポナーデが生じ，抗凝固療法や抗血小板療法下でのリスクが高かったとする報告がある[3,4]．

3 循環器

開心術後深部創感染防止ドレナージ

目的	●感染性滲出液のドレナージ：開心術後，胸部正中創深部に及ぶ感染の頻度は少ないものの，縦隔炎などに進行して重篤化しやすい． ●閉鎖式ドレナージ：ドレナージを効率よく実施し，創傷治癒促進をはかるため創傷面に均等に陰圧をかける．
適応	●開心術後の胸部正中切開創，肋間開胸創の深部感染防止および創治癒促進（図1）
種類	●さまざまな創傷ドレッシング材および吸引チューブ，吸引機構が試行されており，個々の施設独自の方法も多い． ●V.A.C.®治療システム（図2）：術後1か月までの連続使用が可能である．このシステムは独自のドレッシング材と吸引チューブおよび本体をセットにしたもので，ドレナージ装着後も患者は移動が可能である．
予測される合併症	●出血 ●逆行性感染

マネジメントのポイント

- 術後早期は，出血の危険性があるためドレナージは慎重に行う．
- 進行・増悪する縦隔洞炎に対して，漫然とドレナージ使用を継続することは避け，必要な処置を考慮する．
- ドレナージシステムの交換は，創部の変化がわかるように写真を撮り，カルテ上に記録として残す．
- ドレッシング材（フォーム材）の交換は，早期には毎日必要なこともあるが，創部の改善が得られてきたら数日に1回程度に抑え，自己組織の治癒機転をはかる．

処置の介助と看護師の役割

- 処置は次のような手順で行う．
  ①創部を洗浄して，水分をよく拭きとる．水分が残っているとフィルム被覆材（ドレープ）が浮き，リーク（もれ）の原因となる．
  ②フォーム材を創傷のサイズに合わせて清潔に裁断する．フォーム材がはみ出すことがやむを得ないような立体的な創の場合は，創周囲の皮膚を最初にドレープで保護しておかないと皮膚障害を起こすことがある．
  ③ドレープは，創傷より一回り（幅3～5cm）大きく裁断し，隙間をつくらないように注意して，創部全体を密閉する．
  ④フォーム材上のできるだけ平坦な場所を選択し，その中央近くをつまみ上げ，清潔な医療用のはさみで

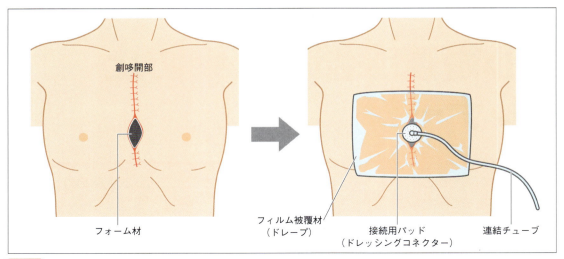

図1 術後ドレーンの挿入部位

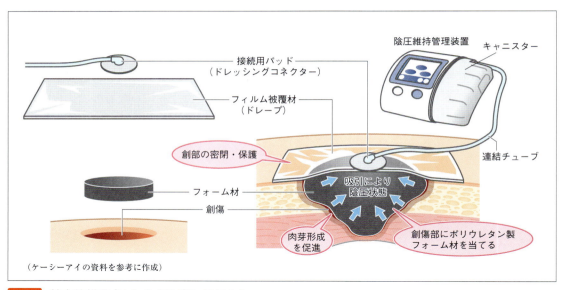

図2 基本的構造（V.A.C.®治療システム）

2cm程度の穴を開ける．
⑤開けたドレープの穴に，連結チューブの接続用パッド（ドレッシングコネクター）を装着する．
⑥吸引装置を準備し，連結チューブと接続した後，陰圧付加を開始する．リークのないことが確認できたら，血流が最も増加するとされる－125mmHgを基準とし，患者が痛みを訴える場合は－50～－125mmHgの間で圧を調整する．

ケアのポイント

疼痛管理

- 陰圧設定は医師の指示により決定されるが，通常は創部の血流が最も増加する－125mmHgで管理されることが多い．
- 患者が陰圧管理による疼痛を訴えた場合は，－75mmHg程度に下げて疼痛を緩和する．
- 鎮痛薬の投与を考慮し，安楽に治療が継続できるように援助を行う．

リークを防ぐ
- 創部を密閉して陰圧管理を行い治癒促進をはかるために、リークを防ぐことが必要である。
- ドレープを貼付する際は、引き伸ばしながら空気が入らないようにする。創部洗浄後に水分が残っているとドレープが浮いてしまい、リークの原因となるため、ドレープ貼付前にはしっかりと水分を拭きとることが重要である。
- リークのアラーム機能があるため、アラーム作動状況を確認する。
- リークが続く場合は創部を確認し、ドレープの貼り直し、フォーム材の詰め直しを検討する。

滲出液の観察
- 陰圧管理によって吸引される滲出液は、創部の治癒促進により徐々に減少する。
- 性状は血性から漿液性へと変化するが、持続的な陰圧管理により新生肉芽組織内の毛細血管破綻に伴う出血の危険性もあるため、適宜観察を行う必要がある。
- 開心術後は抗凝固薬の投与を行っていることが多く、陰圧管理によって創縁の血流が増加し、物理的な刺激を与えることから、出血を引き起こす危険性がある（重要）。
- 陰圧管理により創縁の血流増加や創部への物理的な刺激が生じ、微小な血栓を形成する場合がある。微小血栓が連結チューブ内に蓄積すると閉塞を起こし、有効な陰圧療法が行えなくなる。装置には閉塞アラーム機能があるため、連結チューブ内の観察とアラーム作動状況を確認する。

連結チューブの管理
- 間欠的あるいは連続して陰圧をかけ続けるため、フォーム材がない箇所に連結チューブが接していると循環障害から潰瘍形成を生じる危険性がある（Note①）。とくに創感染予防が必要な患者は、低栄養状態や緊急手術の場合が多く、潰瘍を形成すると治癒に難渋することがある（Note②）。
- 連結チューブは十分な長さが確保されているが、体位変換や体動時にテンションがかかり、接続用パッド部分がはずれることがある。体位変換時や体動時には連結チューブを整える。
- ベッド柵の上げ下ろしを行う際に、連結チューブをベッド柵に挟んでしまうことがある。連結チューブの破損や、閉塞の原因となるため注意が必要である。

患者の体動制限
- 吸引装置の滲出液貯留容器（キャニスター）は300mLと500mLがあり、滲出液の量によって選択できる。充電によるバッテリー駆動であるため、接続チューブを整えキャニスターの固定を行うことで、患者は自由に歩行することが可能である。
- 術後の早期離床を促すために、患者に合ったキャニスターを選択し、リハビリテーションが行えるように陰圧管理を行うことが重要である。

（村岡　新・三澤吉雄/阿久津美代）

参考文献
1) 市岡　滋：難治性創傷の局所陰圧閉鎖療法. エキスパートナース 26(7): 58-70, 2010
2) 木村賢司ほか：VAC療法により胸骨正中切開創の再開創を回避できた胸腺腫瘍術後縦隔炎の一例. 日本呼吸器外科学会雑誌 30(5): 545-549, 2016
3) 佐藤智也ほか：局所陰圧閉鎖療法. 臨床皮膚科 65(5): 121-124, 2011

Note①
陰圧管理が開始されると、トラブルがないかぎり数日間は継続される。交換時には、創部の観察を行い、フォーム材が残っていないことを確認する。その後、創部を清潔にして交換を行う。フォーム材が残存していると、感染を引き起こす危険性がある。

Note②
創部をフォーム材で充填するため、次に交換するまで創部を観察することができない。創傷内の細菌量が多く、除去しきれない場合は、感染を悪化させることになる。採血データや炎症所見に注意して管理することが重要である。

3 循環器

スワン・ガンツ（Swan-Ganz）カテーテル

目的	● 心拍出量や静脈系・右房右室・肺動脈圧の測定による心機能や心不全の程度の評価
適応	● 心不全治療時の心機能評価が心エコー（心臓超音波）検査などで十分に行えないとき，心臓カテーテル検査としても実施 ● 開心術の麻酔導入時から周術期心機能評価管理のために留置
種類	● スワン・ガンツカテーテル（肺動脈カテーテル，図1, 2）
挿入経路	● ガイドワイヤーを用いるセルジンガー式穿刺法 ● 内頸静脈，鎖骨下静脈，大腿静脈などのいずれかに外套を留置し，カテーテルを挿入して検査
留置期間	● 心臓能の評価後は合併症予防のため，可能な限り早期に抜去する（1週間以内）
固定方法	● 縫合後，固定用テープで固定
予測される合併症	● 穿刺操作の合併症：隣接する動脈の損傷と出血，気胸 ● 挿入操作の合併症：不整脈や肺動脈損傷 ● 長期留置の合併症：血小板減少，肺塞栓，敗血症（感染）

対象疾患の概要

● 急性心不全患者，慢性心不全患者などの病態評価に用いる．

マネジメントのポイント

● 数日間の留置には，汚染・感染対策を十分に行い，発熱時・感染が疑われる場合は可能な限り早期に抜去する．
● 圧測定ラインは，加圧バッグを経由したヘパリン加生理食塩液の注入が継続されないと，血栓により閉塞してしまうため定期的な確認が必要である．
● カテーテル操作時以外は，肺動脈塞栓予防のためバルンを虚脱させておく．

処置の介助と看護師の役割

物品の準備

● スワン・ガンツカテーテルセット，圧トランスデューサーセット，ヘパリン加生理食塩液，加圧バッグ，局所麻酔薬，滅菌覆布，処置シーツ，鑷子，消毒用綿球・消毒液，皮膚縫合針・糸，ガーゼ，ドレッシング材，滅菌手袋，

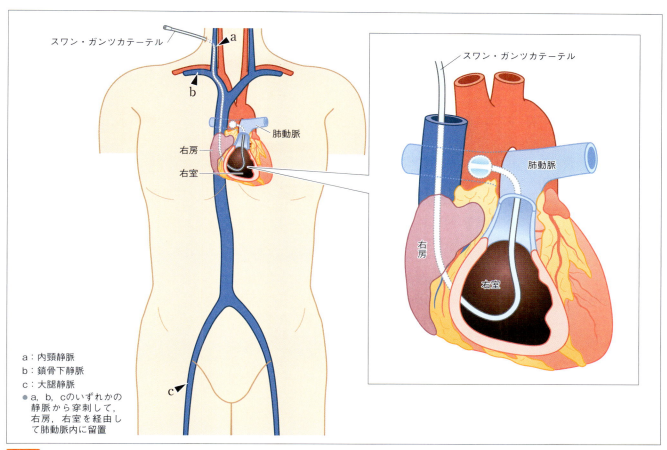

図1 スワン・ガンツ（Swan-Ganz）カテーテルの刺入部位と留置位置

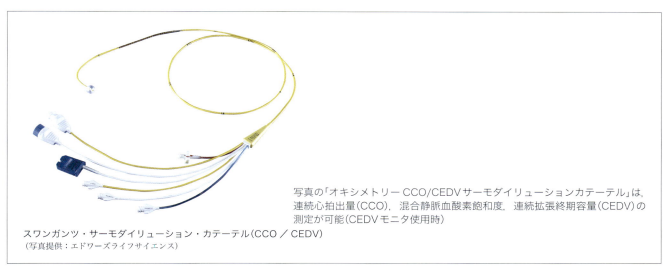

図2 スワン・ガンツカテーテルの例

清潔ガウンなど．

挿入前
- 患者にカテーテル挿入の必要性と処置の内容を説明する．
- 内頸静脈または鎖骨下静脈から挿入する場合は，顔に覆布がかかることで不安が増強することが予測されるため，処置中に声かけを行うことや意思表示する方法を伝えておく（重要）．
- 大腿静脈から挿入する場合は，身体の露出を最小限にし，羞恥心の軽減を図る．
- 不安が強い患者やせん妄状態にある患者は，処置中の安全確保のために鎮静薬や安全帯（抑制帯）の使用を検討する．

挿入時・挿入後
- バイタルサインの変化や自覚症状の有無を観察する．変化を早期発見できるように，アラーム域の確認をし，心拍音やアラーム音を適切な音量に上げておく．
- 穿刺時の痛みや不安などで血圧低下，徐脈，悪心・嘔吐などの迷走神経反射を起こすことがあるため，注意深く観察する．
- 不安の軽減や処置への協力を求めるために声かけを行う．
- カテーテルを進める際に，右室壁を刺激して心室期外収縮や心室頻拍が出現することもあるため，心電図を注意深く観察する（重要）．
- カテーテル先端位置をX線写真またはX線透視下で確認する．縫合糸で固定後は，カテーテル挿入の長さを記録する．
- カテーテルの固定部は必要時マーキングし，牽引圧がかからないように固定用テープでしっかり固定する．

ケアのポイント

カテーテルや挿入部の管理
- 経時的にX線撮影でカテーテル先端の位置を確認する．
- カテーテルの屈曲や接続部のゆるみがないか確認する．
- カテーテルの重みや患者の体動により抜去にいたる可能性があるため，患者の活動範囲を考慮し，カテーテル類をガーゼなどでまとめてベッドや寝衣に固定する（重要）．
- 挿入部の発赤，腫脹，熱感などの感染徴候の有無，出血や血腫形成の有無を観察する．異常所見を認めた場合は医師に報告する．

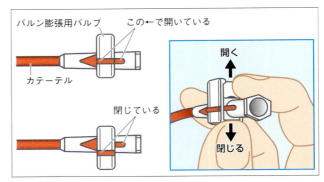

図3 バルンのバルブの操作方法

（スワンガンツ・サーモダイリューション・カテーテル．エドワーズライフサイエンス．https://www.edwards.com/jp/uploads/pdf/ifus/swanganz_thermodilution.pdf より2018年12月18日検索，を参考に作成）

- バルンが収縮した状態で閉じているか確認する（図3）．
- データ測定時は適切なゼロ点の位置で測定する（Note①）．
- 圧波形を観察し，異常がみられれば医師に報告をする（Note②）．
- カテーテル抜去後も，挿入されていた部分の観察を継続する（Note③）．

Note①
経時的に正確なデータを測定するためには，正確なゼロ点を設定することが重要である．通常は，中腋窩線と第4肋間との交点をゼロ点とする（下図）．ベッドの高さを容易に変更できる場合は，測定時のベッドの高さと圧トランスデューサーの位置を一定にできるようにマーキングするなど正確な位置で測定できる工夫をする．

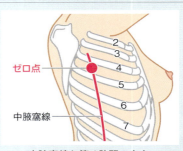

中腋窩線と第4肋間の交点

Note②
右室圧波形を示す場合は，カテーテル先端が右室に落ち込んでいる可能性がある．心室性不整脈を誘発する危険性があるため，すぐに医師に報告する．
肺動脈楔入圧波形を示す場合は，測定時のバルンを膨張させたままの可能性がある．肺梗塞を起こす危険性があるため，すぐに医師に報告する．
圧波形が鈍る場合は，カテーテルの閉塞やカテーテル先端が血管壁にぶつかっている可能性があるため，医師に報告する．

Note ③
カテーテル抜去時は圧迫止血するが，凝固能の状況により，止血時間が延長したり，血腫を形成する可能性がある．そのため抜去後も挿入されていた部分を注意深く観察する．

加圧バッグや圧ライン交換の管理
- 加圧バッグが適正圧に維持でき，圧ライン内に空気の流入がないか確認する．
- 生理食塩液や圧ラインの交換時は，血栓や空気塞栓を予防するため，圧ライン内に凝血や気泡がないことを確認する．

心理面への援助
- 患者はカテーテル留置により活動制限を強いられることから緊張や不安が強いため，可能な範囲で患者のニーズを満たし，緊張の緩和，不安の軽減に努める．
- 必要以上に活動制限を意識させないように，適切な活動範囲と安全な方法を話し合っておく．

（佐藤弘隆・三澤吉雄/細萱順一）

参考文献
1) 佐藤憲明編：ドレナージ管理＆ケアガイド．p86-90，中山書店，2008
2) 原田雅子：S-Gカテーテル．重症集中ケア 8 (5)：40-44, 2009
3) 山形泰士ほか：血行動態モニタリングと看護—スワンガンツカテーテル検査．月刊ナーシング 30 (12)：126-131, 2010

3 循環器
大動脈内バルンパンピング(IABP)

目的	● 大動脈拡張期圧を上昇させ冠動脈血流の増加をはかる. ● 心臓の後負荷軽減で心不全の治療効果を目指す.
適応	● 不安定狭心症で冠動脈の重症狭窄状態 ● 血行再建手術待機中の補助 ● 心不全治療 ● 重症の大動脈弁閉鎖不全症や大動脈瘤には禁忌
種類	● バルン,駆動装置とも数社から出されている. ● バルンのサイズは患者の体格に応じる.
挿入経路	● ガイドワイヤーを用いるセルジンガー式穿刺法(図1,2) ● 大腿動脈(外腸骨動脈)に外套を留置し,カテーテルを挿入して検査
固定方法	● 皮膚への縫合または固定用テープによる固定
予測される合併症	● 穿刺操作の合併症:隣接する動脈の損傷と出血,術後仮性動脈瘤 ● 挿入操作の合併症:動脈塞栓症(腹部臓器,下肢) ● 長期留置の合併症:血小板減少症,敗血症(感染),下肢壊疽

マネジメントのポイント

● 数日間の留置には汚染・感染対策を十分に行い,発熱時や感染が疑われる場合は,できるだけすみやかに抜去する.
● 圧測定ラインに加圧バッグを経由したヘパリン加生理食塩液の注入が継続されないと,血栓により閉塞してしまうため,定期的な確認をする.
● カテーテルのずれによる出血や血管損傷を予防するため,ずれないように固定して下肢の運動は制限する.
● 大動脈内血栓形成,バルンによる大動脈内塞栓や刺入部動脈の血流低下により,刺入部末梢の虚血(チアノーゼや壊死)を起こす危険性があるため,厳重な観察を行う.

処置の介助と看護師の役割

挿入前

● 大動脈内バルンパンピング(IABP)バルンカテーテルを挿入する目的や,方法を医師から患者・家族に説明する.とくにIABPバルンカテーテルは,急性心筋梗塞の患者に対して,心臓カテーテル検査室でPCI (percutaneous

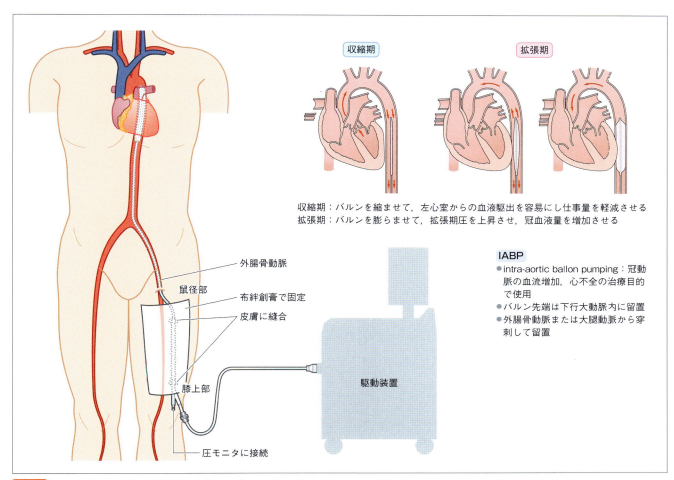

図1 大動脈内バルンパンピング（IABP）

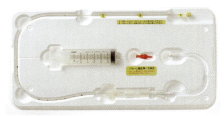

バルンカテーテルキット
（ゼメックス®IABPバルンカテーテル）
（写真提供：ゼオンメディカル）

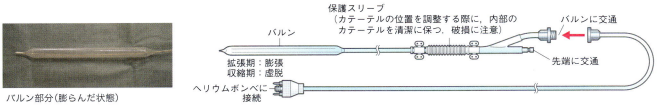

バルン部分（膨らんだ状態）

図2 大動脈内用のバルンカテーテル

coronary intervention；経皮的冠動脈形成術；経皮的冠動脈インターベンション）施行中にショック状態となったときに挿入されることが多いため，PCIを行う前に医師からの説明が必要となる．
- 両鼠径部，陰部を含め除毛を行う．
- 足背動脈の触知と左右差の確認をし，マーキングを行う．IABP施行前と施行中の足背動脈触知の変化を知るうえで重要となる．
- マキシマル・バリア・プリコーション（滅菌ガウン，滅菌手袋，帽子，マスク，大きな滅菌ドレープの使用）を徹底し，感染を合併しないように努める．

挿入中
- 心臓カテーテル検査室での処置となるため，モニタでバイタルサインおよび不整脈の出現を頻繁にチェックする．
- 患者の不安や苦痛の緩和のために，処置ごとに声かけを行う．

挿入後
- 透視下および胸部X線撮影で，カテーテル先端が適正な位置であることを確認する．
- 標準12誘導心電図を記録する．
- IABPの電源が無停電コンセントに接続されているか，はずれていないか，ヘリウムガスの残量やカテーテル接続，モニタ画面などの確認をする．
- バルンの固定方法が適切であるか，カテーテル挿入側の下肢が屈曲していないか（カテーテルも屈曲してしまうため体内では修復ができない），挿入部に異常はないか確認する．
- IABPの駆動トリガーが心電図か，動脈圧かのチェックを行う．
- IABPバルンカテーテル挿入後の状態や病状を，医師から患者・家族に説明してもらう．
- 医師からの説明の受けとめかたについて，患者・家族に確認し，不安や疑問が生じている場合や，説明の内容が十分に伝わっていないと判断されたときは，再度医師に説明を依頼する．

看護師の役割
- 観察のポイントと対応を**表1**に示す．
- 心電図による駆動トリガーを選択しているときには清拭やX線撮影のために心電図電極をはずすことから，動脈圧による駆動トリガーを選択しているときには，その圧ラインから採血するなどのことにより，IABPの作動が一時中断してしまうことがあるため，注意が必要である（重要）．
- 通常，大腿動脈からカテーテルが挿入されているため，

表1　IABP装着中における観察のポイントと対応

合併症	観察のポイント	対応
バルンのリーク	・IABPのリークアラームの確認 ・体外のカテーテル内の血液（赤褐色，粉末状）の有無 ・拡張期におけるダイアストリック・オーグメンテーション波形の確認	すべての接続部を確認 リークがあればただちに医師に報告し抜去を検討
下肢虚血	・カテーテル挿入側の下肢動脈（足背・脛骨動脈）の触知またはレーザードップラー血流計による確認，左右差 ・色調，温度差，痛みやしびれなどの自覚症状の有無と程度 ・ミオグロビン尿（茶褐色尿：虚血に伴い横紋筋融解を併発し，ミオグロビンが尿中に検出される）	明らかな血流途絶所見（血流計による所見がみられない，紫色変化）があればただちに医師に報告し，抜去を検討
出血	・カテーテル挿入部位の出血・皮下出血の有無と程度 ・口腔・鼻腔内，消化管からの出血の有無と程度 ・検査データ（血小板数，Hb，Ht，ACTなど）の確認 ・下肢の屈曲の有無，固定状況など ・血尿，ヘモグロビン尿の有無	刺入部の血餅を除去することで出血を助長するため注意．砂嚢による固定や，アルギン酸などを塗布し，医師に報告
感染	・カテーテル挿入部位局所の感染徴候（発赤，腫脹，疼痛，熱感）の有無検査データ（CRP，WBCなど）の確認．他の各種ラインの挿入部の観察を行う	出血傾向が強い場合，刺入部の消毒は避ける．挿入前の操作が重要．陰部の清潔を保持
血栓・塞栓	・バイタルサイン（意識レベル，循環動態，不整脈の有無，呼吸状態など），瞳孔所見，胸部・腹部X線検査所見 ・末梢循環障害の徴候（四肢冷感，チアノーゼの有無）	バイタルサインの変調，意識レベル低下などみられた場合，ただちに医師に報告

（大槻勝明：ME機器管理下における患者ケアの要点―IABPの患者ケアのポイント．重症集中ケア 6(1)：151, 2007より改変）

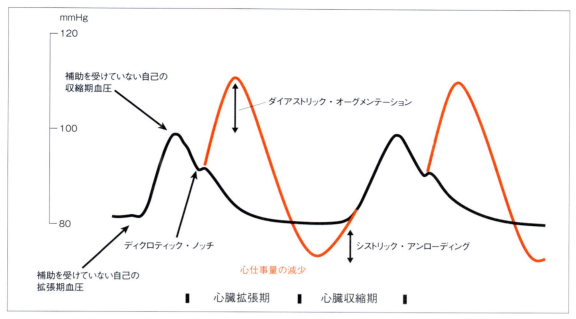

図3 IABPの2つの効果

下肢虚血に注意する．持続的に皮膚血流量を測定するためレーザードップラー血流計などを使用する．
- ACT（活性化凝固時間）を測定し，150〜200秒程度にコントロールする．
- IABP施行中は，抗凝固療法を行っており，バルンの拡張・収縮により血球が破壊されることで，血小板が減少する．また，出血傾向となることで赤血球が減少するため，出血には注意が必要である．
- IABPを必要とする患者は重症である場合が多く，免疫力の低下などもあるため，日々のサーベイランスを行い，異常の早期発見に努める．
- 体位変換や清拭などのケア実施時には，カテーテル挿入側の股関節や膝を30°以上曲げないようにし，バルンカテーテルが正しく機能しているか確認する必要がある．
- ベッド柵を下げてケアを行う場合，ケアの終了後ベッド柵を戻すときにカテーテルを巻き込んで屈曲し，プラトー圧が高くなり高圧アラームが鳴ることがある．そのためベッド柵の上げ下げの際は注意が必要である．

特定行為にあたる範囲とその基礎手順

▶IABPからの離脱を行うときの補助の頻度の調整

- IABP離脱時は，血行動態を確認してアシスト比を調節する．

ケアのポイント

ストレス緩和

- IABPバルンカテーテルを挿入されることで，安静臥床や行動制限を強いられ，さらには集中管理が必要なためにICUやCCUなど特殊な環境下で治療を受けることになる．そのため患者はストレスフルな状態となり，ストレスの緩和が重要となってくる．
- 患者のニーズや生活リズムに合わせた看護介入（睡眠，排泄，食事，清潔，プライバシーの保持など）や家族の面会によってストレス緩和につなげる．家族の面会の配慮と環境調整が重要となる．

日常性に近づける

- 意識が清明な患者に対しては，生活リズムの調整，プライバシーの確保，身体的苦痛の緩和などを行い，できるかぎり日常性に近づける．

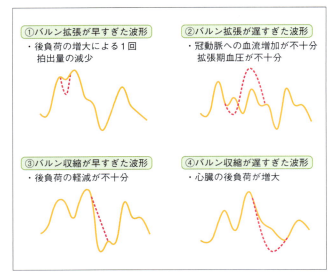

図4 不適切なタイミング

(大槻勝明：エキスパートに学ぶ 補助循環のキホンとトラブルシューティング，p34，総合医学社，2018より改変)

波形を知る

- IABPの2つの効果を動脈圧で見ると，①ダイアストリック・オーグメンテーション(膨らむことによる効果)，②シストリック・アンローディング(しぼむことによる効果)がある．
  - **ダイアストリック・オーグメンテーション**：大動脈の中でバルンが膨らむことにより大動脈の血圧が上昇し，冠動脈への血流が増加する．心臓の拡張期開始時(ディクロティック・ノッチ)に合わせてバルンを膨らませる．
  - **シストリック・アンローディング**：収縮期の直前にバルンがしぼむことにより大動脈内の血圧を低下させる．大動脈内の血圧が低下したところで収縮期がくるため，通常より低い圧で血液を拍出できる．
  - この2つの効果は**図3**のような波形として示される．心電図上ではP波の終わり，またはQ波の前でバルンの収縮を開始し，T波の中間で拡張を開始するのが最適とされている．

- 動脈圧の不適切なタイミングは，①バルン拡張が早すぎる，②バルン拡張が遅すぎる，③バルン収縮が早すぎる，④バルン収縮が遅すぎる，の4つが存在する(**図4**)．適切なタイミングで行わないと十分な効果が得られないため，そのほかの波形も理解し対応していくことが必要である．

IABP離脱の指標

- 血行動態的指標：収縮期圧≧90mmHg，PAWP(肺動脈楔入圧)≦20mmHg，CI(心係数)≧2.0L/分/m^2．
- 臨床的指標：不整脈の消失，心不全の解消，尿量0.5mL/kg/時以上．

IABPのウィーニング

- 患者の自覚症状やバイタルサイン，心電図変化，心拍出量，心不全の徴候などをモニタリングしながら，IABPのアシスト比を1：1→2：1→3：1へと徐々に減少させる．

患者・家族への援助

- 患者が鎮静や挿管のため意識がない場合は，上記に述べた看護介入とともに家族への介入も重要となってくる．

- 患者の危機的状況を目の当たりにした家族は，不安，葛藤，フラストレーションから精神的危機を体験することになる．そのため，医師からの説明の受けとめかたについての確認，家族に寄り添う姿勢，家族への情報提供など，家族のニーズに沿った看護介入を行う．

(村岡　新・三澤吉雄/上澤弘美)

参考文献
1) 大槻勝明：ME機器管理下における患者ケアの要点—IABPの患者ケアのポイント．重症集中ケア6(1)：145-155，2007
2) 佐伯由香：評価技術のエビデンス—循環動態と快適性．ケア技術のエビデンス(深井喜代子監修)，p489-498，へるす出版，2006
3) 北村惣一郎：大動脈内バルーンポンプ法．CCU看護マニュアル(国立循環器病センターCCU看護部編)，p154-163，メディカ出版，2009
4) 副島秀久監修：動画で解説!—IABP・PCPS・CHDF・ペースメーカ アラーム＆トラブル対応．p30-63，日総研出版，2015
5) 上澤弘美：ベッドサイドモニタQ＆A循環編(第7回)IABP．看護技術62(8)：829-831，2016

3 循環器
経皮的心肺補助(PCPS)

目的	● 急激に進行する循環不全や心肺停止状態に対する一時的な生命維持 ● 送血チューブ(送血管,体内では送血カニューレとよばれる),脱血チューブ(脱血管,体内では脱血カニューレ),遠心ポンプ,人工肺の組み合わせで静脈血を酸素化し,動脈に送り込むことで,循環と呼吸を同時に補助(図1)
適応	● 種々の原因の心原性ショック,難治性心不全 ● 心肺蘇生処置時の循環不全 ● 心臓手術後の低心拍出量状態 ● 冠血行再建時の補助 ● 重症の呼吸不全(人工肺としての使用)
種類	● 種々の送血・脱血カニューレキット製品がある. ● 種類としてはPCPS回路内の充填量が少なく,迅速に使用可能なオールインワンタイプ製品や,回路内がヘパリンコーティングされている製品などがある.
挿入経路	● ガイドワイヤーを用いるセルジンガー式穿刺法では,大腿動静脈にそれぞれ経皮的に送血・脱血カニューレを挿入することが一般的である. ● 心肺停止などで動脈拍動を触知しない,あるいは心臓手術時などに導入する場合は,小切開(カットダウン)で血管を露出し,送血・脱血カニューレを挿入することもある.
留置期間	● あくまでも一時的使用である.原因に対する治療を行い,離脱を考慮 ● 離脱が困難であれば,次の治療(補助人工心臓など)を考慮
固定方法	● 送血カニューレ,脱血カニューレとも,体動などで抜けないよう,少なくとも数か所は皮膚としっかり縫合固定する.
予測される合併症	● 穿刺挿入操作による合併症:穿刺部位近傍の動静脈血管損傷による出血,動脈塞栓症,カニューレによる動静脈穿破 ● 長期留置の合併症:溶血,血栓形成,出血傾向,感染,下肢虚血 ● 離脱困難時の合併症:左室後負荷増大による肺水腫,DIC(播種性血管内凝固症候群),多臓器障害

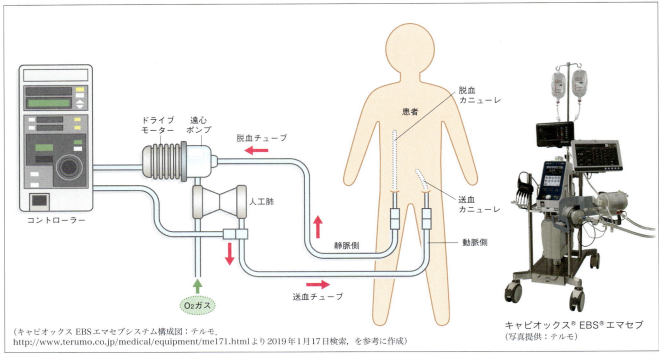

図1 経皮的心肺補助（PCPS）のしくみ

対象疾患の概要

- 種々の原因の心原性ショック，難治性心不全，心肺蘇生処置時の循環不全，心臓手術後の低心拍出量状態，冠血行再建時の補助，重症の呼吸不全（人工肺としての使用）が対象となる．
- 出血性ショック，遷延性の心停止，末期患者などでは適応がない．

マネジメントのポイント

- 経皮的心肺補助（percutaneous cardiopulmonary support；PCPS）は，きわめて重篤な患者に用いる生命維持装置の1つである．
- カニューレの誤抜去，チューブの屈曲，損傷などは，ただちに生命にかかわることがあり，十分な固定，チューブトラブルがないような観察が重要である．
- 体動，体位変換などに伴いカニューレの血管刺入部位から大量の出血が生じることがあるため，注意深く観察する．
- ベッド上の体位変換や不意の体動などでチューブトラブルが生じないように，チューブとPCPS本体の間は余裕をもたせることに加え，装着中の患者は身体を抑制される必要がある．
- 留置には汚染・感染対策を十分に行い，発熱時など感染が疑われる場合は可能な限り早期に抜去する．
- 長期留置では遠心ポンプ内血栓や，人工肺の血漿漏出が出現するため回路交換を必要とする．
- 抜去に際しては外科処置が必要となることが多い．集中治療室内や手術室で小切開（カットダウン）により血管を露出して行う．縫合セットのほかに，血管鉗子，血管テープなども必要になることが多く，必要器材をあらかじめ一式にしておく．
- カテーテルのずれによる穿刺部の出血は，大量になることがあるので注意する．
- 小体格，動脈硬化の強い患者などは，刺入部動脈の血流低下で刺入部末梢の虚血（チアノーゼや壊死）を起こす危険性が高く，厳重な観察が必要である．
- 虚血性障害を併発したと考えられるときは，PCPSの送血側から酸素化された血液を，耐圧チューブを介して，

大腿動脈遠位側にカニュレーションすることで，虚血の進行を防ぐことができる．

処置の介助と看護師の役割

送血・脱血カニューレ刺入部の保護

- PCPSは太いカニューレ(送血カニューレ16〜18Fr，脱血カニューレ22〜24Fr)を挿入するため，刺入部からの感染や出血をきたす危険性が高い．
- 出血の有無が確認できるように，透明なドレッシング材で刺入部を保護し，定期的に観察することで，刺入部の清潔を保つ．出血がある場合は，ガーゼによる保護を行う．
- 刺入部側の下肢が屈曲すると送血・脱血のトラブルの原因となるため，刺入部側の下肢は抑制し，固定用テープなどでカニューレを下肢に確実に固定する．

機器・回路・設定の確認

- 遠心ポンプの回転数，血液流量，酸素濃度，酸素流量を確認する．
- 遠心ポンプの回転数が一定でも，前負荷や後負荷の変化によって流量が変動するため，回転数や血液流量の変化を観察する．
- 酸素濃度と酸素流量はガス交換力の評価指標となるため，酸素濃度，酸素流量と酸素化の変化を観察する．
- 電源コードの接続，回路の屈曲やゆるみ，送血・脱血カニューレを通っている血液の色調，遠心ポンプや人工肺内での血液凝固の有無を確認する．

合併症の予防・早期発見

- 「ケアのポイント」を参照．

特定行為にあたる範囲とその基礎手順

▶PCPS装置の操作および管理

- 医師の指示の下，身体所見(カニューレ挿入部の状態，末梢冷感の有無，尿量など)，収縮期圧，肺動脈楔入圧(PCWP)，心係数(CI)，混合静脈血酸素飽和度(SvO_2)，中心静脈圧(CVP)およびACT (active clotting time；活性化凝固時間)などの血行動態の変化に注意しながら，医師から指示された病状の範囲にあることを確認し，PCPSの操作および管理を行う．

ケアのポイント

循環動態のアセスメント

- PCPS使用中は平均血圧が目標値を維持できているかモニタリングを行う(Note①，Note②)．
- 循環血液量が少ない場合や，カニューレの留置位置が不適切な場合は，目標血流量が確保できず，平均血圧が上昇しないことがある．
- チャタリング現象(微細な振動)を伴う灌流量の低下は，循環血液量が不足していることが予測されるため[1]，輸血や輸液の追加投与を検討する必要がある．
- カニューレの留置位置の確認を，医師とともに定期的に行い，カニューレトラブルを予防する．

酸素化のアセスメント

- PCPSが異常なく稼働している場合は，脱血チューブは暗赤色，送血チューブは鮮血色であるため，血液の色の観察を行う(重要)．
- 人工肺により酸素化された血液と，自己心が駆出する血液が衝突する部位(ミキシングゾーン)の影響から，左上肢は酸素化された血液が多く流れるため，酸素化の評価は右上肢で行う．
- 人工肺にウェットラング(人工肺に水が貯留する)と血漿リークが生じると，酸素化が低下する危険性があるため，人工肺のガス出口部分を観察する．
- ガス出口から水が出てきた場合はウェットラングを疑い，10秒程度ガス流量を10L/分でフラッシュし対処する．

出血性合併症の予防

- PCPS使用患者は血液凝固系に異常をきたしていることがあり，また抗凝固療法を行うことや，体外循環に伴う

Note①
環境整備を行う．ベッドサイドには多くの医療機器が配置されており，これらは患者の生命維持には欠かせないため，電源コードが無停電電源に接続されていることを確認し，誤ってコードが抜けないように環境整備をする．また，医療機器の音や光は患者のストレスとなる危険性があるため，患者が安楽に過ごせるように環境整備を行う．

Note②
体温管理を行う．PCPS使用中は体外循環や鎮静の影響から，低体温に傾きやすい．一方で，感染症を併発すると高体温になる危険性がある．低体温は免疫抑制や血液凝固異常，高体温は酸素消費量の増大を生じるため，体温をモニタリングし，熱交換器などを活用して体温調節を行う．

接触反応により，出血傾向となる．
- PCPS合併症別症例数の約20％は出血であるため[2]，出血予防が重要である．
- 出血の原因としては穿刺手技によるものが多いが，カニューレ挿入部からの出血はPCPS導入中の合併症の中で最も多いとされており[3]，挿入部の観察を行い，挿入部への圧迫や張力が最小限となるように固定する．

カニューレ刺入肢の循環障害のアセスメント
- PCPS装着患者はカニューレによる物理的な虚血により，下肢の末梢循環不全を生じやすい[4]．
- 足背動脈の触知の有無や左右差を確認し，触知困難な場合はドップラー聴診器にて拍動を確認する．

感染予防
- PCPS装着患者は，重症疾患の患者が多く，またPCPS開始時は血液が希釈され，免疫グロブリンが低下することから易感染状態となる．
- 感染によるセカンドアタック（二次侵襲）を予防するため，カテーテル類を清潔に操作し，保清に努め，感染徴候のアセスメントを行う．

血栓塞栓症の予防
- PCPSは体外循環を行うため，回路内や人工肺に血栓が形成されやすい．そのため，ACTをモニタリングし，180～250秒になるように抗凝固薬を調整する[5]．
- PCPS合併症別症例数の約3％が血栓塞栓症であるが，そのうち約70％が脳梗塞を発症している[2]．

- PCPS使用時は鎮静管理を行うことから，意識レベルの評価を行うことが困難な場合が多いため，神経学的所見の観察を行う．

皮膚トラブルの予防
- PCPS使用患者は循環動態が不安定で，多くのカテーテルも挿入されており，積極的な体位変換を行いにくい．そのため背部などの皮膚を観察することが困難であるため，皮膚トラブルを生じる危険性がある．
- 皮膚の脆弱性をアセスメントし，耐圧分散マットの使用や，リフトアップなどの適切な除圧を行う．

（佐藤弘隆・三澤吉雄／佐藤博昭・中村美鈴）

引用文献
1) 笹山幸治：PCPS 極意その10 振動を伴った灌流量の低下は，循環血液量の不足を疑う！ ハートナーシング 29 (1)：50-52, 2016
2) 斎藤俊輔：PCPS 研究会アンケート集計結果 (2013-2015). http://www2.convention.co.jp/pcps/pdf/enquete.pdf より2017年3月9日検索
3) 吉岡大輔：PCPS 研究会アンケート集計結果 (2009-2013). http://www2.convention.co.jp/pcps/pdf/common/enquete24th.pdf#search=%27PCPS+%E3%82%A2%E3%83%B3%E3%82%B1%E3%83%BC%E3%83%88%27 より2017年3月9日検索
4) 笹山幸治：PCPS 極意その7 合併症対策には,末梢循環不全（下肢虚血）の早期発見と対策を行う！ Heart nursing 29 (1)：42-45, 2016
5) 大隅進ほか：PCPS 取り扱い編. ハートナーシング 28 (2)：128-138, 2015

参考文献
1) 山崎瑞季ほか：装着時の看護ポイント. これでバッチリ！基礎から学ぶ IABP・PCPS, 循環器ナーシング 4 (9)：65-71, 2014

memo

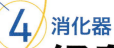

4 消化器
経鼻胃管

目的	●胃の減圧，胃からの排液，胃液の性状の確認，検査のための胃液採取
適応	●腸閉塞，急性胃拡張，上部消化管出血，上部消化管穿孔，開腹手術時，気管挿管時
種類	●単腔型胃管，サンプ型（2腔型）胃管（図1）
挿入経路	●経鼻により胃に留置（図2）
留置期間	●目的が終了するまで，または2週間程度までなど比較的短期間
固定方法	●鼻翼，同側頬部，もしくは鼻下部に固定用テープで固定（図3）
予測される合併症	●誤挿入（気管，気管支，肺，胸腔），穿孔（食道，胃），鼻出血，咽頭痛，副鼻腔炎，誤嚥性肺炎

マネジメントのポイント

▶挿入方法

説明
- 患者に次のような説明をしておく．
  ①悪心の軽減，頻繁な嘔吐を抑制するために留置が必要である．
  ②鼻から咽頭を抜けて食道に入るまでに疼痛を伴うことがある．

手順
- 手順や目的を患者によく説明し，声かけをしながら実施する．
- 臥位もしくは坐位で留置する．
- 挿入時に悪心・嘔吐を伴うことがあるので注意する．
- 挿入時の苦痛軽減のため，胃管あるいは鼻腔に十分に潤滑ゼリーを塗る．
- 挿入時に苦痛が強い場合や，抵抗が強い場合には無理をせずに反対の鼻腔に変更する．
- 胃管が咽頭にいたったら，嚥下運動を繰り返してもらい，それに合わせてゆっくりと進める．
- 悪心や咳嗽が起こる場合には，少し引いて，患者が落ち着いてから再挿入する．
- 食道胃接合部付近で抵抗を感じることがある．無理に進めず，軽く力を加えて待っていると，すっと抜けて通過することがある．
- 正しく胃内に入ると，手を放しても戻ってくることはない．挿入40〜45cm付近で押し戻される場合には，食道胃接合部に引っかかっていることが多い．
- 55cmほど進め，胃内に先端が入っていることを確認する．確認法としては，①胃液が吸引される，②空気を注入し上腹部で気泡音が聞こえる，③腹部単純X線写真で確認する，などがある（図2）．

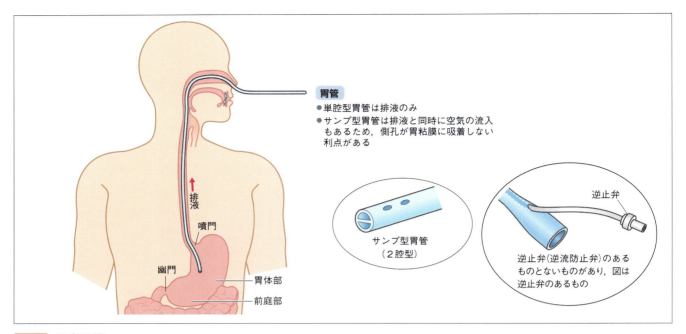

図1 経鼻胃管

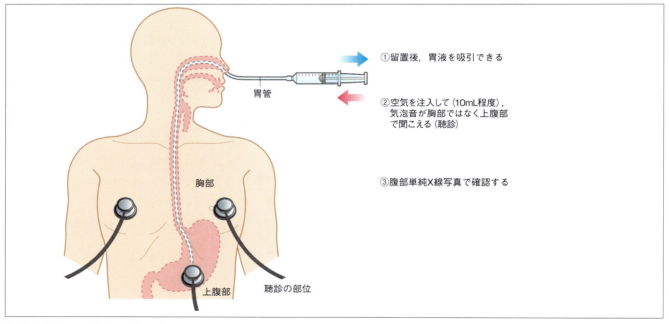

図2 経鼻胃管留置の確認方法

- 鼻翼に固定用テープで胃管を固定する．胃管の圧迫で鼻翼に潰瘍ができることがあるため，固定の向きに注意したり，鼻翼に皮膚保護剤を使用してから固定するなどの配慮が必要である（図3）．

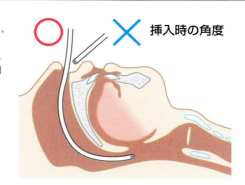

a：経鼻胃管の挿入の方向

- 胃管の先端に潤滑ゼリーを塗布し，挿入しやすくする
- 先端が咽頭に到達したら嚥下をしてもらう（唾液を飲み込むとき喉頭蓋は閉じて食道が開く）

挿入時の角度

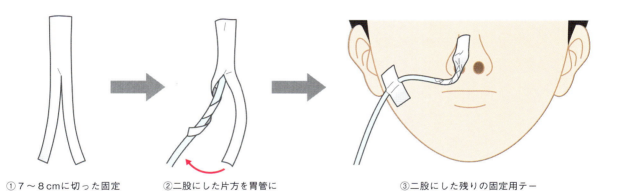

b：経鼻胃管の固定方法

① 7〜8cmに切った固定用テープを二股にする
② 二股にした片方を胃管に巻きつけて固定する
③ 二股にした残りの固定用テープで胃管を鼻翼に固定後，頬部にも固定する

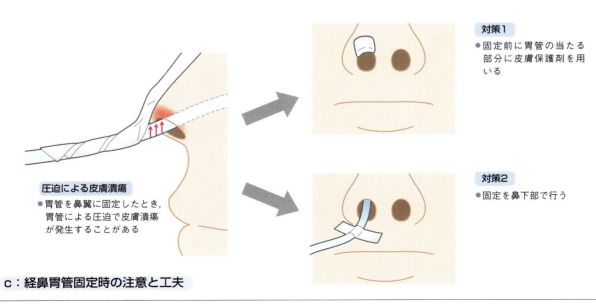

c：経鼻胃管固定時の注意と工夫

圧迫による皮膚潰瘍
- 胃管を鼻翼に固定したとき，胃管による圧迫で皮膚潰瘍が発生することがある

対策1
- 固定前に胃管の当たる部分に皮膚保護剤を用いる

対策2
- 固定を鼻下部で行う

図3 経鼻胃管の挿入と固定方法

処置の介助と看護師の役割

▶ 必要物品

- 胃管，カテーテルチップ(胃管に接続可能なもの，20mL，50mL)，潤滑ゼリー，固定用テープ，膿盆，処置用シーツ，聴診器，接続する排液バッグ，ペーパータオルまたはガーゼ，吸引セット(挿入時の胃食道逆流にすみやかに対応するため)．

▶ 処置介助方法

- 患者(家族)へは十分な説明を行い，同意を得たうえで，処置中は声をかけながら行う(重要)．
- 排液目的で留置する場合，留置時に胃食道逆流による嘔吐を誘発することが多いため処置用シーツなどを準備し，寝衣や寝具が汚染されないようにしておく(重要)．
- 終了後は患者をねぎらう．
- 胃内に正しく留置されたか，固定のしかた，留置した胃管の長さを確認し，排液バッグとの接続などを確認する．
- 誤抜去が起きた際，留置の位置がずれていないか確認できるように，胃管にマーキングしておくとよい．
- 鼻翼・鼻梁部に固定するときは，鼻翼を圧迫しないように注意して行う．

ケアのポイント

挿入前の説明と誤抜去予防

- 胃管挿入・留置の手順・意味(治療などの必要性)について患者(家族)が理解しているか確認し，必要に応じて再度説明する(重要)．
- 挿入の手順や固定方法，留置目的，留置期間の見込みなど，事前に医師に確認し把握しておく．
- 留置時の悪心・嘔吐誘発に注意し，迅速に対応できるように準備しておく(重要)．
- 患者の活動を妨げないように他のライン類と合わせて整理し，また誤抜去されないように配慮する．

皮膚トラブルと感染予防

- 胃管留置中は，毎日，皮膚トラブルの有無を観察し，必要に応じて固定部位をずらす．また，誤抜去が起きた際に，留置の位置がずれていないかの確認ができるように胃管にマーキングしておくとよい．
- 胃管留置中は，口腔内の自浄作用の低下や喀痰困難により，口腔内の清潔が保ちにくい．高齢者や意識障害患者では誤嚥性肺炎を生じやすいため，口腔内の観察を十分に行い，口腔ケアで清潔を保つ．

排液観察のポイント

- 胃液は通常，無色透明である．
- 排液が黄色であれば腸液の逆流を，緑色であれば胆汁の逆流を考える(重要)．
- 暗赤色であれば，古い血液の可能性が高いが，鮮紅色は上部消化管からの出血を考える(重要)．
- 排液の量・性状を経時的に確認する．排液の流出していない場合はミルキングや軽い吸引を加える．体位によって流出に変化がみられたり，内容物によっては閉塞を引き起こすことがある．

*

- 患者との対話を通して(意識がない場合はノンバーバルコミュニケーション)，患者の思いをくみとり，ケアを行う．

(松本志郎・佐田尚宏/橋本幹子)

4 消化器
経管栄養チューブ

目的	● 栄養剤投与
適応	● 経口摂取が困難だが，消化管機能が保たれている状態 ● 嚥下障害，上部消化管のがんによる狭窄
種類	● 経鼻胃管，胃瘻，経胃腸瘻，経皮経食道胃管挿入術（PTEG）など ● 胃瘻は，造設方法によって，経皮内視鏡的胃瘻造設術（PEG）と，開腹術で造設する開腹胃瘻造設術に分けられる．
挿入経路	● 鼻から胃：経鼻胃管（図1） ● 鼻から空腸：先端におもりのついた経鼻経管栄養チューブ（図2） ● 頸部から胃：経食道胃管（PTEG） ● 腹部から胃：胃瘻 ● 腹部から空腸：経胃腸瘻（PEGJ），腸瘻
留置期間	● 経鼻的なチューブは鼻，のどへの苦痛を伴うため，4週間を超えて使用する見込みがある場合には，PTEG，胃瘻（PEG）など鼻以外から挿入する経路を考慮する．
固定方法	経鼻 ● 鼻翼，同側頬部，もしくは鼻下部に固定用テープで固定 PTEG ● 頸部への固定用テープ固定，もしくは縫合固定 胃瘻・腸瘻 ● 腹壁に固定
予測される合併症	経鼻 ● 誤挿入（気管，気管支，肺，胸腔），穿孔（食道，胃），鼻出血，咽頭痛，副鼻腔炎，誤嚥性肺炎 PTEG ● 血管損傷，甲状腺損傷，気管損傷 胃瘻 ● 肝損傷，腸管損傷，出血，腹膜炎

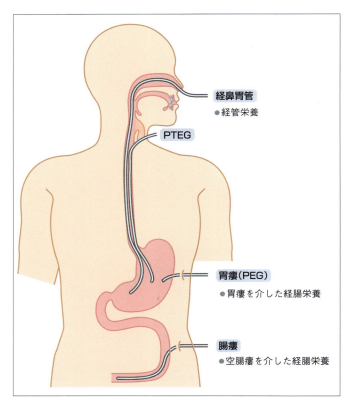

図1　経管栄養チューブの種類

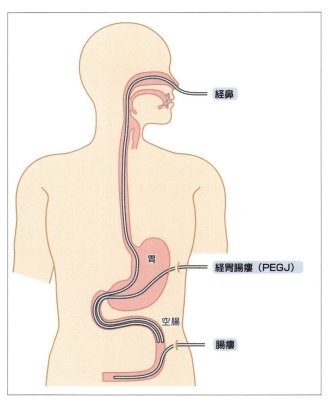

図2　空腸までの挿入経路

対象疾患の概念

- 消化管機能が保たれた，生命予後が4週間以上ある患者が，嚥下障害・摂食障害を有する場合に適応となる．次に示す疾患などが一般的な適応である．
  - 脳血管障害，神経筋疾患などによる嚥下障害・摂食困難
  - 頭頸部外傷，顔面外傷による摂食困難
  - 頭頸部がん，食道がん，胃がんなどによる消化管狭窄
  - 認知症，精神疾患などのため自発的な経口摂取が不能
  - 繰り返す誤嚥性肺炎
- 経鼻経管栄養チューブは鼻，のどへの苦痛を伴うため，4週間を超えて使用する見込みがある場合には，PTEG，胃瘻(PEG)を考慮する．

マネジメントのポイント

▶挿入方法

- 経鼻経管栄養チューブに関しては「経鼻胃管」の項を参照．減圧目的のチューブの誤挿入に比べると，経管栄養目的のチューブの気道への誤挿入は生命にかかわる重大なトラブルにつながる．胃液の吸引や気泡音の聴診による確認だけでは不十分であり，必ずX線透視によりチューブ先端の確認を行う．
- 病態に合わせて，チューブの先端を胃内とするか，上部空腸まで進めるかを検討する．胃内への注入で逆流による誤嚥を起こしてしまう患者では，先端を上部空腸まで進めたほうがよい．
- 上部空腸に進めるには，X線透視下での挿入，あるいは内視鏡補助による挿入が必要である．
- X線透視下で挿入する場合には，先端におもりのついた経鼻経管栄養チューブを選択する．透視で走行を確認しつつ，幽門輪を越えて十二指腸水平脚より深くまでチューブを進める．
- 内視鏡補助で挿入する場合には，先端開口のチューブであれば，ガイドワイヤーを十二指腸水平脚より深く挿入した後，内視鏡を抜去し，X線透視下にチューブをガイドワイヤーに沿って挿入する．先端開口でないチュー

ブの場合は，内視鏡下で先端を牽引するなどの方法がある．
- 先端が胃内にあるときには栄養剤のワンショットでの間欠投与も可能だが，上部空腸まで進めた場合には持続投与(おおむね100mL/時まで)が原則である．
- 経鼻胃管はベッドサイドでの挿入が可能であるが，先端を空腸まで進める場合にはX線透視下での挿入が必要となる．
- PTEGはX線透視と超音波を併用して挿入する．
- 胃瘻は内視鏡下に挿入するPEGと，内視鏡を胃まで挿入できない患者に対して全身麻酔下に行う開腹胃瘻がある．
- 腸瘻造設は通常，全身麻酔下に開腹術として行う．

処置の介助と看護師の役割

▶必要物品
- 経管栄養チューブ，カテーテルチップ(栄養チューブに接続可能なもの，20mL，50mL)，潤滑ゼリー，固定用テープ，膿盆，処置用シーツ，聴診器，吸引セット(挿入時の胃食道逆流にすみやかに対応するため)．

▶処置介助方法
- 患者(家族)に十分な説明を行い，同意を得たうえで，処置中は声をかけながら行う．
- チューブ留置中に嘔吐を誘発するおそれがあるため，処置用シーツなどで病衣や寝具が汚染されないように準備しておく．
- 終了後は患者をねぎらう．
- 胃内に留置されたか，固定のしかた，留置したチューブの長さを確認する．
- 鼻翼・鼻梁部に固定するときは，鼻翼を圧迫しないように固定する．

ケアのポイント
- 経管栄養チューブ挿入・留置の手順・意味(治療などの必要性)について，患者・家族が理解しているか確認し，必要に応じて説明する．

経鼻経管栄養チューブ
- 通常，有菌の腔内への非経皮的挿入カテーテルである．
- 留置期間が長くなるため，固定部位の皮膚トラブルや鼻腔内での潰瘍形成などに，とくに注意が必要となる(重要)．
- 経管栄養剤注入前には，必ず胃液の吸引や気泡音(ゴボゴボという音)の聴取を行い，チューブの先端が胃内にあることを確認する(重要)．固定部位は変わっていなくても挿入部分が浅くなり，先端が喉頭付近にあり誤嚥をまねく可能性がある．
- 輸液ラインなどが確保されている四肢とは反対側の頬に固定することで誤注入を防ぐ(重要)．
- 経管栄養剤の注入中は，胃食道逆流に注意する．咳嗽反射や嚥下反射の出現は胃食道逆流を疑わせる徴候である．
- 経管栄養剤注入後や内服薬注入後は，経管栄養チューブの閉塞を防ぐため20〜30mLの微温湯を注入する．持続注入の場合は，8時間ごとに微温湯を注入する．
- 経管栄養剤注入中や注入後30分〜1時間は，誤嚥や嘔吐防止のため，患者の同意のもとファウラー位や坐位を保つ．
- 注入中，患者は拘束感や行動制限などにより，心理的負担を生じやすい．患者の訴えに耳を傾け，共感的態度で接するように努める．患者との対話を通して(意識がない場合はノンバーバルコミュニケーション)，患者の思いをくみとり，ケアを行う．

胃瘻・腸瘻
- 通常，有菌の腔内への経皮的挿入カテーテルである．
- 経鼻経管栄養チューブによる管理が長期になると予測された場合，胃瘻(PEG)や腸瘻からの栄養に移行することが望ましい．その場合，患者本人の人生にとっての益と害を考慮し，最善の結果を見出せるような意思決定への支援が必要となる．
- 誤抜去を起こした場合，瘻孔が自然に閉鎖してしまうので放置せず，すみやかに再挿入，もしくはネラトンカテーテルなど軟らかいカテーテルを留置しておく(重要)．
- 瘻孔部は毎日観察し，感染の徴候や瘻孔部周囲の皮膚トラブル(胃液の漏出，炎症，潰瘍，不良肉芽，壊死，水疱など)がないかを確認する．
- 瘻孔造設の1週間後からシャワー浴，2週間後から入浴

が可能となる．
- 経腸栄養中は口からの摂食がなくなるため，唾液の分泌不足によって口腔の自浄作用が低下する．そのため，毎日の口腔ケアが必要となる．

（松本志郎・佐田尚宏/橋本幹子）

参考文献
1) 佐藤憲明編：ドレナージ管理&ケアガイド．中山書店，2008
2) 深井喜代子ほか：基礎看護学テキスト―EBN志向の看護実践．南江堂，2006
3) 村松由紀編：手順・留意点・根拠で学ぶ看護実践技術I，第2版．杏林図書，2008
4) 深井喜代子監：ケア技術のエビデンス―実践へのフィードバックで活かす．へるす出版，2006
5) 日本老年医学会編：高齢者ケアの意思決定プロセスに関するガイドライン2012年版―人工的水分・栄養補給の導入を中心として．医学と看護社，2012

4 消化器
PEG（経皮内視鏡的胃瘻造設術）

目的	●栄養投与
適応	●消化吸収機能が保たれているが，経口摂取が困難である（摂食嚥下障害，腫瘍による通過障害など）． ●経管栄養チューブによる栄養管理が4週間を超えることが見込まれる．
種類	●PEGカテーテルはカテーテルシャフトの長さ（チューブ型，ボタン型）および内部ストッパー（バンパー型，バルン型）により分類される（図1）．
挿入経路	●経口的に胃瘻を造設するプル法，プッシュ法 ●腹壁から孔を開けて直接造設するイントロデューサー法
固定方法	●PEGカテーテルにある内部・外部ストッパーで固定（図2，3）
予測される合併症	●出血，皮下膿瘍，腹膜炎，他臓器損傷，胃瘻周囲皮膚炎，胃食道逆流，誤嚥性肺炎，下痢，便秘

マネジメントのポイント

▶造設方法

- 胃瘻造設時に胃壁固定具を使用することにより瘻孔を安定させることができる（図4）．
- 造設は2人の医師で行う（内視鏡操作担当，腹壁穿刺担当）．
- バイタルサインをモニタし，意識状態・呼吸状態に注意しながら，患者に声かけをして行う．
- 造設時に鎮静薬の投与が必要となることがある．
- 内視鏡で胃を膨張させ腹壁と密着させてから，体外からの圧迫，また内視鏡やX線透視を行って穿刺する部位を決定する．
- 穿刺時は局所麻酔を行う．
- 造設手技には，プル法，プッシュ法，イントロデューサー法がある（図5）．
- 造設の手順について，施行する医師とあらかじめ十分に確認しておく．

▶造設後の管理

- 造設当日は造設後早期の合併症が起こり得るため，バイタルサイン，呼吸状態に注意して観察する．
- 造設当日は，PEGカテーテルに減圧用チューブを接続して胃内のドレナージを行う．
- PEGカテーテルの誤抜去に注意する．とくに造設後数日での誤抜去は，瘻孔が不安定であり，腹膜炎の発症が危惧されるため，すみやかに医師に連絡する．
- チューブ型のPEGカテーテルの場合，施行当日は圧迫止血のため外部ストッパーを強く締めているが，翌日に

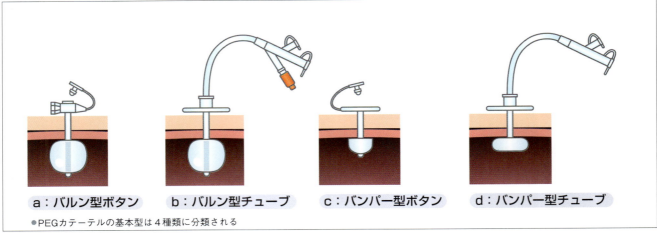

- PEGカテーテルの基本型は4種類に分類される

図1 PEGカテーテルの種類

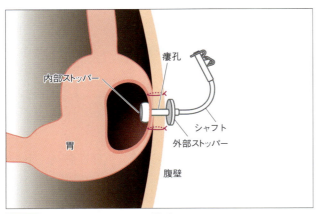

図2 PEGカテーテルの構造

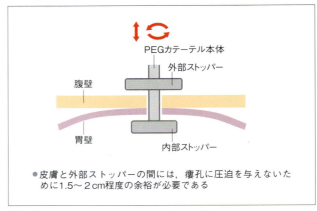

- 皮膚と外部ストッパーの間には，瘻孔に圧迫を与えないために1.5〜2cm程度の余裕が必要である

図3 瘻孔とPEGカテーテルの関係

は適度にゆるませる．
- 症状がなければ翌日から栄養剤を投与できるが(図6)，投与開始時は腹部症状を慎重に観察する．
- 胃食道逆流や蠕動低下により十分な経腸栄養を行えない場合，経胃瘻的空腸瘻(PEG-J)への入れ替えが必要となることがある(図7)．
- 経口摂取・経腸栄養がしばらく行われていなかった患者では，栄養剤の投与速度を遅くして開始する．液体の経腸栄養剤は薄めてはならない．
- 栄養剤の汚染・腐敗がないように投与スケジュールに配慮する．
- 2週間ほどで瘻孔は安定する．在宅へ移行する場合は家族や本人にケアを指導する．

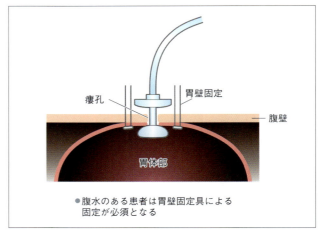

- 腹水のある患者は胃壁固定具による固定が必須となる

図4 胃壁固定具による胃壁の固定

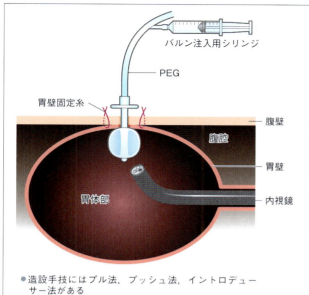

- 造設手技にはプル法，プッシュ法，イントロデューサー法がある
- プル法，プッシュ法はカテーテルを口腔咽頭を通過させて造設する．カバーがついていて，清潔操作が可能なキットもある
- イントロデューサー法は内視鏡下で胃壁固定を行い，腹壁を穿刺してカテーテルを造設する．清潔操作が可能である

図5　PEGの方法

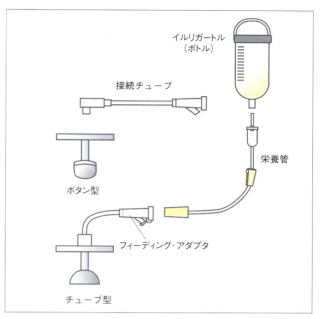

図6　PEGカテーテルの基本形

処置の介助と看護師の役割

▶必要物品

- PEGキット，切開縫合用セット，局所麻酔薬(内視鏡挿入用，穿刺部位用)，鎮痛薬，鎮静薬，処置用シーツ．

▶処置介助方法

処置前のケア

- PEGの目的(治療の必要性)，処置の手順について，患者・家族に平易な言葉で説明を行う．必要に応じて説明を追加し，処置への理解を助ける．
- PEGカテーテルの管理を理解しやすいように，患者・家族にパンフレットなどを用いてオリエンテーションを行う．
- 造設前の内服薬について医師に確認する．とくに血糖降下薬，抗凝固薬，抗血小板薬は注意が必要である．
- 肺炎のリスクを低下させるため，PEG前に口腔ケアを行う．

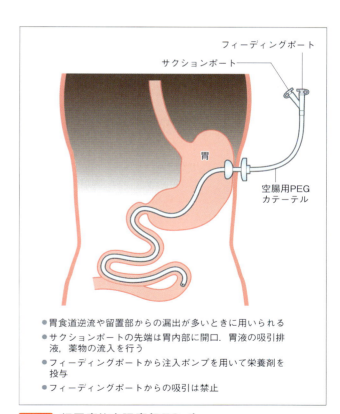

- 胃食道逆流や留置部からの漏出が多いときに用いられる
- サクションポートの先端は胃内部に開口．胃液の吸引排液，薬物の流入を行う
- フィーディングポートから注入ポンプを用いて栄養剤を投与
- フィーディングポートからの吸引は禁止

図7　経胃瘻的空腸瘻(PEG-J)

処置中のケア
- 患者に適宜声かけを行い，不安の軽減に努める．覚醒状態や疼痛の有無を観察する．
- 処置台からの転落がないように留意する．
- 終了後に患者をねぎらうとともに症状の有無を確認する．
- 造設中の経過や使用した薬剤，PEGカテーテルの種類・サイズなどの情報を看護師間で共有する．

処置後のケア
- 病棟看護師は，バイタルサイン，胃瘻造設部の出血，疼痛の有無を観察する．
- 瘻孔部の疼痛の訴えに耳を傾け，指示に基づいて鎮痛薬を投与する．
- 胃内で出血する可能性があるため，胃瘻に排液バッグを接続し，排液の性状や量を観察する．
- 飲水や内服薬の開始，安静度について患者へ説明する．
- 鎮静薬を使用した場合には，使用後の意識状態の変化に注意する．適宜ナースコールを手の届くところへ設置して，患者に伝える．
- PEGカテーテルの固定が皮膚を締めつけすぎていないか確認する(図8)．

特定行為にあたる範囲とその基礎手順

▶PEGカテーテルの交換
- 特定行為研修を修了した看護師は，医師の指示の下，PEGカテーテルを交換することができる．
- バイタルサインが平時と変化がないことを確認する．
- 胃瘻周囲のスキントラブルの有無を確認する．
- PEGカテーテルのシャフトサイズ，カテーテル長あるいは外部ストッパーの位置を判断し，交換するPEGカテーテルを準備する．
- PEGカテーテル交換は，原則的にガイドワイヤーを使用する交換方法が望ましい．
- PEGカテーテル交換後には，胃内に留置されていることを必ず確認する．確認方法として医師が行うX線透視や内視鏡を用いる方法のほか，色素液を注入するスカイブルー法は有用である[1]．
- スカイブルー法は，①胃瘻交換前に100mLのインジゴカルミン水を，交換前の胃瘻から胃内に注入した後に，

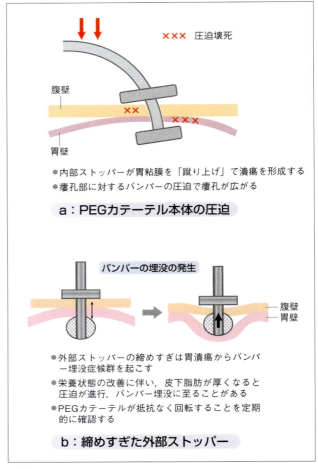

図8 瘻孔部のトラブル

②胃瘻交換を行い，③新しい胃瘻から胃内容を吸引して判定する．10mL以上インジゴカルミン水を回収できれば，胃瘻は胃内に留置できていると判断できる．
- PEGカテーテル交換中は患者の状態変化に十分注意する．
- 帰宅後に患者の変化がみられた場合には連絡するよう家族に説明する．

ケアのポイント

PEGカテーテルと瘻孔の管理
- 瘻孔の形成には通常2〜3週間程度かかる．その間は，原則的にPEGカテーテル交換は不可能である．また，その間に誤抜去すると，腹膜炎などの重篤な合併症を起こす可能性があるため，誤抜去がないように十分な注

意が必要である(重要).
- 瘻孔が安定するまでの約2週間は，瘻孔部からの出血や創感染に注意して観察する．
- 通常，瘻孔部より少量の滲出液がみられる．滲出液を皮膚に付着させたままにすると，発赤やびらん，疼痛などの皮膚トラブルの原因になる．毎日，微温湯で湿らせた綿棒やガーゼを用い，皮膚や瘻孔周囲にたまった汚れを拭き取る．
- 医師の許可があれば，術後1週間程度でシャワー洗浄は可能である．
- PEGカテーテルの外部ストッパーを締めすぎるとバンパー埋没症候群を起こす．1日1回，PEGカテーテルが抵抗なく回転できることを確認する(図8)と異常の早期発見につながる(重要).
- 安定期に誤抜去した場合は，瘻孔が形成されているため，PEGカテーテルやネラトンカテーテルを慎重に挿入し，一時的に瘻孔を確保して医師に連絡する．誤抜去したままにすると瘻孔が閉鎖するため，早急な対応が必要である．在宅の場合には，訪問看護師や家族に誤抜去時の対応について指導しておく必要がある(重要).
- 安定期になっても，挿入部からの栄養剤漏出，挿入部周囲皮膚炎，胃食道逆流，誤嚥性肺炎，下痢，便秘などの合併症が起こることがある．患者・家族の訴えの確認や，瘻孔の観察が必要である．
- PEGカテーテルの閉塞予防のため，栄養剤や薬剤投与後はカテーテルチップを用い十分な量の微温湯を通す．

経腸栄養時のケア
- 胃瘻からの経腸栄養のみで経口摂取をしない場合，口腔内の唾液分泌量が減って自浄作用が低下し，細菌が繁殖しやすくなる．誤嚥性肺炎の予防や経口摂取への意識づけとして，口腔ケアは重要である(重要).
- 胃内容物が食道へ逆流し嘔吐や誤嚥を起こすことがある．栄養剤注入前には上半身を起こして(30°または90°の挙上)注入する．
- 水分量が少ない場合や栄養剤の注入方法が変わった場合に便秘になることがある．消化管機能が低下している場合，下痢をすることがある．排便状況や注入速度に注意をする必要がある．

交換時のケア
- PEGカテーテルを交換することについて，患者・家族に説明する．
- 造設後早期にPEGカテーテルを交換する必要がある場合や造設時にカテーテル挿入角度が不適切であった場合などに腹腔内誤挿入を起こす可能性がある．
- 誤挿入に気づかずに栄養剤を注入すると腹膜炎を起こすため，カテーテル交換後，初めて栄養投与を行う際に気分不快や腹痛がないか注意するように患者・家族に説明する(重要).

(倉科憲太郎・佐田尚宏/岡田理恵)

引用文献
1) Suzuki Y et al：The sky blue method as a screening test to detect misplacement of percutaneous endoscopic gastrostomy tube at exchange. Internal Medicine 48(24)：2077-2081, 2009

CHAPTER 2 系統別ドレーン・チューブ管理

4 消化器
イレウスチューブ

目的	●消化管の減圧による腸閉塞の解消
適応	●イレウス（腸閉塞）
種類	●イレウスチューブ（経鼻用，経肛門用）
挿入経路	●経鼻挿入（図1，写真1） ●直腸，左側結腸に大腸がんなどで狭窄がある場合には経肛門的に狭窄部の口側，結腸まで挿入（図2）
留置期間	●イレウスが解消するまで ●1週間を超えて解消しない場合には手術を検討
固定方法	経鼻 ●鼻翼，同側頬部，もしくは鼻下部に固定用テープで固定（図3） 経肛門 ●狭窄部の口側でバルンを膨らませて固定
予測される合併症	経鼻 ●誤挿入（気管，気管支，肺，胸腔），穿孔（食道，胃，小腸），鼻出血，咽頭痛，副鼻腔炎，誤嚥性肺炎 経肛門 ●結腸穿孔，出血，肛門違和感

対象疾患の概要

- 血流障害を伴わない単純性イレウスがイレウスチューブのよい適応である．血流障害を伴う絞扼性イレウスの場合には，手術を行う必要がある．
- イレウスが起こると，腸管内圧の上昇に伴う腸管浮腫が生じ，これによりさらに腸管閉塞が強まるという悪循環に陥る．イレウスチューブにより腸管の減圧を行うことで，イレウスの解消をはかる．
- CT検査等で左側結腸（横行結腸脾彎曲寄り，下行結腸，S状結腸，直腸）の腫瘍性閉塞を認める場合には，緊急手術か大腸ステント，あるいは経肛門的イレウスチューブの適応となる．

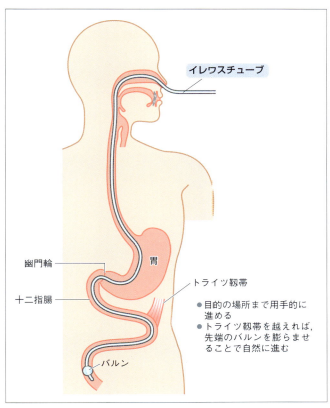

図1 イレウスチューブの挿入(経鼻的)

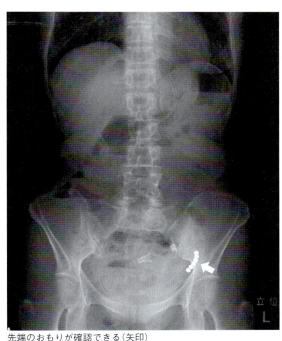

写真1 腹部単純X線撮影でイレウスチューブを確認

先端のおもりが確認できる(矢印)

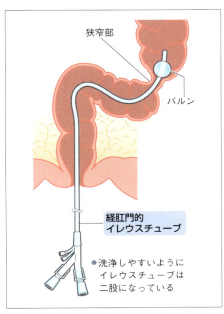

図2 イレウスチューブの挿入(経肛門的)

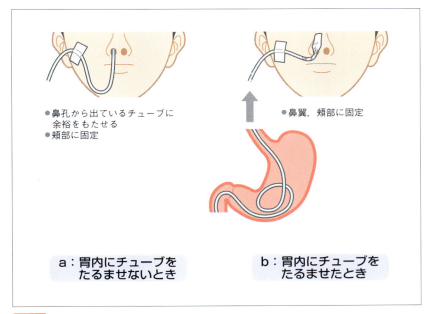

図3 イレウスチューブの固定法(経鼻的)

マネジメントのポイント

▶挿入方法

経鼻挿入

- 必ずX線透視下で行う(写真1)．仰臥位あるいはやや頭を挙上して挿入する．鼻から胃までの挿入は「経鼻胃管」の項を参照．胃内に入ったら，X線透視下で確認しつつ，幽門輪を通過させて十二指腸に導く．左前斜位にするなど体位変換を行うことで幽門輪の通過が容易となる．患者によっては通過に難渋することもある．内視鏡を併用し，幽門輪を通過させる方法もある．
- 十二指腸に達したら，体位変換，腹部圧迫，ガイドワイヤーとチューブ本体の出し入れなどを行いながら，トライツ靱帯を越えて，できるだけ深部まで挿入する．小腸のひだに引っかかり進みにくい場合などは，イレウスチューブの種類によっては先端のバルンを空気で膨らませることで挿入が容易になる．
- 狭窄部まで到達する，あるいはそれ以上進めることができない位置まで進めたら，バルンを滅菌蒸留水で膨らませて留置する．
- バルンが腸の蠕動に乗ることでイレウスチューブは自然と奥に進んでいくため，進むのを邪魔しないように胃内でチューブのたるみをつくる．あるいは鼻翼に固定しないでたるみをつくり，頬固定のみとする(図3)．
- イレウスチューブの種類には，バルンが1つのものや2つのもの，先端に内視鏡で把持するウイングのついたもの，先端を曲げることのできるバルンのついているものなどがある．製品ごとにその特徴があるため，添付文書を確認することが必要である．

経肛門挿入

- 大腸内視鏡を用いて狭窄部を越えてガイドワイヤーを留置し，その後チューブを狭窄部より口側まで挿入する．バルンを滅菌蒸留水で膨らませて固定する．

▶挿入後の管理

経鼻的イレウスチューブ

- 間欠的吸引を行う場合と，排液バッグなどをつけて自然流出に任せる方法がある．
- 腹部単純X線撮影を定期的に行い，チューブ先端の位置や腸管拡張の程度を評価する．
- 血性排液は絞扼性イレウスの可能性があるため，漫然と放置しない．
- 挿入がうまくいっても，減圧不良による腸管破裂の可能性があることを意識する．
- 1週間経ってもイレウスが解消しない場合には，手術が考慮される．
- 排便・排ガスがあった場合にはイレウスが解消したと考え，イレウスチューブから造影剤を注入し，通過を確認した後に抜去が検討される．

経肛門的イレウスチューブ

- 肛門からチューブが出ている状態になり，違和感が強いことに配慮する．
- 狭窄部口側を連日2000mL程度の微温湯で洗浄する．
- 便が硬い場合などは減圧不良になりやすいことに注意する．
- 長期留置は腸管穿孔のリスクが高まるため，早期の手術を検討する．
- 腫瘍性閉塞が対象となることが多いため，挿入後は基本的に準緊急手術が必要となり，経肛門的イレウスチューブだけで治癒することはほとんどない．

処置の介助と看護師の役割

▶必要物品

- イレウスチューブセット，バルン拡張用シリンジ(20mL)，カテーテルチップ(50mL)，滅菌蒸留水20mL，潤滑ゼリー，アミドトリゾ酸ナトリウムメグルミン(ガストログラフイン®)，固定用テープ，膿盆，処置用シーツ，排液バッグ．

▶処置介助方法

- 患者に十分な説明をし，不安の軽減に努め，声かけを行う．
- 経鼻的に挿入する場合，操作中に嘔吐を誘発することが多いため，処置用シーツなどで衣服や寝具が汚染されないように保護し，対処の準備をする．
- 処置終了後はねぎらうとともに，固定・留置したチューブの長さの確認，排液バッグ接続などの確認を行う．

体位・固定方法
- X線透視下，内視鏡下により臥位または側臥位にて行う．
- 鼻翼・頬・衣類などに固定するが，鼻翼を圧迫しないようにゆとりをもって固定する．

処置前のケア
- 苦痛を伴う処置であり，イレウスチューブ挿入の手順や治療の必要性を，患者が理解しているか確認し，必要に応じて説明を行う．
- 経鼻的イレウスチューブの場合，感染予防のために口腔内の清潔をはかる必要がある．
- 挿入時には衣類を汚す可能性があり，検査着などへ更衣することもある．

処置中のケア
- 胃内にたるませているかどうかの違いによる固定を確実に行う．固定により皮膚傷害を生じることがあり，固定前に皮膚保護剤を使用するなどの対応を行う．
- 固定用テープは1日1回貼り替えを行うが，皮膚の状態に合わせて適宜実施する．
- ほかのルートやライン類と合わせて整理し，患者の活動を妨げず，誤抜去がないように配慮する(重要)．
- 異常がないか，排液量(過多・過少)や性状(血性など)を継時的に観察する(重要)．
- 排液の方法(自然または機器による間欠的持続吸引)に応じてルートのセッティングを行う．
- イレウスチューブ挿入中は，腹部症状，腹痛，悪心・嘔吐，口渇，乏尿，全身倦怠感，脱力感などの観察と，X線透視画像の確認を行う．
- とくに排液量が多い場合，イン・アウトバランスや電解質バランスに注意し，補整の必要性について医師と相談する．

ケアのポイント

日常生活のケア
- 歩行できる患者の場合，チューブの衣服への固定位置の調整と，排液バッグが挿入部より下位になるセットを行う．間欠的持続吸引で機器を使用する場合は，台車を使用するなど歩行ができるようにセットする．
- シャワー浴を行う場合，排液バッグなどとの接続をはずし，患者が管理しやすいようにチューブを小さくまとめる．シャワー浴後は固定用テープを貼り替え，接続部を十分に乾燥させた後，排液バッグを接続する．
- 経肛門的イレウスチューブの場合，便臭が強くなるため，換気や消臭対策を行う．また，周囲から排液が見えないように排液バッグにカバーを装着することもある．

精神面への配慮
- イレウスチューブによる違和感，絶食による空腹感，チューブ管理の負担感，腸閉塞に関する経過への不安など精神的な負担が大きい．必要な治療および処置が継続できるように，情報の提供や思いの傾聴など支持的な対応が必要である．
- 経鼻的イレウスチューブの場合，1週間程度で改善がなければ外科的な治療に移行することがある．また，経肛門的イレウスチューブの場合，数日以内に準緊急的に狭窄部の解除を目的に手術を行うことがある．そのため，患者および家族の精神面に配慮したかかわりをする．

(松本志郎・佐田尚宏／上條朝陽)

4 消化器
胆道ドレナージ

目的	● 閉塞性黄疸（結石，悪性腫瘍など）時の減黄，胆道手術時の縫合・吻合部の減圧
適応	● 閉塞性黄疸をきたす疾患，胆道系術後
種類	内視鏡的手技 ● 内視鏡的経鼻胆道ドレナージ（ENBD：endoscopic naso-biliary drainage） ● 内視鏡的経鼻胆囊ドレナージ（ENGBD：endoscopic naso-gallbladder drainage） ● 内視鏡的逆行性胆道ドレナージ（ERBD：endoscopic retrograde biliary drainage） 経皮経肝的手技 ● 経皮経肝的胆管ドレナージ（PTCD：percutaneous transhepatic cholangio-drainage） ● 経皮経肝的胆道ドレナージ（PTBD：percutaneous transhepatic biliary drainage） ● 経皮経肝的胆囊ドレナージ（PTGBD：percutaneous transhepatic gallbladder drainage） ● 経皮経肝的胆囊吸引（PTGBA：percutaneous transhepatic gallbladder aspiration） 外科的手技 ● 逆行性経肝的胆道ドレナージ（RTBD：retrograde transhepatic biliary drainage） ● Tチューブドレナージ ● Cチューブドレナージ
挿入経路	● 内視鏡的に留置する方法，経皮経肝的に留置する方法，手術により留置する方法に大別
固定方法	● 留置する経路により異なる
予想される合併症	内視鏡的手技 ● 胆管損傷，十二指腸損傷，急性膵炎 経皮経肝的手技・外科的手技 ● 胆汁性腹膜炎，腹腔内出血，気胸

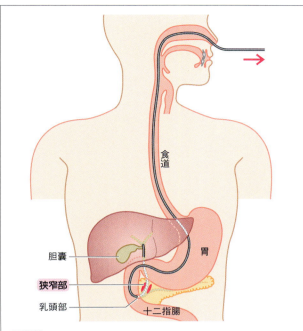

図1 ENBD（内視鏡的経鼻胆道ドレナージ）

ENBD
- 目的：閉塞性黄疸の解除（減黄），胆管内ドレナージ
- 閉塞を解除したうえで，胆汁の性状，排液の確認が可能
- 胆汁細胞診などの検査を反復して行える
- ドレナージチューブはプラスチック製の6〜7 Fr程度の太さのものが一般的
- 胆管〜十二指腸〜胃〜食道を介して胆汁をドレナージする
- ドレナージチューブは鼻翼・鼻梁に固定して排液バッグへ接続する

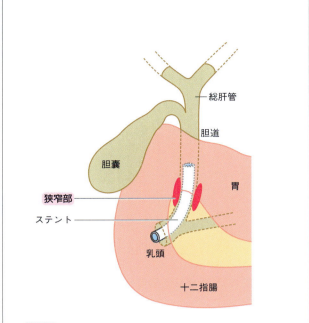

図2 ERBD（内視鏡的逆行性胆道ドレナージ）

ERBD
- 目的：短チューブ（ステント）を胆管内に置き，胆汁を腸内に流出させる
- プラスチック製ステントは数か月で閉塞することが多く，入れ替えが必要である
- 金属製ステントは入れ替えがむずかしいため，再閉塞，狭窄時は内側にさらにステントを留置する
- 腸内に胆汁が流れるので鼻先のチューブの違和感はない

マネジメントのポイント

▶挿入方法

内視鏡的手技
- 内視鏡的逆行性膵管胆管造影（ERCP）に引き続いて行われる．
- 腹臥位で行われる処置で患者の苦痛も多いため，鎮静薬を用いることが多い．
- ENBD，ENGBD：長いドレナージチューブの先端を胆管内または胆嚢内に挿入後（図1），体外のドレナージチューブを鼻翼・鼻梁に固定し，胆汁を外瘻する．
- ERBD：胆管内に短チューブ（ステント）を留置し（図2），胆汁を腸内に流出させる方法．ステントはプラスチック製，金属製など種類があり，状況によって選択する．

経皮経肝的手技
- 局所麻酔下に，超音波ガイドで穿刺，X線透視も利用してドレナージチューブを留置する（図3，4）．
- 乳頭下部から臍下まで上腹部を広範囲に消毒し，清潔操作で行う．
- 超音波装置のプローブ（探触子）は穿刺用のものを使用する．
- ドレナージチューブを留置しない場合（穿刺のみ）もあり，このときは超音波ガイド下でのみ行うこともある（PTGBA）．
- 一時的に呼吸を止めてもらうなど，患者の協力を必要とする．
- 穿刺用の針，留置するドレナージチューブ，ガイドワイヤーなどは種類があるため，患者の状態，施行医の指示を確認して準備する．

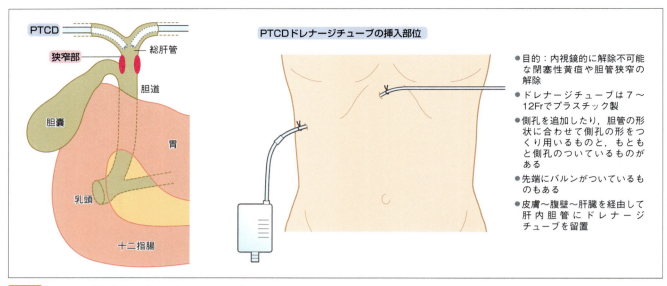

図3 PTCD（経皮経肝的胆管ドレナージ）

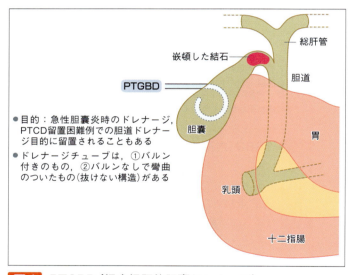

図4 PTGBD（経皮経肝的胆嚢ドレナージ）

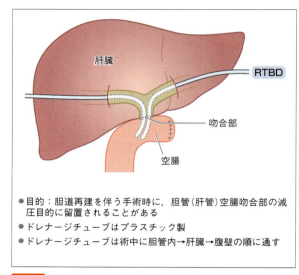

図5 RTBD（逆行性経肝的胆道ドレナージ）

外科的手技
- 手術中に胆道の減圧目的に留置する．
- 胆道再建時には，吻合部の減圧目的にRTBDドレナージチューブを留置する（図5）．
- 総胆管切開時には，総胆管にTチューブ（図6），または経胆嚢管的にCチューブ（図7）を留置し，減圧する．

▶挿入後の管理

- 留置後は，安静が必要になることが多い（特にPTCD）．ストレッチャーなどで移送する．
- ENBD，ENGBD：鼻翼・鼻梁に固定し，誤抜去に注意する．排液はボトルやバッグに行うため，排液の性状・量を記録する．
- ERBD：定期的に腹部単純X線撮影を行い，ドレナージチューブの逸脱に注意する．

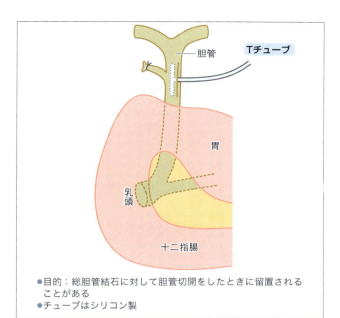

図6　Tチューブ

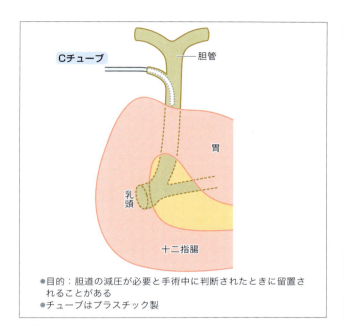

図7　Cチューブ

- PTCD（PTBD，PTGBD）：挿入されたドレナージチューブは，左側は距離の問題で，右側は呼吸性変動の影響で，誤抜去（逸脱）する可能性がある．挿入部の観察，排液の性状・量を経時的に観察する．
- いずれの方法でもドレナージ法の変更，ドレナージチューブの交換などが行われることがあり，内視鏡的手技と経皮経肝的手技が前後して，同じ患者に施行されることもあるため，患者状態の把握（黄疸の程度・原因，閉塞部位）が重要である．
- ドレナージが一時的か半永久的（状況的に抜去困難）かの把握も重要である．

▶抜去時期

- ドレナージが必要となった原因により異なる．
- 胆石症・総胆管結石症に伴うドレナージは，原因結石がないことを造影検査などで確認して，抜去する．
- 悪性腫瘍による閉塞性黄疸のためのドレナージは，原疾患の切除手術時に抜去，または非切除例では胆汁を十二指腸に流す内瘻化が行われる．
- 手術時に留置されたRTBDチューブ，Tチューブ，Cチューブは，通常，術後数週以上経過してから，抜去を検討する．

処置の介助と看護師の役割

▶必要物品

内視鏡的手技
- 一般的な上部消化管内視鏡検査時と同じ準備が必要である．

経皮経肝的手技
- 穿刺針，局所麻酔薬，留置ドレナージチューブ，ガイドワイヤー，ドレナージチューブに側孔を開ける器械，超音波検査装置，穿刺用探触子（プローブ），探触子につけるアダプタ（穿刺針の固定に必要），排液バッグ，膿盆，ウログラフイン®などの造影剤，11番メス（尖刃），固定用の糸，シリンジ20mL/10mL各種，湯を沸かしたやかん（蒸気でカテーテルの形状を調整する），三方活栓，小児用延長チューブ，培養・細胞診提出用スピッツ．

▶処置介助方法

内視鏡的手技
- 一般の上部消化管内視鏡とは異なる手技が必要になる．ガイドワイヤーやドレナージチューブの操作をイメージし，処置が行いやすいように患者の体位を確保し，物品

を準備しておく．
- 苦痛を伴うことの多い処置のため，処置中の患者の体動に注意し，痛みが耐えられなくなる前に訴えることができるようなコミュニケーションの方法を処置前に患者に伝えておく．

経皮経肝的手技
- 清潔操作で行われる．各種物品がすみやかに出せるように準備する．
- 処置前の患者の全身状態を十分に把握しておく．黄疸が長く続いていた患者では，とくに肝機能の低下や出血傾向がないか確認する．
- 鎮痛薬・鎮静薬の前投与の有無を確認し，指示に基づき実施する．患者が耐えられない苦痛を感じる前に訴えることができる合図を決めておき，事前に患者に説明しておく．

固定方法
- **内視鏡的経鼻手技**：鼻翼・鼻梁に固定用テープで固定する．
- **経皮経肝的手技**：皮膚に縫合糸で固定する．

ケアのポイント

内視鏡的手技
- 内視鏡的手技の後は，膵炎や胆嚢炎を起こす危険性があり，腹痛の出現，炎症所見などの血液データの推移に注意する（重要）．

経皮経肝的手技
- 胆汁性腹膜炎，腹腔内出血，気胸などを起こす危険性があり，処理直後のバイタルサインの変化や，患者の苦悶感，呼吸困難，意識レベルの変化などに注意して観察する（重要）．
- PTCDでは通常，排液は術直後には血液が混入するが，徐々に黄褐色へと変化していくことを念頭に排液の量・性状（色調，粘稠性，胆砂の有無など）を経時的に観察し，減黄の経過や出血の有無など血液検査データの推移と合わせて把握する．
- 排液量が低下したドレーンでは内腔の閉塞が起こりやすいため，適宜，ミルキングを行う．
- PTCD，PTGBDでは，まれにドレナージチューブが腹腔内に逸脱することがあるため，症状や腹部X線検査などで異常が起こっていないか確認するように心がける．
- RTBD/PTCDでは，ドレナージチューブの閉塞により胆道内圧が上昇すると，容易に高熱（39℃台）がみられるため，ドレーンからの排液量は注意して観察する．
- ENBDでは，活動の拡大，食事摂取とともにドレナージチューブが脱落（先端がファーター乳頭から抜ける）する可能性があるため，排液状況の変化と食事摂取状況の変化を合わせて観察する必要がある．

（小泉　大・佐田尚宏／村上礼子）

memo

4 消化器
胃切除術後ドレナージ
―幽門側胃切除術

目的	● 後出血，縫合不全，膵液漏に対する情報ドレン ● 術後腹腔内に貯留する血液や滲出液を体外に排出 ● 縫合不全や膵液漏が生じた場合は治療用ドレーンとして使用
適応	● 出血傾向があり，後出血の可能性がある患者 ● 吻合部に緊張がかかるか，組織が脆弱で縫合不全の発生が懸念される患者 ● リンパ節郭清後のリンパ漏や膵液漏の発生が予測される患者 ● 上記のいずれにも該当しないが，術後の情報ドレーンとして留置 ● 結果として，当科では胃切除手術のほぼ全例に留置
種類と挿入経路	● 閉鎖式ドレーンをウィンスロー孔に留置する．シラスコン®デュープルドレーンまたはプリーツドレーン®などを用いる（図1，2）． ● 膵上縁に留置する場合，ドレナージできる範囲が広いため閉鎖式19Fr J-VAC®ドレナージシステムあるいは6.5mmのマルチチャネル™ドレナージカテーテルを使用することが多いが，陰圧による術後出血を考慮し，持続低圧吸引は行わない．
留置期間	● 特別な問題がなければ数日〜5日以内に閉鎖式のまま抜去
固定方法	● 腹腔鏡手術でも原則開腹術と同様に留置する． ● ドレーンは挿入部から"遊び"をつくり縫合固定する．遊びの長さは10mm以下とする． ● さらに挿入部から離れたところに固定用テープで固定する．
予想される合併症	● 逆行性感染：開放式では逆行性の細菌感染の発生率が高い． ● 硬い材質のドレーンでは先端部が強く当たることで腹腔内の組織（吻合部，血管など）を損傷する可能性があり，留置部位と取り扱いに留意 ● まれに刺入部からの出血があり，これを腹腔内出血と誤認しないよう注意が必要

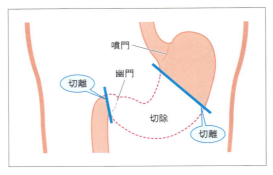

図1 幽門側胃切除術

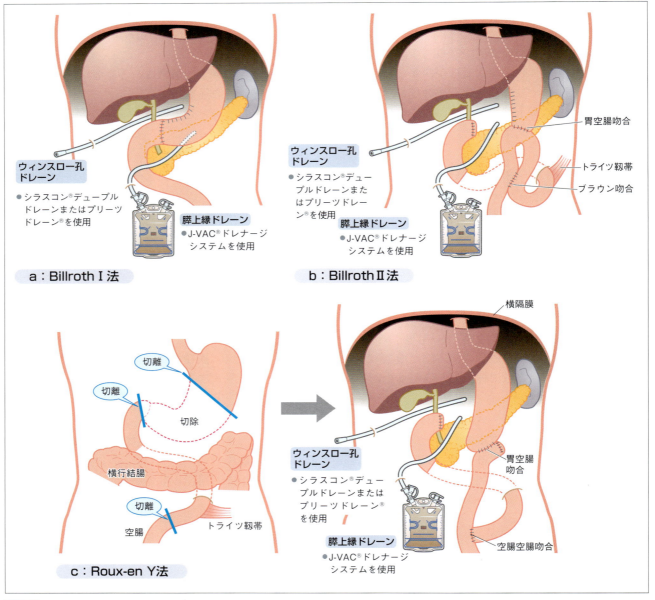

図2 再建方法とドレーンの留置位置

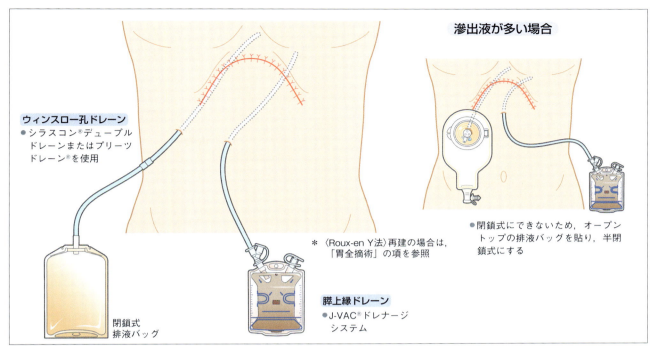

図3 ドレーンの挿入部位

マネジメントのポイント

- 幽門側胃切除術（図1）の再建方法は，ビルロート（Billroth）Ⅰ法，Ⅱ法あるいはルー・ワイ（Roux-en Y）法で行われることが多い（図2）．

▶排液の性状

- 手術直後のドレーン排液は通常，血性または淡血性である．徐々に薄い淡血性から漿液性になり，排液量も減少していく．
- 漿液性の排液は通常フィブリン塊のほかには，ほとんど混濁を示さない．

▶ドレーンの抜去

- 抜去は愛護的に行い，ドレーンが抜けにくいときにはドレーンの側孔や先端に大網や凝血塊などが付着している可能性があり無理して抜かない．抵抗が続くときはX線透視下での抜去が望ましい．
- 滲出液が多い場合は感染予防，衛生的配慮から縫合閉鎖する．
- 長期間にわたる留置が必要な場合は，ネラトンカテーテルなどに入れ替え，徐々に細いものにしていく．この場合は，オープントップの排液バッグを装着して半閉鎖式とするのが望ましい（図3）．
- 縫合不全のおそれがあるときは，術後X線透視下で確認し，経口摂取開始後に抜去する．

特定行為にあたる範囲とその基礎手順

▶腹腔ドレーンの抜去

- 患者ごとに医師が記載した手順書（図4）を用いて排液の性状と量，挿入部の異常などが医師から指示された範囲内であることを確認する[1]．
- 排液は淡血性〜漿液性であることを確認する．
- 皮膚に絹糸などで固定されている場合は，鑷子と抜糸剪刀を用いて抜糸する．その際，軽い痛みが伴う可能性があることを患者に伝える．

- ドレーン抜去時は，挿入角度を保ちながらゆっくりと抜去する．
- 抜去部は，縫合，結紮閉鎖または閉塞性ドレッシング材の貼付を行う．
- 処置の前・中・後は，患者の反応(図4の「特定行為を行うときに確認すべき事項」)には十分に留意する(特定行為およびその手順書についてはChapter 1の「6　特定行為研修―本書に関連する特定行為と求められる能力」参照)．

ケアのポイントと看護師の役割

- ドレーン挿入部の痛みがある場合は原因を明らかにし対処する．縫合糸による牽引痛であれば，医師と相談し固定方法や位置を変える．
- ドレーン挿入部の発赤が強いときは，挿入部皮膚の感染や，膵液漏，腹腔から排液された膿などによる二次感染などが考えられるため，原因に応じた対処が必要となる．
- ドレーンによる生活動作(行動)の制限や拘束感に対する訴えに耳を傾け，患者の安全・安楽・生活環境を維持できるようかかわる．看護師が考えている以上に，患者は「つなげられている」という感覚をもっている．そのため，患者との対話を通して(意識がない場合はノンバーバルコミュニケーション)，患者の思いをくみとり，ケアを行う．
- 認知症患者や不穏などで自己抜去のおそれがあるときは，目的の達したドレーンはなるべく早期に抜去する．また，誤って抜かれることがないような配慮が必要となる．

誤抜去(脱落)・迷入の予防(図5)

- ドレーンの固定は確実に行い，固定不備による誤抜去(脱落)がないように注意する．
- 固定用の縫合糸が引っ張られていないか(引っ張られると疼痛の原因となる)，固定用テープがはがれていないかを確認する(**重要**)．
- ドレーン挿入部や固定用の縫合糸周囲に感染が生じていないか確認する．感染が疑われる場合(糸の周囲の皮膚発赤)には，縫合糸を早期に除去する．
- ドレーンの短切(カット)後は縫合糸の"遊び"を利用し，滅菌安全ピンにて迷入を防止する．

ドレーンの屈曲・閉塞の予防

- 閉鎖式ドレーンの場合は，ドレーンの屈曲やねじれによる閉塞に注意する．

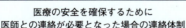

図4　腹腔ドレーン抜去の手順書の例

(全日本病院協会：厚生労働省平成27年度看護職員確保対策特別事業「特定行為に係る手順書例集作成事業」特定行為に係る手順書例集，p35，2016より一部改変)

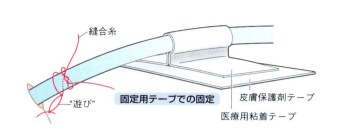

a：固定と"遊び"　　　　b：短切後，安全ピンで固定

●固定用糸をはずしてドレーンを浅くしたり，短く切ったあとは，固定糸の"遊び"を利用して滅菌安全ピンで固定する

図5 ドレーンの固定方法

- 排液が急にみられなくなった場合は，フィブリン塊や凝血塊によるドレーン内腔の閉塞や屈曲を疑う．ドレーン内腔を細いチューブで吸引してフィブリン塊を除去したり，ドレーンが屈曲しないよう固定し直す(重要)．

感染・皮膚トラブルの予防

- 排液バッグからの逆行性感染の危険を避けるため，ドレーン挿入部位より高い位置にバッグは置かない．
- 膵上縁ドレーン挿入部周囲の皮膚に排液による皮膚トラブルがないか観察する．排液によって汚染されたガーゼが長時間付着することがないように，こまめな観察が必要である．

排液の量と性状の観察

- 情報ドレナージが治療ドレナージになることもあるため，とくに術後出血，リンパ液など滲出液の観察を注意して行う．
- 術後経過とともに正常な回復過程をたどれば，排液は淡血性から漿液性へと変化する．
- 急激な排液量の増加がみられたり血性が濃くなったりした場合は，術後出血を疑い，すみやかに医師に報告する．
- 排液の混濁や悪臭は縫合不全の徴候の可能性があるため，医師に報告する．

※腹腔鏡補助下幽門側胃切除術(LADG)のドレーン管理は，基本的にはここに述べた開腹術と同様である．

（齋藤　心・佐田尚宏/中村美鈴）

引用文献
1) 厚生労働省：特定行為とは
　https://www.mhlw.go.jp/stf/seisakunitsuite/bunya/0000050325.html より 2018 年 10 月 10 日検索

参考文献
1) 永井秀雄ほか：術後のドレーン感染症─予防と治療の実際. 臨床外科 51(4)：457-463, 1996
2) 笹子三津留編：胃癌. 新 癌の外科─手術手技シリーズ 3, p142-147, メジカルビュー社, 2002
3) 荒井邦佳編：胃外科の要点と盲点, 第 2 版. p336-339, 文光堂, 2009

4 消化器
胃切除術後ドレナージ
―胃全摘術

目的	●後出血，縫合不全，膵液漏に対する情報ドレーン ●縫合不全や膵液漏が生じた場合は，治療用ドレーンとして使用
適応	●原則として胃全摘術(図1)の全例に留置
種類と 挿入経路	●閉鎖式ドレーンをウィンスロー孔(または肝下面)および左横隔膜下に留置．シラスコン®デュープルドレーンまたはプリーツドレーン®などを使用(図2, 3) ●膵上縁に留置する場合，ドレナージできる範囲が広いため閉鎖式19Fr J-VAC®ドレナージシステムあるいは6.5mmのマルチチャネル™ドレナージカテーテルを使用することが多いが，陰圧による術後出血を考慮し，持続低圧吸引は行わない． ①ウィンスロー孔ドレーン：後出血，十二指腸断端，食道空腸吻合部，胆嚢摘出していれば肝床部および胆嚢管断端からの胆汁漏のドレナージおよび情報ドレーン ②左横隔膜下ドレーン：後出血，食道空腸吻合部，膵液漏のドレナージおよび情報ドレーン ③膵上縁ドレーン：後出血，膵液漏，膵上縁のリンパ漏のドレナージおよび情報ドレーン
固定方法	●ドレーンは挿入部から"遊び"をつくり縫合固定する．遊びの長さは10mm以下とする． ●さらに挿入部から離れたところに固定用テープで固定
予想される 合併症	●逆行性感染：開放式では逆行性の細菌感染の発生率が高い．閉鎖式でも5日を超える長期間の留置ではドレーンに細菌が付着しているものと考えて，管内排液が逆流しないように注意して抜去 ●硬い材質のドレーンでは先端部が強く当たることで腹腔内の組織(吻合部，血管など)を損傷する可能性があり，愛護的に取り扱うことが必要 ●ドレーン挿入部からの出血がまれにあり，これを腹腔内出血と誤認しないように注意が必要

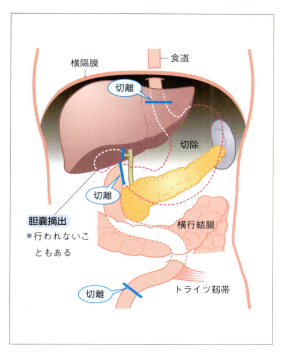

図1 胃全摘術

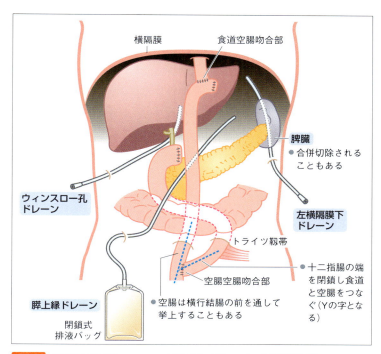

図2 再建方法(Roux-en Y法)とドレーンの留置位置

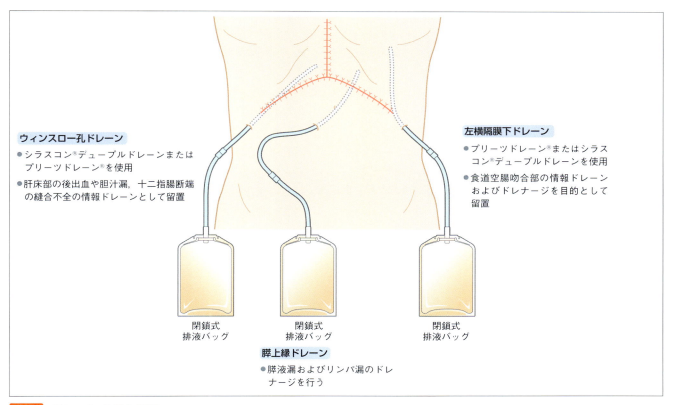

図3 ドレーンの挿入部位

マネジメントのポイント

▶排液の性状

- 手術直後のドレーン排液は通常血性または淡血性である．徐々に薄い淡血性から漿液性になり，排液量も減少していく．
- 漿液性の排液は通常フィブリン塊のほかには，ほとんど混濁を示さない．

▶ドレーンの抜去

- 後出血，縫合不全，膵液漏などの情報を得る目的で留置されるが，縫合不全を生じた際のドレナージとしての意義があるので，経口摂取開始後，排液の性状や臨床症状の変化（発熱，白血球増多など）のないことを確認して抜去する．
- 縫合不全が疑われる場合は造影剤を経口投与してX線透視下で確認する．あるいはドレーンより逆行性に造影検査を行って確認する．
- 抜去は愛護的に行い，ドレーンが抜けにくいときはドレーンの側孔や先端に，大網，フィブリン，凝血塊などが付着している可能性があり，無理をして抜かない．抵抗が続くときはX線透視下での抜去が望ましい．滲出液が多い場合は縫合閉鎖する．
- 長期間にわたる留置が必要な場合は，ネラトンカテーテルなどに入れ替え，徐々に細いものにしていく．この場合は開放式となるので，滲出液が多いときはオープントップの排液バッグを装着して逆行性感染や周囲皮膚のびらんを防ぐ．

特定行為にあたる範囲とその基礎手順

▶腹腔ドレーンの抜去

- 患者ごとに医師が記載した手順書（図4）を用いて排液の性状と量，挿入部の異常などが医師から指示された範囲内であることを確認する[1]．
- 排液は淡血性～漿液性であることを確認する．
- 皮膚に絹糸などで固定されている場合は，鑷子と抜糸剪刀を用いて抜糸する．その際，軽い痛みが伴う可能性があることを患者に伝える．
- ドレーン抜去時は，挿入角度を保ちながらゆっくりと抜去する．
- 抜去部は，縫合，結紮閉鎖または閉塞性ドレッシング材の貼付を行う．
- 処置の前・中・後は，患者の反応（図4の「特定行為を行うときに確認すべき事項」）には十分に留意する（特定行為およびその手順書についてはChapter 1の「6 特定行為研修―本書に関連する特定行為と求められる能力」参照）．

ケアのポイントと看護師の役割

- ドレーン挿入部の痛みがある場合は原因を明らかにし対処する．糸による牽引痛であれば，固定方法や位置を変える．
- ドレーン挿入部の発赤が強いときは，挿入部皮膚の感染や，膵液漏，腹腔から排液された膿などによる二次感染などが考えられるため，原因に応じた対処が必要となる．
- 左横隔膜下ドレーンは，先端が横隔膜を刺激し疼痛を誘発することがある．また，疼痛により浅い呼吸になったり，左肩に痛みが放散することもある．横隔膜下膿瘍による疼痛が否定されれば，不要なドレーンは早期に抜去する．
- 継続して留置が必要なときは，ドレーンの先端をわずかに浅くし位置をずらすと疼痛は軽減する．
- ドレーンによる生活動作（行動）の制限や拘束感に対する訴えに耳を傾け，患者の安全・安楽・生活環境を維持できるようかかわる．看護師が考えている以上に，患者は「つなげられている」という感覚をもっている．そのため，患者との対話を通して（意識がない場合はノンバーバルコミュニケーション），患者の思いをくみとり，ケアを行う．
- 誤抜去がないように患者への説明を行い，治療への理解を促すとともに目的を達したドレーンはなるべく早期に抜去する．

誤抜去（脱落）・迷入の予防

- ドレーンの固定は確実に行い，固定不備による誤抜去（脱落）がないように注意する．
- 固定用の縫合糸が引っ張られていないか，固定用テープがはがれていないかなどを確認する．
- ドレーン挿入部や固定用の縫合糸周囲に感染が生じていないか確認する．感染が疑われる場合には，縫合糸

は早期に除去する．
- ドレーンの短切（カット）後は縫合糸の"遊び"を利用し，滅菌安全ピンにて迷入を防止する．
- 縫合不全を生じた症例では，ドレーンは治療用ドレーンとしてきわめて重要になるため，誤抜去のないように固定を再確認する．

屈曲・閉塞の予防
- 閉鎖式ドレーンは，屈曲やねじれによる閉塞に注意する．
- 急に排液がみられなくなった場合は，フィブリン塊や凝血塊によるドレーン内腔の閉塞やドレーンの屈曲を疑う．ドレーン内腔を細いチューブで吸引してフィブリン塊を除去したり，ドレーンが屈曲しないよう固定し直す．

感染・皮膚トラブルの予防
- ドレーンの閉塞や屈曲があると，挿入部からの排液もれが多くなり皮膚トラブルをまねきやすい．
- 排液バッグからの逆行性感染の危険を避けるため，ドレーン挿入部位より高い位置にバッグは置かない．
- 膵上縁ドレーン挿入部周囲の皮膚に排液による皮膚トラブルがないか観察する．

排液の量と性状の観察
- 情報ドレナージが治療ドレナージになることもあるため，とくに術後出血，リンパ液など滲出液の観察を注意して行う．
- 通常，経過とともに排液は淡血性から漿液性へと変化する．
- 急激な排液量の増加がみられたり（100〜150mL/時），血性が濃くなった場合は術後出血を疑い，すみやかに医師に報告する．
- 排液の混濁や悪臭は縫合不全の徴候の可能性があるため，医師に報告する．
- 排液の性状に留意が必要であり，膿性，白濁・黄濁，浮遊物が多いときは，医師に報告する．このような場合は，排液を細菌培養に提出する．
- 感染の場合は，臭気も特有であるため留意して観察する．
- 膵上縁ドレーンからの排液が膿汁様で，甘酸っぱい臭気を伴う場合は膵液漏を疑い，すみやかに医師に報告する．排液中のアミラーゼ濃度が数万単位の場合には，膵液漏として対処する（重要）．
- 膵液漏があると，赤ワイン色から感染が加わって粘稠な灰色となり膿汁様となる（重要）．
- 膵液漏を滲出液の性状で判断することは難しいため，膵

 図4 腹腔ドレーン抜去の手順書の例

（全日本病院協会：厚生労働省平成27年度看護職員確保対策特別事業「特定行為に係る手順書例集作成事業」特定行為に係る手順書例集，p35, 2016より一部改変）

液のアミラーゼ値を測定し，術後4日目以降でも数万単位以上であれば，膵液漏と判断して対処する．
- ウィンスロー孔ドレーンから漿液性より濃い黄色の排液がみられた場合は胆汁漏を疑う．多くは自然閉鎖が期待できるため，確実な排液のドレナージに努める（重要）．

（齋藤　心・佐田尚宏/中村美鈴）

引用文献
1) 厚生労働省：特定行為とは
https://www.mhlw.go.jp/stf/seisakunitsuite/bunya/0000050325.html より2018年10月10日検索

参考文献
1) 永井秀雄ほか：術後のドレーン感染症─予防と治療の実際．臨床外科 51(4)：457-463, 1996
2) 笹子三津留編：胃癌．新 癌の外科─手術手技シリーズ 3, p142-147, メジカルビュー社, 2002
3) 荒井邦佳編：胃外科の要点と盲点．第2版, p336-339, 文光堂, 2009
4) 窪田敬一編：最新ナースのための全科ドレーン管理マニュアル．照林社, 2005

memo

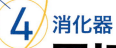

消化器
胃切除術後ドレナージ
―噴門側切除術

目的	● 後出血，縫合不全，膵液漏に対する情報ドレーン ● 縫合不全や膵液漏が生じた場合は，治療用ドレーンとして使用
適応	● 原則として噴門側胃切除術後（図1）の全例に留置
種類と挿入経路	● ドレナージの方式には閉鎖式と開放式がある．閉鎖式は排液量が測定でき，逆行性感染や皮膚のびらんの可能性が低い． ● 閉鎖式ドレーンをウィンスロー孔（または肝下面）および左横隔膜下に留置．シラスコン®デュープルドレーンまたはプリーツドレーン®などを使用 ● 膵上縁に留置する場合，ドレナージできる範囲が広いため閉鎖式19Fr J-VAC®ドレナージシステムあるいは6.5mmのマルチチャネル™ドレナージカテーテルを使用することが多い（図2, 3）が，陰圧による術後出血を考慮し，持続低圧吸引は行わない． ①ウィンスロー孔ドレーン：後出血，食道空腸吻合部，残胃空腸吻合部，胆嚢摘出していれば肝床部および胆嚢管断端からの胆汁漏のドレナージおよび情報ドレーン ②左横隔膜下ドレーン：後出血，食道空腸吻合部，膵液漏のドレナージおよび情報ドレーン ③膵上縁ドレーン：後出血，膵液漏，膵上縁のリンパ漏のドレナージおよび情報ドレーン
固定方法	● ドレーンは挿入部から"遊び"をつくり縫合固定する．遊びの長さは10mm以下とする． ● さらに挿入部から離れたところに固定用テープで固定
予測される合併症	● 逆行性感染：開放式では逆行性の細菌感染の発生率が高い．閉鎖式でも5日を超える長期間の留置ではドレーンに細菌が付着しているものと考えて，管内排液の逆流に注意して抜去 ● 硬い材質のドレーンでは先端部が強く当たることで腹腔内の組織（吻合部，血管など）を損傷する可能性があり，愛護的に取り扱うことが必要 ● ドレーン挿入部からの出血がまれにあり，これを腹腔内出血と誤認しないよう注意が必要

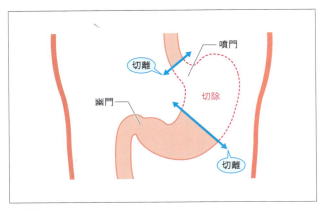

図1 噴門側胃切除術

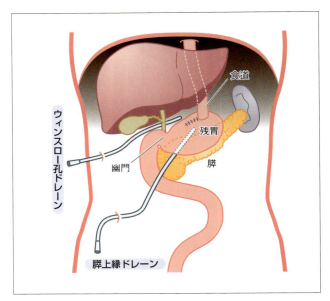

図2 食道残胃吻合

- 当科で行っている方法について記述する.
- 胃が十分残る場合は食道残胃吻合を行っている(図2). 残胃が小さい場合, ダブルトラクト法で再建している(図3).

マネジメントのポイント

▶排液の性状

- 手術直後のドレーン排液は通常血性または淡血性である. 徐々に薄い淡血性から漿液性になり, 排液量も減少していく.
- 漿液性の排液は通常フィブリン塊のほかには, ほとんど混濁しない.

▶ドレーンの抜去

- 後出血, 縫合不全, 膵液漏などの情報を得る目的で留置されるが, 縫合不全を生じた際のドレナージとしての意義があるため, 経口摂取開始後, 排液の性状や臨床症状の変化(発熱, 白血球増多など)のないことを確認して抜去する.
- 縫合不全が疑われる場合は, 造影剤を経口投与してX線透視下で確認する. あるいはドレーンより逆行性に造影検査を行い確認する.
- 抜去は愛護的に行い, ドレーンが抜けにくいときにはドレーンの側孔や先端に大網や凝血塊などが付着している可能性があり, 無理して抜かない. 抵抗が続くときはX線透視下での抜去が望ましい. 滲出液が多い場合は縫合閉鎖する.

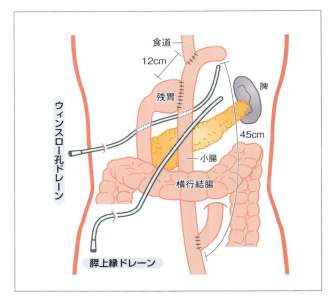

図3 ダブルトラクト法による再建

- 抜去部の創は通常数日以内に自然閉鎖する. 滲出液が多い場合は縫合閉鎖する.
- 長期間にわたる留置が必要な場合は, ネラトンカテーテルなどに入れ替え, 徐々に細いものにしていく. この場合は開放式となるため, 滲出液が多いときはオープントップの排液バッグを装着して逆行性感染や周囲皮膚のびらんを防ぐ.

処置の介助と看護師の役割

- 噴門側胃切除術後は消化液の逆流が出現しやすいため，逆流症状として心窩部不快感などを訴えることが多い．それに加えドレーンにより行動が制限される不快感や拘束感があり，術後ストレスにつながる．そのため，患者との対話（意識がない場合はノンバーバルコミュニケーション）を通して訴えを把握し，安楽に過ごせるよう努める．
- 術前に十分なオリエンテーションを行い，ドレーンが挿入された状態をイメージしてもらうことも必要である．
- ドレーン固定による疼痛の原因としては，固定縫合糸による牽引痛，固定用テープや排液による挿入部の皮膚炎・感染，腹腔から排出された膿による二次感染などが考えられる．適切な固定やガーゼ交換，スキンケアなど，原因に応じた対処により苦痛を和らげる必要がある．
- 誤抜去の危険性が高い患者（認知症，不穏，術後せん妄）の場合には，目的を達したドレーンはできるだけ早期に抜去することが望ましい．その判断ができるように十分な情報提供を医師に行う．

ケアのポイント

誤抜去，迷入の予防

- ドレーンの牽引や体動・移乗時，腹圧上昇などが抜去の原因になることがある．ケアの際に看護師も注意する必要がある（重要）．
- 固定縫合糸のゆるみや固定用テープのはがれがないか，ドレーンや縫合糸が牽引され疼痛が生じていないかなどを確認し，固定不良による誤抜去や苦痛がないように注意する．
- ドレーンの挿入部付近を観察し，挿入部や縫合糸周囲に感染がないか確認する．皮膚の発赤など感染が疑われる場合には，縫合糸は早期に除去する．
- ドレーンの短切（カット）後は，縫合糸の"遊び"を利用して滅菌安全ピンで固定し迷入を防ぐ方法がある．

ドレーンの屈曲や閉塞の予防

- ドレーンの屈曲やねじれにより閉塞が起こるため，閉鎖式ドレーンではとくに注意が必要となる（Note①）．
- 膿，フィブリン，凝血塊などが原因のドレーン内腔の閉塞が疑われる場合には，吸引による除去が有効である．
- ドレーンの固定は，衣類による締めつけや固定の向きなどに注意し，容易にドレーンが屈曲しないように行う．
- ドレーン挿入部からの漏出が多い場合は，まずは閉塞や屈曲がないかを観察し，問題がなければ挿入部のドレーンの角度をガーゼなどで調整して様子をみる．

感染，皮膚トラブルの予防

- 逆行性感染を避けるため，ドレーン挿入部より高い位置に排液バッグを置かない（重要）．
- 膵上縁ドレーン挿入部周囲の皮膚について，排液による皮膚トラブルがないか，こまめに観察する．排液によって汚染されたガーゼが長時間皮膚に付着しないようにする（Note②）．

排液の量，性状の観察

- 胃切除術後のドレナージの多くは，情報ドレナージが治療的ドレナージになる．そのため，術後出血，リンパ液など滲出液の観察は注意して行う（Note③）．
- 正常な回復過程であれば，排液は淡血性，漿液性に変化する．腹腔内に漏出した膵液が血液と反応すると赤ワイン色となるため，排液が赤ワイン色に変化した場合は膵液漏が考えられる．膵液が十分にドレナージされないと臓器の融解による発熱や縫合不全を生じることがあるため，早急な報告と対応が必要となる．
- 急激な排液量増加や血性の排液がみられる場合は術後出血が疑われ，排液量の著しい減少やもれがみられる場合には閉塞が疑われる．このような異常があった際は早急に医師へ報告し対応する．看護師が異常や徴候に気づき早期の対応につなげるためには，観察時に前日や直前の状態との比較をすることが必要である．

（齋藤　心・佐田尚宏／佐々木彩加）

Note①
ドレーンのねじれや強い力でのミルキングは，ドレーン破損の原因となり，ドレナージ不良につながるので注意する．

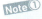

Note②
液もれが多い場合，フィルムドレッシング材での被覆でははがれやすく，ガーゼのほうが適している．観察時には，交差感染しないように清潔動作をしっかり行う．

Note③
排液に異常がみられた際は医師の指示で排液を検査に出すことがあるため，自己判断で廃棄しないようにする．

参考文献

1) 永井秀雄ほか：術後のドレーン感染症―予防と治療の実際．臨床外科 51(4)：457-463, 1996
2) 笹子三津留編：胃癌．新 癌の外科―手術手技シリーズ 3, p142-147, メジカルビュー社, 2002
3) 荒井邦佳編：胃外科の要点と盲点, 第 2 版. p336-339, 文光堂, 2009
4) 野村 尚ほか：上川法（観音開き法）．手術 71(8)：1175-1180, 2017
5) 滝口伸浩ほか：ダブルトラクト法．手術 71(8)：1191-1197, 2017
6) 茂内陽子ほか：病棟ナースが知っておくべきベッドサイドにおける感染対策の基礎．消化器外科 NURSING 18(7)：645-662, 2013
7) 深川剛生ほか：胃全摘（十脾摘）術のドレーン．消化器外科 NURSING 21(6)：541, 2016

4 消化器
食道切除・再建術後ドレナージ

目的	● 後出血，縫合不全，リンパ漏に対する情報ドレーン ● 胸腔内の空気を除き，胸腔内を陰圧に保持 ● 胸腔内に貯留する血液，リンパ液，滲出液を排出 ● 縫合不全が生じた場合は，治療用ドレーンとして使用
適応	● 開胸操作後は全例に留置 ● 腹腔内に情報ドレーンおよび左横隔膜下への液体貯留への対応として留置 ● 頸部操作部に縫合不全の情報ドレーンとリンパ液や滲出液の排出を目的として留置
種類と挿入経路 (図1, 2, 3, 4)	**胸腔ドレーン** ● 脱気用として前方に20Fr程度の胸腔ドレーンを先端が肺尖部付近に位置するように留置．脱血用（血液，滲出液を排出する目的）として，後方に24〜28Frのドレーンを胸腔背側ほぼ中央（仰臥位で最も低くなる位置）に留置．持続吸引器に接続し，$-10cmH_2O$程度の圧で持続吸引 **腹腔ドレーン** ● 閉鎖式ドレーンを左横隔膜下に留置．シラスコン®デュープルドレーンまたはプリーツドレーン®などを使用 **頸部ドレーン** ● 低圧持続吸引式のブレイク®シリコンドレインなどを使用．ドレーンの先端は吻合部付近に留置し，頸部郭清を行った場合は左右に留置
固定方法 (図5)	**胸腔ドレーン** ● 長めの絹糸を用いて縫合固定し，この糸をドレーンに縛りつけておき，ドレーン抜去時の縫合用に使用（ドレーン抜去時に皮膚を縫合し直す予定であれば，通常の縫合固定でもよい） **腹腔ドレーン** ● ドレーンは挿入部から"遊び"をつくり縫合固定 ● さらに挿入部から離れたところに固定用テープで固定 **頸部ドレーン** ● 先端が吻合部に当たらないように注意し，挿入部の皮膚に縫合固定
予測される合併症	● 胸腔ドレーン挿入部に隙間があると，胸腔内に空気が吸引される．十分にドレナージされないと挿入部周囲に皮下気腫が形成 ● 逆行性感染：開放式では逆行性の細菌感染の発生率が高くなるため，原則的に閉鎖式ドレーンを使用

- 胸部食道がんに対する食道亜全摘術(図1)後に当科で通常行われている方法について記述する．
- 再建は原則，頸部食道胃管吻合または胸腔内食道胃管吻合を行っている(図2)．

マネジメントのポイント

▶ドレーンの留置位置・挿入部位・固定方法

- 図3, 4, 5に示す．

▶ドレーンの抜去

胸腔ドレーン

- 脱気用の前方ドレーン：エアリーク(肺からの空気のもれ)がないことが確認されれば数日で抜去する．
- 脱血用の後方ドレーン：胸腔内吻合の症例では術後3～5日ごろから飲水を開始した後，縫合不全の徴候がないことを確認し，排液量100mL/日以下程度を目安に抜去する．縫合不全や乳び瘻などがあると長期留置が必要となるが，ドレナージが不十分な場合はいったん抜去した後に，より適切な位置に留置し直すことも考慮する．

腹腔ドレーン

- 主に洗浄液の排出と後出血の情報を得る目的で留置されるため，特別な問題がなければ2～3日で閉鎖式のまま抜去する．
- ドレーンからの排液量50～100mL/日を目安に抜去する．

頸部ドレーン

- 頸部リンパ節郭清後に排液を目的として留置したものは，排液量50mL/日以下程度を目安に早期に抜去する．
- 吻合部付近に留置された場合は，縫合不全がないことを確認後に抜去する．
- 縫合不全を認めた場合でも，前頸部からのドレナージが良好であれば，ドレーンの抜去を考慮する．

▶排液の性状と観察のポイント

- 手術直後のドレーン排液は通常血性または淡血性であり，徐々に薄い淡血性から漿液性になり，排液量も減少する．
- 胸腔ドレーンからの濃い血性排液が毎時100mL以上で2～3時間持続する場合は再開胸が必要となる．
- 脱気用胸腔ドレーンは，肺からのエアリークがあるうちは持続吸引器に気泡が吸引されるが，エアリークがなくなれば消失する．
- 正しく胸腔内に留置されていることは，吸引器の水面が呼吸性に上下することで確認できる．ドレーン先端が胸腔内組織に埋もれる，内腔が凝血塊やフィブリン塊で閉塞する，皮膚への挿入部で屈曲するなどの場合も呼吸性変動が消失するため参考になる．
- 縫合不全が生じるとドレーン排液は混濁し，臭気を伴う．

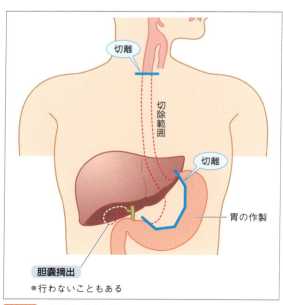

図1　食道亜全摘術

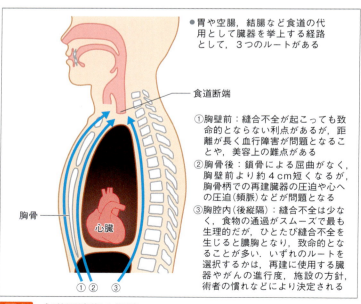

図2　食道再建術の経路

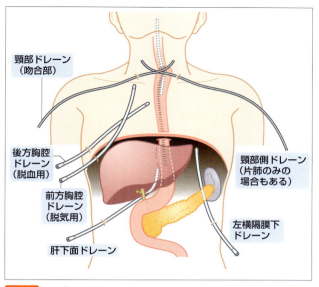

図3 再建方法とドレーンの留置位置

- 頸部吻合部の縫合不全では，創部を一部開けた十分なドレナージを必要とすることが多い．
- 胸腔内吻合部の縫合不全では膿胸となって重篤な状態に陥る．この場合，ドレナージ目的に留置された胸腔ドレーンがきわめて重要となる．緻密な全身管理が必要となり，治癒までに長期間を要する．

特定行為にあたる範囲とその基礎手順

▶胸腔ドレーンの抜去

- 医師の指示の下，手順書により，身体所見(呼吸状態，エアリークの有無，排液の性状や量，挿入部の状態など)および検査結果(レントゲン所見など)など，が医師から指示された病状の範囲にあることを確認し，手術後の出

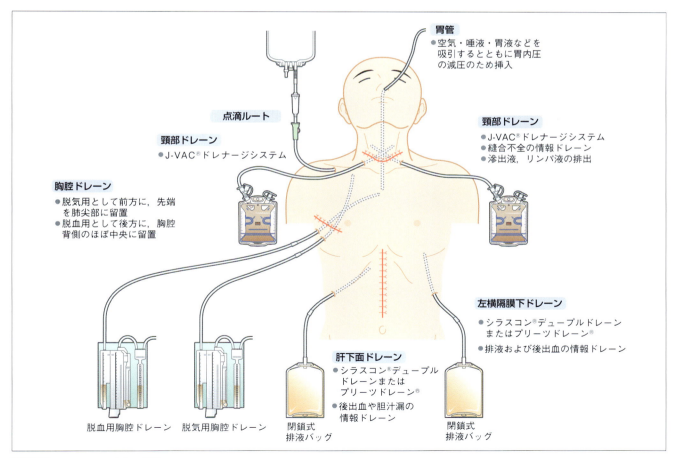

図4 ドレーンの挿入部位

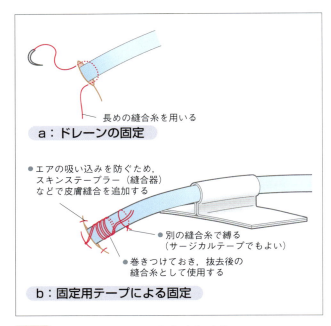

図5 胸腔ドレーンの固定方法（一例）

血等の確認や液体等の貯留を予防するために挿入されている状況または患者の病態が長期にわたって管理され安定している状況において、胸腔内に挿入・留置されているドレーンを、患者の呼吸を誘導しながら抜去する[1]。

- 抜去部は、縫合または結紮閉鎖する。縫合糸で固定されている場合は抜糸を行う。

胸腔ドレーン抜去の手順

- 患者ごとに医師が記載した手順書（図6）を用いて排液の性状と量、挿入部の異常などが医師から指示された範囲内であることを確認する[1]。
- 排液は淡血性〜漿液性であることを確認する。
- 皮膚に絹糸などで固定されている場合は、鑷子と抜糸剪刀を用いて抜糸する。その際、軽い痛みが伴う可能性があることを患者に伝える。
- ドレーン抜去時は、挿入角度を保ちながらゆっくりと抜去する。
- ドレーン技法は以下の手順で行う。
  ①抜去について患者に説明する。
  ②吸引圧がかかっている場合はそれを停止（水封管理）し、ドレーンをクランプする。
  ③患者に呼吸を一時的に止めてもらい、一気に抜去する。
  ④ドレーン挿入部の創を縫合針と糸を用いてすばやく結紮する。

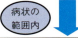

図6 胸腔ドレーン抜去の手順書の例

（全日本病院協会：厚生労働省平成27年度看護職員確保対策特別事業「特定行為に係る手順書例集作成事業」特定行為に係る手順書例集, p34, 2016より一部改変）

⑤抜去後に胸部X線検査を行い、肺が十分に膨らんでいること、気胸・胸水がないことを確認する。

- 処置の前・中・後は、患者の反応（図6の「特定行為を

行うときに確認すべき事項」）には，十分に留意する（特定行為およびその手順書についてはChapter 1の「6 特定行為研修―本書に関連する特定行為と求められる能力」参照）．

ケアのポイントと看護師の役割

胸腔ドレーン

- 食道術後のドレーン挿入の多くは，情報ドレーンと予防的ドレーンである．異常の有無を知るためにも，注意深く排液を観察する．
- 正常な回復過程をたどっている場合，手術直後のドレーン排液は，通常，血性または淡血性であり，徐々に薄い淡血性から漿液性になり，排液量も減少していく．
- 胸腔ドレーンからの濃い血性排液が1時間に100mL以上が持続する場合は，再開胸が必要となる．
- ドレーンからの排液の性状と量の観察は，異常の早期発見につながるため重要である．漿液性滲出液の量が非常に多い場合や，白濁している場合は，乳び胸を引き起こしていることが考えられる．
- 排液が白濁するときは胸管損傷の危険性があり，脂肪を摂取させると白濁が強くなり乳び胸が明らかになる．
- 膿性，白濁，黄濁の浮遊物が多い場合は，医師に報告し，排液を細菌培養に出す．
- 脱気用胸腔ドレーンは，肺からのエアリークがあるうちは持続吸引器に気泡が吸引されるが，エアリークがなくなれば消失する（重要）．
- 胸腔ドレーンが正しく胸腔内に留置されていることは，吸引器の水面が呼吸性に上下することで確認できる．ドレーン先端が胸腔内組織に埋もれる，内腔が凝血塊やフィブリン塊で閉塞する，皮膚の挿入部で屈曲するなどの場合も，呼吸性変動が消失するので参考になる（「胸腔ドレナージ」の項参照）（重要）．
- 胸腔内吻合部の縫合不全では，膿胸となって重篤な状態に陥る．この場合，ドレナージ目的に留置された胸腔ドレーンがきわめて重要となる．緻密な全身管理が必要となり，治癒までに長期間を要する．
- 挿入部に隙間があるときや脱気用胸腔ドレーンによる空気の吸引が不十分なとき，周囲に皮下気腫を形成することがある．この場合，皮膚に握雪感が触知されるため，皮下気腫の範囲をマーキングしておき，経時的に広がりをチェックする．また，ドレーンの接続部のゆるみがないか確認する（重要）．

腹腔ドレーン

- 急に排液がみられなくなった場合は，ドレーン内腔の閉塞や屈曲を疑う．その場合は医師に報告し，内腔を細いチューブで吸引してフィブリン塊を除去したり，ドレーンが屈曲しないよう固定し直す．
- ドレーン挿入部の痛みがある場合は，縫合糸による牽引痛か局所の皮膚感染を考える．
- 縫合糸による牽引の痛みは，固定方法と位置を変えて対処する．
- 皮膚の発赤が強い場合は，ドレーン挿入部皮膚の感染，体内の膿が排出されたことによる二次的な感染などが考えられるため，原因に応じて対処する．局所感染では，感染した縫合糸は除去して固定方法を変える必要があるため，医師に報告する．

頸部ドレーン

- 縫合不全が生じるとドレーン排液は混濁し，臭気を伴う．とくに胸骨後に胃を挙上した場合（図2），頸部における縫合不全の頻度は通常10〜30％と報告されており，吻合部のドレーンは重要である．
- 頸部吻合部の縫合不全では，漏出の有無をチェックする．創部を一部開けたうえでの十分なドレナージを必要とすることが多い．
- 頸部，胸部，腹部の3領域郭清の場合は，頸部の出血に留意する．
- 縫合糸が感染源となることもあり，縫合糸の周囲の皮膚が発赤している場合は，早期に縫合糸を除去する必要がある．

*

- 患者との対話を通して（意識がない場合はノンバーバルコミュニケーション），患者の思いをくみとり，ケアを行う．

（齋藤　心・佐田尚宏/中村美鈴）

引用文献

1) 厚生労働省：特定行為とは
https://www.mhlw.go.jp/stf/seisakunitsuite/bunya/0000050325.html より2018年10月10日検索

参考文献

1) 永井秀雄ほか：術後のドレーン感染症―予防と治療の実際．臨床外科 51(4)：457-463，1996
2) 加藤抱一編：食道癌．新 癌の外科―手術手技シリーズ 5，p120-121，メジカルビュー社，2002
3) 幕内博康編：食道外科の要点と盲点．p310-312，文光堂，2003

4 消化器
結腸切除術後ドレナージ

目的	●縫合不全，術後出血の早期発見
適応	●原則として，結腸切除・吻合術ではドレーン留置の必要はない． ●糖尿病，副腎皮質ステロイド薬内服，術前腸準備不良や緊急手術など縫合不全のリスクが高い症例，出血傾向のある症例ではドレーン留置を考慮
種類と挿入経路	●チューブ型ドレーンと排液バッグを用いて閉鎖式ドレナージとし，ドレーン先端が吻合部近辺に位置するように留置（図1）
固定方法	●手術時にナイロン糸で固定し，さらにドレーンが誤抜去されないように，腹壁にもしっかりと固定用テープで固定
予測される合併症	●ドレーンの誤抜去 ●ドレーン挿入部の感染 ●ドレーンの屈曲

マネジメントのポイント

▶排液の性状

- 術後数日は淡血性の滲出液で，以降は淡黄色の漿液性滲出液を認め，排液量は徐々に減少していく．
- 術直後から100mL/時以上の出血があるときは術後出血を，術直後から術後数日までに褐色で悪臭のある排液があれば縫合不全を強く疑い，適切な対応を講じる必要がある．
- 術後の深部静脈血栓症予防目的にヘパリンなど抗凝固薬を使用する際は，ドレーンからの出血に注意する．

▶ドレーンの抜去

- 縫合不全の危険が高いと予測して挿入した場合：抜去前に食事を開始し，縫合不全のないことを確認後に抜去する．術後3〜5日間での抜去が目安である．
- 術後出血の危険が高いと予測して挿入した場合：術後出血は術当日夜間または翌日に発生することが多い．排液の性状が漿液性であれば術後2〜3日で抜去する．

処置の介助と看護師の役割

- 挿入されているドレーンや挿入部位を処置されることは，苦痛や恐怖を伴う．術後間もない時期は術後疼痛も強く，痛みの閾値も低く，苦痛を伴う処置には恐怖を抱く．したがって，実施のタイミングをはかって体位を整え，愛護的に処置が進むように介助および実施する．
- 処置は回復へ向けて必要であることを伝え，納得して処置が受けられるようにするとともに，協力を得て安全に処置が進むように整える．

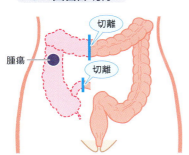

a：回盲部切除

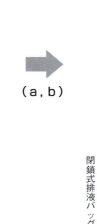

（a，b）

b：結腸右半切除

《回盲部切除，結腸右半切除の場合》

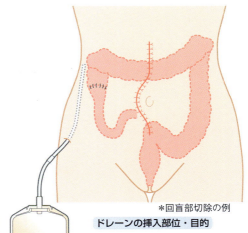

＊回盲部切除の例

ドレーンの挿入部位・目的
- 縫合不全，術後出血の早期発見
- 右下腹部から吻合部に向けて留置
- チューブ型（プリーツ型）ドレーンを留置
- 予定手術ではドレーンを入れないことが多い

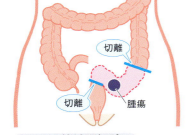

c：S状結腸切除

《S状結腸切除，結腸左半切除の場合》

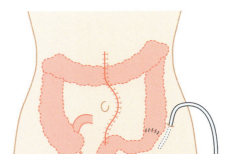

特定行為にあたる範囲とその基礎手順

▶腹腔ドレーンの抜去

- 手順書(図2)を用いて，排液の性状や量，挿入部の状態，発熱の有無および検査結果などが，医師から指示された範囲内にあることを確認する．
- 排液は漿液性であり，排液量の増加はなく，ドレーン挿入部の出血や変色はなく，腹痛の増強もないことを確認する．
- 縫合糸で固定してある場合は，鑷子と抜糸剪刀を用いて愛護的に抜糸する．
- ドレーン抜去時は，挿入角度を保ちながらゆっくりと抜去する．
- 抜去部は開放とし，ガーゼドレナージまたは閉塞性ドレッシング材の貼付を行う．

ケアのポイント

ドレーンの固定

- ドレーン挿入部を観察して，ナイロン糸の脱落や牽引によりドレーン先端部の位置に異常がないか確認する．
- 腹部症状(腹痛など)の出現は，縫合不全を示すこともあるため注意が必要である．
- ドレーンは2か所以上の皮膚に確実に固定する．体動により牽引されることなく，下着の着脱，体位変換，歩行時などに屈曲がなく不都合のない部位に固定する．
- 固定用テープの選択を含め，確実な固定法を工夫すると

対象となる患者

1. 術後の腹腔ドレーンである
2. バイタルサインが安定している
3. 手術後3日以上経っている

患者の状態が下記の範囲内であればドレーン抜去を検討する

- □ 排液の性状が漿液性である
- □ 排液の量が減少した（量の目安はおおむね100mL/日以下）
- □ 刺入部に出血，変色を認めない
- □ 腹痛が増悪していない

ドレーン抜去可能

抜去手順詳細

① 固定用テープ，ドレッシング材を皮膚よりはがし，ドレーンは糸のみで固定されている状態にする
② 鑷子，はさみを用いて皮膚を貫通している糸を切る
③ ゆっくりと腹腔ドレーンを抜去する
④ 滲出液をガーゼでぬぐい，挿入孔をドレッシング材で被覆する
⑤ 抵抗のある場合には無理に抜去しない

以下の徴候があればただちに担当医に連絡する

- □ 排液の性状が漿液性でない
- □ 排液量増加
- □ 刺入部の出血・変色
- □ 腹痛の増悪
  どれか1項目でもあれば，下記の確認をして担当医に連絡
- □ 排液の性状（血性？　消化液？）
- □ ドレーンの位置（深さ）

ドレーン抜去後の報告方法

滲出液の性状・量

- ドレーン挿入部からの滲出液の有無，性状および量の変化を観察する．滲出液が持続したり増量する場合，ドレーンの挿入位置が不適切であったり，ドレーンの閉塞が考えられるため，創痛や腹痛などの変化やバイタルサインの変動を確認し，医師に報告する（重要）．
- 縫合不全を早期に発見するために，排液の性状と量を観察し変化を知る．排液の性状が混濁している場合は縫合不全の可能性があり，治療が必要なため，腹痛などの症状変化とバイタルサインの変動を確認し，すみやかに医師に報告する（重要）．
- 排液が急に血性に変化した場合は出血を疑い，血圧の変動にも注目し，すみやかに医師に報告する（重要）．

感染の予防

- ドレーン挿入部の皮膚を清潔に保つ．挿入部の疼痛が軽減しなかったり，周囲の皮膚に発赤や熱感がみられたときは，炎症や感染の徴候になり得るため，バイタルサインを確認し医師に報告する．
- 閉鎖式ドレーン使用時は，排液バッグがドレーン挿入部より高い位置にあると排液が逆行し，逆行性感染の可能性があるため，挿入部より上げないように患者にも注意を促す．

*

- ドレーン挿入部の痛みや違和感，処置に伴う不快感，ドレーン固定に伴う体動制限などの苦痛緩和へ向けて，患者の思いをくみとり，ベッド回りの環境調整をはかり，ドレーン抜去の見通しを伝えてケアを行う．

※腹腔鏡補助下結腸切除術（LAC）のドレーン管理は，基本的にはここで述べた開腹手術と同様である．

（井上賢之・佐田尚宏/佐藤正美）

参考文献
1) 全日本病院協会看護師特定行為研修検討プロジェクト委員会：厚生労働省平成27年度看護職員確保対策特別事業「特定行為に係る手順書例集作成事業」特定行為に係る手順書例集. 2016 http://www.mhlw.go.jp/file/06-Seisakujouhou-10800000-Iseikyoku/0000112464.pdf より2018年4月7日検索

4 消化器 直腸前方切除術後ドレナージ

目的	●縫合不全，術後出血，リンパ漏の早期発見
適応	●直腸前方切除術を行った患者（吻合部が腹膜反転部よりも口側に位置する高位前方切除術と肛門側に位置する低位前方切除術がある） ●縫合不全のリスクが少ないと考えられる直腸S状部がんに対する高位前方切除術症例では，ドレーンを挿入しないこともある．
種類と挿入経路	●チューブ型ドレーンと排液用バッグを用い，閉鎖式ドレナージとする（図1, 2, 3）． ●ドレーン先端が吻合部に先当たりしないよう，先端はやや肛門側に位置するように留置
固定方法	●手術時にナイロン糸で固定し，さらにドレーンが誤抜去されないように腹壁にもしっかりと固定用テープで固定
予測される合併症	●ドレーンの誤抜去 ●ドレーン挿入部の感染 ●ドレーンの屈曲

マネジメントのポイント

▶排液の性状

- 術後数日は淡血性の滲出液で，以降は淡黄色の漿液性滲出液を認め，排液量は徐々に減少していく．
- 術直後から100mL/時以上の出血があるときは術後出血を，術直後から術後数日までに褐色で悪臭のある排液があれば縫合不全を強く疑い，適切な対応を講じる必要がある．
- 術後の深部静脈血栓症予防目的にヘパリンなど抗凝固薬を使用する際は，ドレーンからの出血に注意する．
- やや白濁した排液を認める場合には，乳び漏を疑う．

▶ドレーンの抜去

- 縫合不全の徴候がなく，排液が順調に減少すれば術後3～5日間でドレーンを抜去する．

処置の介助と看護師の役割

- 挿入されているドレーンや挿入部位を処置されることは，苦痛や恐怖を伴う．術後間もない時期は術後疼痛も強く，痛みの閾値も低く，苦痛を伴う処置には恐怖を抱く．したがって，実施のタイミングをはかって体位を整え，愛護的に処置が進むように介助および実施する．
- 処置は回復へ向けて必要であることを伝え，納得して処置が受けられるようにするとともに，協力を得て安全に処置が進むように整える．

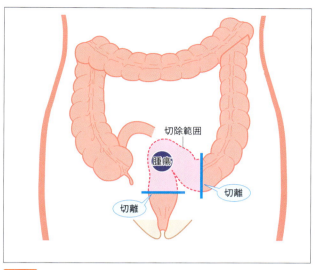

図1 直腸前方切除術

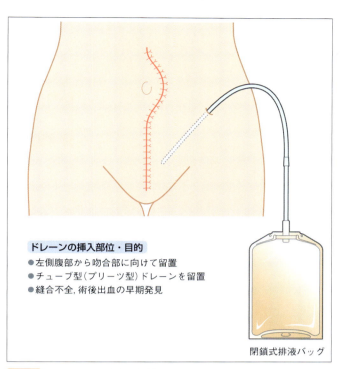

ドレーンの挿入部位・目的
- 左側腹部から吻合部に向けて留置
- チューブ型（プリーツ型）ドレーンを留置
- 縫合不全，術後出血の早期発見

閉鎖式排液バッグ

図2 ドレーンの挿入部位

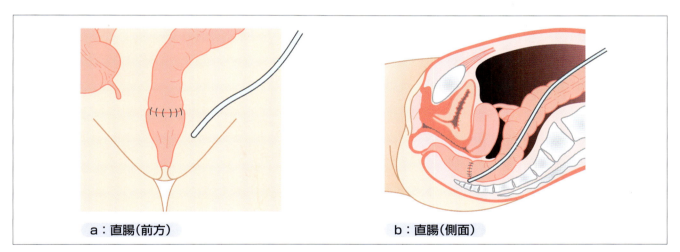

a：直腸（前方）　　b：直腸（側面）

図3 ドレーンの留置位置

特定行為にあたる範囲とその基礎手順

- 「結腸切除術後ドレナージ」の項に同じ．

ケアのポイント

ドレーンの固定

- ドレーン挿入部を観察して，縫合糸の脱落や牽引によりドレーン先端部の位置に異常がないか確認する．
- ドレーンは2か所以上の皮膚に確実に固定する．体動により牽引されたり，屈曲されることのない部位に固定する．

- ドレーンの固定位置は，寝衣や下着の着脱，体位変換，立位，歩行時などに困らない場所とし，固定方法も工夫する．
- 固定用テープの選択を含め，確実な固定法を工夫するとともに，皮膚へのダメージを最小にするように固定場所を変える．
- ドレーンの接続部は布製テープを巻いて固定する．
- ドレーンが直接皮膚に接触することによる皮膚へのダメージを避けるために，固定用テープを貼った上にドレーンを置き，その上にオーム（Ω）型状に固定用テープを貼付する．
- ドレーン先端部の位置が変化していないことを確認するために，挿入部の痛み，固定や体動に伴う痛みの変化が生じていないか，注意を払う．

滲出液・排液の性状・量

- ドレーン挿入部からの滲出液の有無，性状および量の変化を観察する（図2）．滲出液が持続したり増量する場合，ドレーンの挿入位置が不適切であったり，ドレーンの閉塞が考えられるため，下腹部痛などの変化やバイタルサインの変動を確認し，医師に報告する（重要）．
- ドレーン内に凝血塊やフィブリン塊が生じると，ドレーンが閉塞しドレナージできない．そのため，排液バッグ内だけではなくドレーン内もすみずみまで観察し，凝血塊やフィブリン塊がある場合はミルキングを行い，その後の排液量と性状を観察する（重要）．
- 縫合不全を早期に発見するために，排液の性状と量を観察し変化を知る．混濁や便汁様の排液がみられた場合は縫合不全の可能性があり，治療が必要なため，すみやかに医師に報告する（重要）．
- 術直後～2日目に排液が急に血性に変化した場合は出血を疑い，血圧の変動にも注目し，すみやかに医師に報告する（重要）．
- 腹部症状（腹痛など）の出現は，縫合不全を示すこともあるため，注意が必要である．

感染の予防

- ドレーン挿入部の皮膚を清潔に保つ．挿入部の疼痛が軽減しなかったり，周囲の皮膚に発赤や熱感がみられたときは，炎症や感染の可能性があるため，バイタルサインを確認し医師に報告する．
- 閉鎖式ドレーン使用時は，排液バッグがドレーン挿入部より高い位置にあると排液が逆行し，逆行性感染の可能性があるため，挿入部より上げないように患者にも注意を促す．

*

- ドレーン挿入部の痛みや違和感，処置に伴う不快感，ドレーン固定に伴う体動制限などの苦痛緩和へ向けて，患者の思いをくみとり，ベッド回りの環境調整をはかり，ドレーン抜去の見通しを伝えてケアを行う．

（井上賢之・佐田尚宏/佐藤正美）

参考文献
1) 全日本病院協会看護師特定行為研修検討プロジェクト委員会：厚生労働省平成27年度看護職員確保対策特別事業「特定行為に係る手順書例集作成事業」特定行為に係る手順書例集．2016 http://www.mhlw.go.jp/file/06-Seisakujouhou-10800000-Iseikyoku/0000112464.pdf より2018年4月7日検索

4 消化器
腹会陰式直腸切断術後ドレナージ

目的	●縫合不全，術後出血，リンパ漏の早期発見
適応	●直腸前方切除術を行った患者（吻合部が腹膜反転部よりも口側に位置する高位前方切除術と肛門側に位置する低位前方切除術がある）（図1）． ●縫合不全のリスクが少ないと考えられる直腸S状部がんに対する高位前方切除術症例では，ドレーンを挿入しないこともある．
種類と挿入経路	●チューブ型ドレーンと排液用バッグを用い，閉鎖式ドレナージとする（図2, 3）． ●ドレーン先端が吻合部に先当たりしないよう，先端はやや肛門側に位置するように留置
固定方法	●手術時に縫合糸で固定し，さらにドレーンが誤抜去されないように腹壁にもしっかりと固定用テープで固定
予測される合併症	●ドレーンの誤抜去 ●ドレーン挿入部の感染 ●ドレーンの屈曲

マネジメントのポイント

▶排液の性状

- 術後数日は淡血性の滲出液で，以降は淡黄色の漿液性滲出液を認め，排液量は徐々に減少していく．
- 術直後から100mL/時以上の出血があるときは術後出血を，術直後から術後数日までに褐色で悪臭のある排液があれば縫合不全を強く疑い，適切な対応を講じる必要がある．
- 術後の深部静脈血栓症の予防目的にヘパリンなど抗凝固薬を使用する際は，ドレーンからの出血に注意する．

▶ドレーンの抜去

- 縫合不全の徴候がなく，排液が順調に減少すれば術後3〜5日間でドレーンを抜去する．

処置の介助と看護師の役割

▶必要物品

- 処置用シーツ，ディスポーザブル手袋，ビニール袋，膿盆，ガーゼ，洗浄用滅菌蒸留水，ドレッシング材，固定用テープ，抜糸剪刀，鑷子．

▶処置（洗浄）介助方法

- 食事や排泄時間などを避け，処置の目的を伝えて承諾を得てから行う．
- 寒さなど室温に注意し，プライバシーが保てる場所で行う．

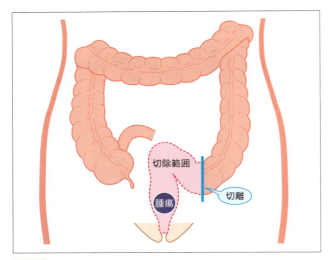

図1　腹会陰式直腸切断術

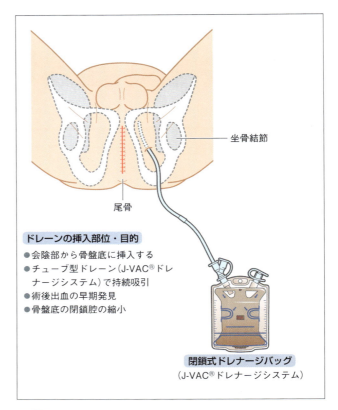

図2　ドレーンの挿入部位（前面）

ドレーンの挿入部位・目的
- 会陰部から骨盤底に挿入する
- チューブ型ドレーン（J-VAC®ドレナージシステム）で持続吸引
- 術後出血の早期発見
- 骨盤底の閉鎖腔の縮小

閉鎖式ドレナージバッグ
（J-VAC®ドレナージシステム）

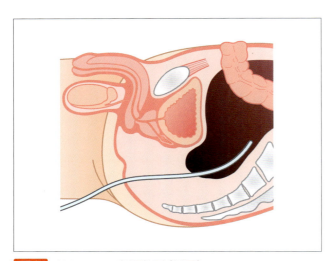

図3　ドレーンの留置位置（側面）

- 処置時は臥床で開脚の体位となるため，苦痛や羞恥心が増強しないよう工夫する．
- ドレーン挿入部やその周囲が汚染している場合は，シリンジを用いて滅菌蒸留水で洗浄する．
- 処置シーツなどを用いて寝衣やシーツが汚れないように注意を払う．
- 洗浄液は体温程度に温めて，刺激を最小にするよう準備する．
- 洗浄後はガーゼで水分を十分に拭きとってから，ドレッシング材を用いてドレーン挿入部位を固定する．
- 固定の際は坐骨結節部を避けて，ドレーンに無理な牽引力をかけず，坐位や立位，歩行などの活動を妨げない位置に固定する．
- 排液バッグ内の排液を廃棄するときは逆流しないように注意し，性状やにおいを観察しながら量を計測し廃棄する．

▶看護師の役割

- 挿入されているドレーンや挿入部位を処置されることは，苦痛や恐怖を伴う．術後間もない時期は術後疼痛も強く，痛みの閾値も低く，苦痛を伴う処置には恐怖を抱く．したがって，実施のタイミングをはかって体位を整え，愛護的に処置が進むように介助および実施する．
- 処置は回復へ向けて必要であることを伝え，納得して処置が受けられるようにするとともに，協力を得て安全に処置が進むように整える．

特定行為にあたる範囲とその基礎手順

- 「結腸切除術後ドレナージ」の項に同じ．

ケアのポイント

ドレーン挿入部の観察，清潔
- ドレーン挿入部を観察し，縫合糸の脱落や牽引によりドレーン先端部の位置に異常がないか確認する．
- 挿入部の疼痛が軽減しなかったり，周囲の皮膚に発赤や熱感がみられたときは，炎症や感染の可能性があるため，バイタルサインを確認し医師に報告する．
- 患者本人が直視不可能な場所であるため，看護師が観察し，ドレーン挿入部の皮膚を清潔に保つ．

ドレーンの固定
- ドレーンは皮膚にしっかり確実に固定する．体動により牽引されるため，固定用テープの選択を含め，確実な固定法を工夫するとともに，皮膚へのダメージを最小にするよう固定場所を変える（重要）．
- 苦痛や違和感を伴わずに坐位姿勢がとれるように，またドレーンが屈曲・閉塞しないように，ドレーンの走行に沿って，坐骨結節部を避けて皮膚に固定用テープで固定する（重要）．
- ドレーンの接続部は布製テープを巻いて固定する．
- ドレーンが直接皮膚に接触することでの皮膚へのダメージを避けるために，固定用テープを貼った上にドレーンを置き，その上にオーム（Ω）型状に固定用テープを貼付する．
- ドレーン先端部の位置が変化していないことを確認するために，挿入部の痛み，固定や体動に伴う痛みの変化が生じていないか，注意を払う．

排液の性状と量
- ドレーン挿入部からの滲出液の有無，性状および量の変化を観察する．滲出液が持続したり増量する場合，ドレーンの挿入位置が不適切であったり，ドレーンの閉塞が考えられるため，下腹部や会陰部痛の変化やバイタルサインの変動を確認し，医師に報告する．
- ドレーン内に凝血塊やフィブリン塊が生じると，ドレーンが閉塞しドレナージできない．そのため，排液バッグ内だけではなくドレーン内をすみずみまで観察し，凝血塊やフィブリン塊がある場合はミルキングを行い，その後の排液量と性状を観察する．
- 排液が急に血性に変化した場合は出血を疑い，血圧の変動にも注目し，すみやかに医師に報告する．
- 低圧持続吸引式の閉鎖式排液バッグに貯留した排液を廃棄する際は，効果的でかつ感染予防の視点から，ドレーン先端部が陰圧に保持できるように，必要時はドレーンを鉗子などでクランプし，排液バッグの操作をして排出する．
- 骨盤の感染を早期に発見するために，排液の正常・異常と量を観察し変化を知る．混濁や便汁様の排液がみられた場合は骨盤の感染の可能性があり，すみやかに医師に報告する（重要）．

患者管理
- ドレーン挿入部が会陰部であるため，ベッド上での体位変換や歩行，下着の着脱など身体を動かすことに恐怖心を抱きやすい．ドレーンが牽引されない安全で安楽な体動方法を指導する（重要）．

*

- ドレーン挿入部の痛みや違和感，処置に伴う不快感，ドレーン固定に伴う体動制限などの苦痛緩和へ向けて，患者の思いをくみとり，ベッド回りの環境調整をはかり，ドレーン抜去の見通しを伝えてケアを行う．

（井上賢之・佐田尚宏／佐藤正美）

参考文献
1) 全日本病院協会：厚生労働省平成 27 年度看護職員確保対策特別事業「特定行為に係る手順書例集作成事業」特定行為に係る手順書例集. 2016
http://www.mhlw.go.jp/file/06-Seisakujouhou-10800000-Iseikyoku/0000112464.pdf より 2018 年 4 月 7 日検索

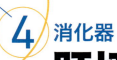

4 消化器
肝切除術後ドレナージ

目的	● 肝切離面からの出血や胆汁瘻，胆道再建部の縫合不全をいち早く発見するための情報・予防的ドレナージ（図1，2，3） ● 胸腹水貯留の治療的ドレナージ
適応	● 開腹肝切除術 ● 開胸開腹肝切除術 ● 腹腔鏡下肝切除術
種類	● チューブ型ドレーン（肝切離面ドレーン）を用いて閉鎖式ドレナージを行う．閉鎖式ドレナージには能動型と受動型があり，状況によって使い分ける． ● ドレーン先端には側孔が開いているが，腹腔内の組織（大網，腹膜垂など）が迷入して抜去困難となるのを予防するため，先端から1番目と2番目の側孔まで切れ込みを入れる． ● Cチューブ（術後胆汁瘻が予想される場合） ● トロッカーカテーテル（開胸開腹による肝切除の場合）
挿入経路	● 右側腹部から肝切離面に挿入 ● 胆嚢を摘出し，Cチューブの先端を胆嚢管経由で総胆管内に留置 ● 開胸した場合は，できるだけ足側の肋間より背側に胸腔ドレーンを留置し，胸腔ドレナージユニットに接続
固定方法	● ドレーンは皮膚と縫合糸で固定されるが，体動により自然抜去とならないように，厳重に皮膚と固定用テープで固定（Chapter 1「4．ドレーン排液の性状・ドレーンの固定方法」参照） ● 胸腔ドレナージユニットは離床の妨げにならないように固定
予測される合併症	● 術後出血 ● 術後胆汁瘻 ● 感染 ● 肝不全 ● 気胸 ● 過剰な胸腹水

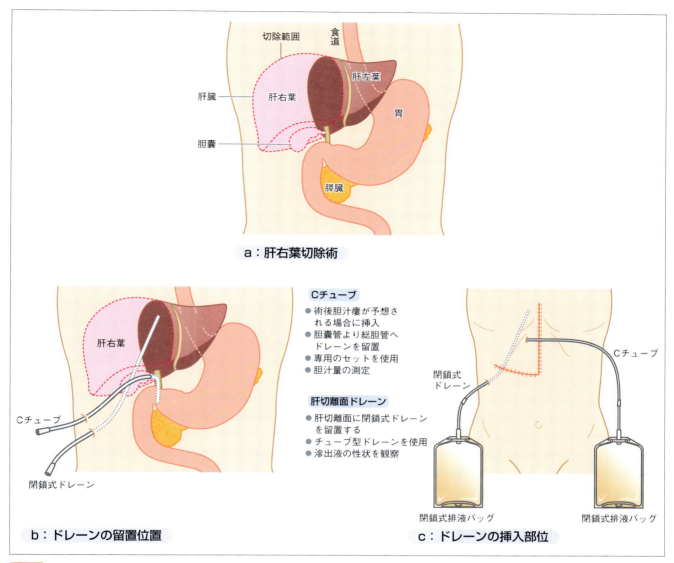

図1 肝切除術後ドレナージ（肝右葉）

マネジメントのポイント

▶排液の性状・量

- 出血が100mL/時以上続くときには，再手術が必要となる場合があるため，バイタルサインを確認してすみやかに医師に報告する．
- 血性の排液が100mL/時以下であっても，その後の排液量を厳重に測定し，バイタルサインに変化がないか注意深く観察する．バイタルサインに変化がある場合は，すみやかに医師に報告する．
- 肝切離面ドレーン：術後数日は淡血性の滲出液で，徐々に淡黄色の漿液性滲出液になる．とくに肝硬変の肝切除では，肝表面や肝臓を固定する膜に存在する多くのリンパ流路が破綻することで漿液性の滲出液が大量に出る場合がある．この場合，適切な補液を必要とすることがあるため，排液量の推移には十分な注意が必要である．
- 胸腔ドレーン：淡黄色の漿液性滲出液である．とくに肝硬変患者では腹水が経横隔膜的に流入することがあり，排液量の推移に注意する．

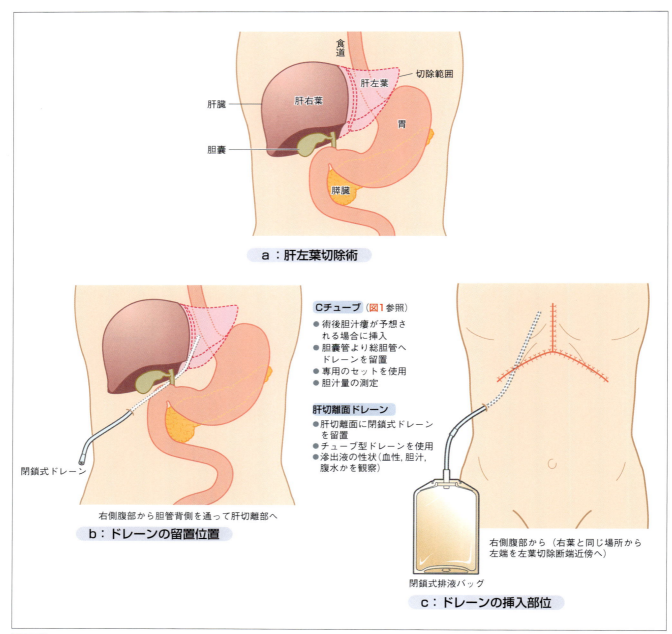

図2 肝切除術後ドレナージ（左葉）

▶ドレーンの抜去

- 予防的ドレナージのため，術後出血，胆汁瘻がなければ排液の量や性状を考慮し，すみやかに抜去する．
- 肝切離面や胆道再建部から胆汁瘻がないか，ドレーン排液中の総ビリルビン値を定期的に測定し，抜去時期の決定に役立てる（）．

> **Note①**
> 術後胆汁瘻とは，ドレーン排液中の総ビリルビン値が血清総ビリルビン値の3倍以上の状態が術後3日以上続く状態，または腹腔内の胆汁貯留に対し放射線画像下治療または手術が必要な状態をいう[1]．

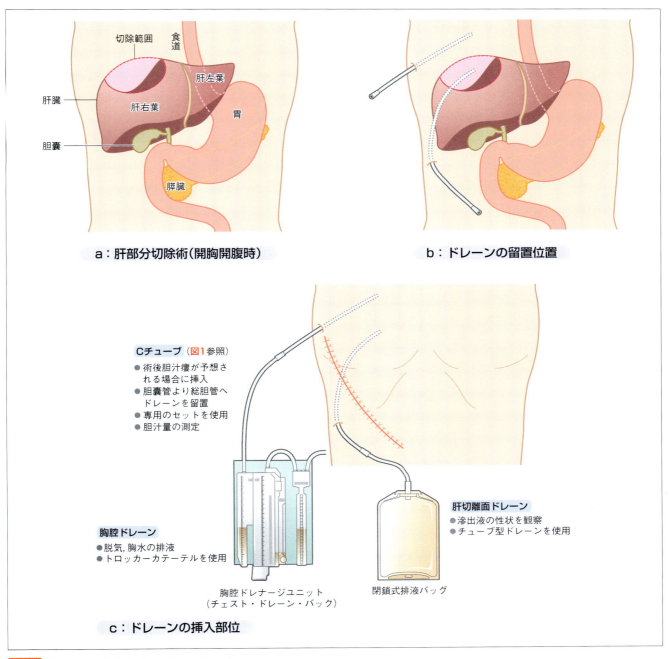

図3 肝切除術後ドレナージ（部分切除）

- 胸腔ドレーンは脱気が主な目的であることから，胸部X線写真を確認し，排液量を考慮して早期に抜去する．エアリークがあった場合，呼吸器外科術後のトロッカー管理に準じて抜去する（「胸腔ドレナージ」の項参照）．

処置の介助と看護師の役割

▶ 術後胆汁瘻の予防と管理

- 肝切離面から胆汁が流出し術後胆汁瘻の可能性が高いと判断した場合，胆嚢摘出術を併施して胆嚢管から総

胆管内にCチューブを留置する場合がある．胆道内圧を下げ切離面からの胆汁瘻を軽減させる予防的ドレナージである．

- 肝切離面に留置したドレーン排液の色調は淡血性から淡黄色へと変化する．明らかな胆汁瘻の場合，ドレーンから濃い黄金色の排液を認めるが，微細な胆汁瘻の場合，肉眼的に判別できない．このため定期的な排液中の総ビリルビン測定が必要である(Note①)．
- 胆汁瘻が明らかになった場合，ドレーン留置期間は延長されるため，固定の縫合糸や周辺皮膚の継続的な観察が必要である．また定期的なX線撮影によるドレーンの位置の確認も重要である．
- ドレーンからの排液量が急激に減少した場合，ドレーンの閉塞を疑いX線透視下にドレーンの入れ替えが必要となることがある．発熱や腹痛を伴う場合，胆汁性腹膜炎や胆管炎が疑われるため，バイタルサインを確認し，すみやかに医師に報告する．

▶ドレーン抜去部の観察

- 腹腔ドレーンの抜去後は，とくに肝硬変患者では抜去部から持続的に腹水がもれ出ることがあり，貼付する吸収パッド付き絆創膏では十分でないことがある．この場合，絆創膏からガーゼに変更する必要があり，ガーゼカウントを行い，排液量を計測する．量が多い場合，医師に報告し，抜去部の縫合閉鎖の処置が必要となることがある(重要)．

特定行為にあたる範囲とその基礎手順

▶腹腔ドレーンの抜去

- 術後に挿入したドレーンなどにより，疼痛や違和感はもとより，活動範囲も減少してしまう危険性がある．そのため手術後3日以上経過して，バイタルサインが安定し，ドレーン排液量が多くない患者(おおむね100mL/日以下)は，早期抜去の対象となる．
- 早期抜去の対象基準として考えられるのは，意識清明，バイタルサインの安定，ドレーン排液量・性状が問題なく，ドレーン挿入部からの出血や変色，明らかな感染がない患者である．
- 抜去後は，経時的に意識状態，バイタルサイン，新たな症状(疼痛，腹痛など)，抜去部からの滲出液の性状(出血・膿汁・腹水様の滲出液など)，挿入部の観察を行う必要がある．
- 安全確保を最優先とし，医師との連絡体制の確認をする．抜去を行う行為の前に，医師の状況を確認・把握しておく必要がある．
- 行った行為について，診療記録に正確に記載する必要がある．

▶胸腔ドレーンの抜去

- 開胸開腹の肝切除のみ胸腔ドレーンを留置する．胸腔ドレーンは患者にとって苦痛が大きいため，できれば早期抜去が望ましい．
- 胸腔内は陰圧であることから，患者に呼吸停止を指示し，抜去後すみやかに挿入部を閉鎖する必要がある．したがって通常は2人で行うことが望ましい．
- 胸腔ドレーン抜去後は，胸部X線写真で肺が十分に拡がっているかを確認する．経時的に意識状態，バイタルサイン，呼吸状態，経皮的酸素飽和度(SpO_2)，抜去部からの滲出液，皮下気腫の有無などを観察する．
- 安全確保を最優先とし，医師との連絡体制を確認する．抜去を行う行為の前に，医師の状況を確認・把握しておく必要がある．
- 行った行為について，診療記録に正確に記載する．

ケアのポイント

肝切離面ドレーン

- 固定は確実に行い，固定不備による誤抜去がないように注意する．固定用の縫合糸が引っ張られたりしていないか，固定用テープのはがれはないかを確認する．
- ドレーン挿入部や固定用の縫合糸周囲に感染が生じていないか確認する．感染が疑われる場合は縫合糸の早期抜去を依頼する．また，挿入部の滲出液の有無を確認する．
- ドレーン挿入部に疼痛があれば，指示に基づき鎮痛薬の使用で対応する．多くは抜去で軽快する．

胸腔ドレーン

- 早期抜去が基本のため，患者の体動範囲や活動状況に合わせて固定方法や固定部位を考慮する．
- 胸腔ドレーンの留置位置のずれがひと目でわかるよう

に，ドレーンと皮膚にマーキングをし，胸部X線写真でドレーン先端の位置を確認する．
- 胸腔ドレーン挿入部の周囲に隙間があると皮下気腫を形成することがある．挿入部周囲の皮膚に握雪感が触知されるため，皮下気腫の範囲に拡大がないかマーキングをし，経時的に確認する．
- 持続吸引器の水面が呼吸性移動をしていることを確認し，水面の動揺がみられない場合は，凝血塊やフィブリン塊による閉鎖，ドレーン先端の胸腔内組織への埋没を疑う．皮膚挿入部のドレーン屈曲でも呼吸性移動を阻害する場合がある．
- 指示された陰圧で正しく持続吸引されているか確認する．
- チェスト・ドレーン・バックは早期離床の妨げになるため，歩行時には点滴台に固定するなど工夫し離床を促す．

*

- 患者との対話を通して思いをくみとり，ケアを行う．意識がない場合はノンバーバルコミュニケーションを実践する．

（笹沼英紀・佐田尚宏／樅山定美）

引用文献
1) Koch M et al：Bile leakage after hepatobiliary and pancreatic surgery － a definition and grading of severity by the International Study Group of Liver Surgery．Surgery **149**(5)：680-688，2011

memo

4 消化器
肝膿瘍ドレナージ

目的	●膿瘍に対する排液・排膿
適応	●膿瘍形成が明らかで保存的治療により改善しない肝膿瘍
種類と挿入経路	●閉鎖式ドレーン:「経皮経肝的胆道ドレナージ」と同じ要領で超音波ガイド下に膿瘍腔内に挿入(図1, 2, 3, 4) ●胆道ドレナージ用の経皮経肝胆道ドレナージ(PTCD)キット ●超音波ガイド下でドレーンが挿入できない場合は開腹してドレナージ
固定方法	●ドレーンは皮膚と縫合糸で固定されるが,体動により自然抜去することがないよう,厳重に皮膚に固定用テープで固定(Chapter 1「4. ドレーン排液の性状・ドレーンの固定方法」参照)
予測される合併症	●治療目的のドレーンの挿入に伴う合併症として,出血,胆汁瘻,腹膜炎がある.

マネジメントのポイント

▶排液の性状
- 経肝的に穿刺するため,初め血液の混じった膿性の排液を認める.
- 感染徴候の改善とともに淡黄色の漿液性滲出液へと変化する.

▶ドレーンの抜去
- 排液量の減少,膿瘍腔の縮小,感染徴候の消失を確認して抜去する.
- 膿瘍腔の縮小を確認するためにX線透視下にドレーン造影検査を行い,抜去のタイミングを見定める.

処置の介助と看護師の役割

必要物品
- PTCDキット,局所麻酔薬,生理食塩液,排液バッグ,超音波診断装置(穿刺用プローブ,穿刺キット),シリンジ,固定用テープ,膿盆,滅菌ガーゼ,生体モニタなど.

体位
- 仰臥位で右手を挙上する.

処置介助の方法
- 処置の手順や固定方法を事前に医師と確認し,必要な物品を準備する.また患者は不安な状況にあるため,患者からの質問にすみやかに答えられるようにする.
- 患者の体位を整える(基本は仰臥位とし,右手を挙上した体位とする).
- 清潔操作で必要物品を医師に渡す.

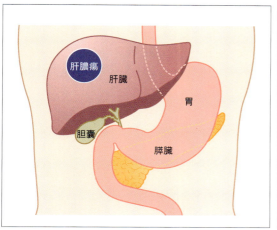

図1 肝膿瘍

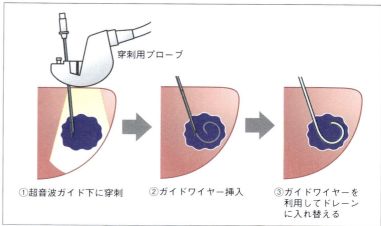

図2 穿刺手順

①超音波ガイド下に穿刺　②ガイドワイヤー挿入　③ガイドワイヤーを利用してドレーンに入れ替える

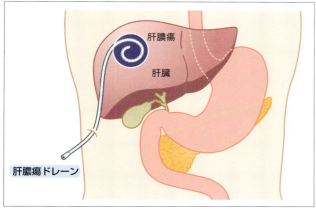

図3 ドレーンの留置位置

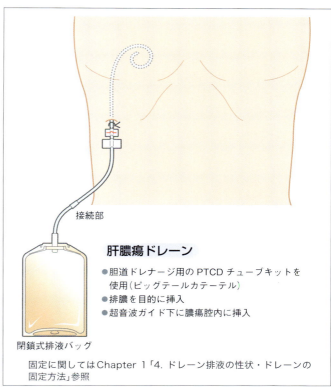

肝膿瘍ドレーン
- 胆道ドレナージ用のPTCDチューブキットを使用(ピッグテールカテーテル)
- 排膿を目的に挿入
- 超音波ガイド下に膿瘍腔内に挿入

固定に関してはChapter 1「4. ドレーン排液の性状・ドレーンの固定方法」参照

図4 ドレーンの挿入部位と固定

- 穿刺部位を消毒し，滅菌布をかける．
- 鎮痛薬・鎮静薬の前投与の有無を確認し，指示に基づいて実施する．
- 患者へドレーン挿入時，挿入後に挿入部の疼痛が生じることを事前に説明しておく．また，挿入時は「皮膚を強く押される感じがする」など，具体的な表現で患者に伝え，不安の軽減に努める．さらに，挿入中に患者が耐えられない苦痛を感じた場合の合図を決めておく．
- 処置の進行に合わせてPTCDキット，穿刺エコー用プローブなどの準備をする．
- 穿刺時，患者に声をかけ，動かないように協力を得る．痛みで動いてしまうこともあるため，処置時は体幹や腕を支えておくと患者は安心する(穿刺時に10秒程度呼吸を止めてもらうこともある)．事前に鎮痛薬の点滴を行うときもある．
- 処置中は，バイタルサインを常に観察し，患者が安全・安楽に処置を受け入れているか注意する．処置時に患者の急変が起こる可能性が高いため，細やかな観察を行う．
- 看護師は処置の介助に集中し，患者の観察が後まわし

になりがちなため，適宜，患者に声をかけモニタ心電図やSpO$_2$などの呼吸状態，疼痛状態などの確認を行う．
- ドレーン留置後，皮膚に縫合糸で固定されるが，さらに固定用テープで固定し，マーキングをして排液バッグと接続する．
- 終了時のバイタルサインや疼痛・悪心などの有無を確認し，患者をねぎらう．

ケアのポイント

ドレーンの固定
- 固定不備による誤抜去がないように，確実に固定する．ずれがひと目でわかるようにドレーンと皮膚にマーキングし，腹部X線検査でドレーン先端の位置がずれていないか定期的に確認する．
- とくに肝右葉から穿刺した場合，皮膚との固定に問題がなくても呼吸運動に同調して肝臓も上下に動くため，腹腔内にドレーンが逸脱してしまうことがある（重要）．

患者指導
- 深呼吸や背伸びなどでカテーテルが膿瘍内から腹腔内に抜けることがあるため，このような動作を避けるように患者に伝え，協力を依頼する．
- 患者との対話を通して（意識がない場合はノンバーバルコミュニケーション），患者の思いをくみとり，ケアを行う．

排液の性状
- ドレーンからの排液の有無と性状を観察する．ドレーンの内腔が排液で詰まることがあるため，適宜ミルキングなどを行って，排液状況を確認する．通常は膿性から漿液性の排液に変化して改善していく．
- 出血や感染が疑われる排液を認めた場合や，胆汁様の排液を認めた場合には，すみやかに医師に報告する．

疼痛対策
- ドレーン挿入に伴う痛みがあった場合，まず挿入部の観察を行う．ドレーン縫合糸の締めすぎやドレーン周囲の感染などが原因のことがある（重要）．
- 疼痛時の医師の指示は事前に確認しておき，患者からの訴えがあった場合には，すみやかに対応する．

（笹沼英紀・佐田尚宏／樅山定美）

4 消化器
肝移植術後ドレナージ

目的	**腹腔ドレーン** ● 術後大量腹水の排出 ● グラフト肝離断面からの出血，胆汁漏のドレナージ ● 胆管吻合部縫合不全や消化管穿孔の早期発見 **胆管ドレーン** ● グラフト胆管からの胆汁ドレナージ ● 胆管吻合部の減圧
適応	● 腹腔ドレーン（肝離断面）と胆管ドレーンは，左葉系，および右葉系グラフトを用いた生体肝移植全例に挿入（図1，2，3）
種類と挿入経路	**腹腔ドレーン** ● 先端が軟らかくサンプリングポートつきの閉鎖式のプリーツドレーン®，J-VAC®ドレナージシステム，クリオドレーンバック®など ● 肝離断面（胆管吻合部）は必ず留置，その他，左右横隔膜下，肝下面，ウィンスロー孔，ダグラス窩など，グラフトのタイプや術式に応じて必要な部位に留置 **胆管ドレーン** ● RTBDチューブや膵管チューブを用い，胆道再建が胆管空腸吻合の場合は挙上空腸から，胆管胆管吻合の場合は胆嚢管，対側肝管，総胆管などから挿入
固定方法	● 腹腔ドレーンは縫合糸で固定し，さらに誤抜去しないように，腹壁にもしっかりと固定用テープで固定（写真1） ● 胆管ドレーンは誤抜去後の再挿入が困難であるため，腹壁に縫合糸で円状に3か所以上で固定し，透明のドレッシング材で保護
予測される合併症	● 術後出血 ● 胆汁漏 ● 腹膜炎

マネジメントのポイント

▶排液の性状

● 肝移植後は抗凝固療法を行うため術直後の出血に注意する．

● 濃い黄色の腹水の場合は，グラフト肝離断面や胆管吻合部からの胆汁の流出が考えられる．グラフト肝離断面からの胆汁漏は保存的に改善することが多いが，胆管吻合部からの胆汁漏の場合は再手術が必要な場合がある．腹水中のビリルビン値，排液量，腹腔内の腹水貯留の有無，腹膜炎の症状などにより判断する．

- 癒着剥離による腸管損傷のため，術後消化管穿孔を起こすこともまれではないため，腸液の排泄など消化管穿孔が疑われた場合は，ただちに開腹手術が必要である．
- 肝全摘が必要である肝移植後は，リンパ管の損傷のため，ときに乳び腹水を認める場合がある．食事開始後に腹水が白濁する場合は乳び腹水を考慮する．
- 拒絶反応出現時は，胆管ドレーンによる胆汁排液の減少や胆汁の色が薄くなることがあるため，排出された胆汁の性状や量の変化に注意する．

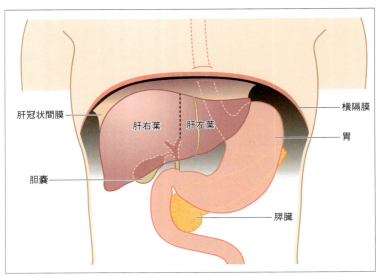

図1 肝臓の位置と構造

▶ドレーンの固定

- 腹腔ドレーンの位置のずれ(抜け)がないことを確認するためにマーキングを行う．固定用テープの境界部のドレーンに全周性にカラーテープを巻き，固定用テープとカラーテープの上に黒マジックで一本線を引くとわかりやすい(**写真1**)．

▶ドレーンの抜去

- 予防的ドレーンであるため，腹水の量や性状に問題がなければ術後2週間程度で抜去する．具体的には，排液量では10mL/kg/日を目安とする．しかし腹水の性状，腹水中の生化学検査，細胞診(細胞数，細胞分画)，培養検査，などから腹腔内感染症や胆汁漏が疑われた場合は，治療的ドレーンとして長期留置とする．
- レシピエントに対してグラフト肝の重量が小さくなる成人症例の場合は，大量の腹水が1か月以上遷延することがある(過小グラフト症候群)．
- 胆管ドレーンの場合は，原則，術後3か月後に抜去する．抜去は，抜去後の胆汁性腹膜炎に迅速に対応できるように外来ではなく入院にて行う．

特定行為にあたる範囲とその基礎手順

▶腹腔ドレーンの抜去

- 肝移植術後ドレナージにおいても，逆行性感染やドレーン自体が感染巣になることを防止する意味で，術後なるべく早い段階でドレーンを抜去することが望ましいが，過小グラフトや拒絶反応が出現した場合，腹水が遷延するため長期留置の傾向となる．
- 早期抜去の対象基準として考えられるのは，意識清明，バイタルサインの安定，ドレーン排液量(おおむね100mL/日以下)・性状が問題なく，ドレーン挿入部からの出血や変色，明らかな感染がない患者である．
- 抜去後は，経時的に意識状態，バイタルサイン，新たな症状(疼痛，腹痛など)，抜去部からの滲出液の性状(出血・膿汁・腹水様の滲出液など)，挿入部の観察を行う必要がある．
- 安全確保を最優先し，医師との連絡体制の確認をする．抜去を行う行為の前に，医師の状況を確認・把握しておく必要がある．
- 行った行為について，診療記録に正確に記載する必要がある．

ケアのポイント

感染予防・感染症の早期発見

- 患者はもともと肝不全に伴う免疫能低下がある．そのうえに術後の免疫抑制薬が使用されるため感染予防を徹底する．
- 原疾患の治療や肝不全による利胆効果(胆汁の分泌促進)を目的として副腎皮質ステロイド薬を服用している患者は，術前より易感染状態である．
- 術後は免疫抑制療法を行っているため，定期的にドレー

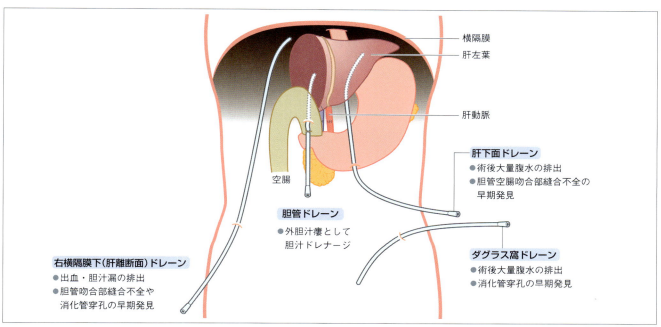

図2 左葉グラフトのドレーンの留置位置

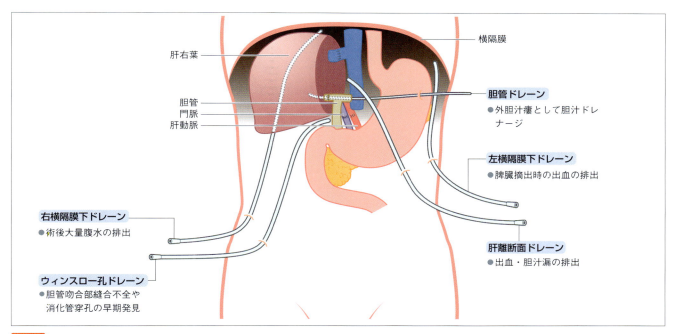

図3 右葉グラフトのドレーンの留置位置

ン排液の培養検査などを行い，感染症の早期発見に努める．そのためドレーン留置中は，週に1回，ドレーン排液や胆汁の培養検査を行うと同時に，創部やドレーン挿入部の皮膚状態の観察も行う．
- 腹腔内感染症の早期発見には，腹水中の生化学検査，細胞診（細胞数，細胞分画）検査が有用である．

ドレーンの屈曲，詰まり
- 肝移植患者は，吸収障害によりビタミンK欠乏状態であり，出血（脳内出血，消化管出血）しやすい状態である．また，肝機能の低下や抗凝固療法，免疫抑制薬の有害

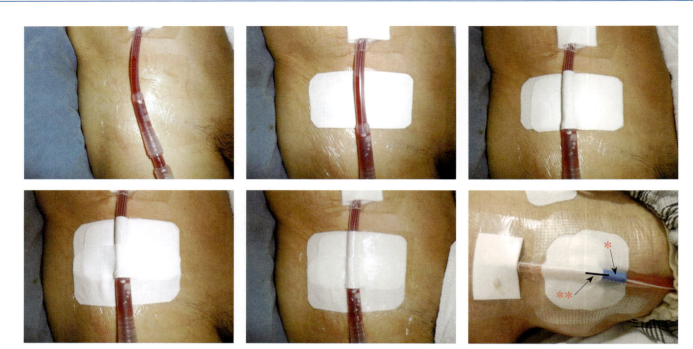

固定用テープ（シルキーポア®ホワイト，以下テープ）を体表に土台として貼り，その上にテープでドレーンをΩ型に巻いて固定する．さらに，その上から切り込みを入れたテープで補強する．ドレーンとテープの境界部の全周にカラーテープを巻く（＊）．ドレーンのずれ（抜け）がわかるように，テープとカラーテープの上に黒マジックで確認用の一本線を引く（＊＊）．最後に透明なドレッシング材で覆い清潔を保つ．

写真1 ドレーンの固定

反応で高血圧になりやすいことも出血しやすい要因となる．そのため出血予防のための管理が重要である．
- 術中の腹膜損傷や移植肝のうっ血，拒絶反応など，さまざまな理由で腹水が生じる．大量腹水では，循環不全をきたす危険性もあり，水分出納管理が大切である．
- 術後のドレーン管理は水分出納管理のうえでも非常に重要で，定期的にドレーンの屈曲やドレーン内腔にフィブリン塊や凝血塊などによる閉鎖，詰まりなどないかを確認し，必要に応じてミルキングする．
- 胆管ドレーンの排液量の急激な減少，腹水量の急激な減少は，ドレーン位置のずれやドレーンの詰まりが考えられるため，バイタルサインや身体所見（圧痛，腹満など）をチェックし，すみやかに医師に報告する．
- 腹腔ドレーン抜去後に胸水貯留を認める場合があるため，呼吸器症状の変化にも注意を払う．

精神的支援

- レシピエントは術前より肝不全状態で入院治療を受けており，移植手術に対する不安も相まって精神的なストレス下にある．
- 術後もレシピエントは全身管理のための集中治療に加え，多くの留置物（人工呼吸器，点滴，経鼻胃管，ドレーンなど）があり，看護師はストレスが増大していることを理解したうえでの対応が求められる．
- レシピエントのストレスを放置もしくは見逃すと術後せん妄になり，ドレーン類の誤抜去にもつながる危険性がある．そのため，精神的サポートを入院中から継続的に行う必要性がある．
- 患者家族の面会は，精神的サポートとして大きな位置を占めるため，患者とともに，それを取り巻く家族などへの精神的支援がとても重要である．

（水田耕一・眞田幸弘／樅山定美）

4 消化器
胆嚢摘出術後ドレナージ

目的	●術後出血，滲出液漏出，胆汁漏出に対する情報ドレーン
適応	●術後の出血や胆汁の漏出対策のための情報ドレーンとして挿入．定型的かつ順調に終わった場合はドレーンの挿入をしないことが多い．
種類と挿入経路	●肝下面にチューブ型ドレーンを使用し，閉鎖式とする（図1，2，3）． ●開放式，または半閉鎖式ドレナージでペンローズドレーンを挿入することもある．
固定方法	●チューブ型ドレーンは皮膚に縫合固定される． ●開放式ペンローズドレーンでは，腹腔内脱落防止に滅菌安全ピンをかける．
予測される合併症	●術後出血 ●胆汁漏出

マネジメントのポイント

▶排液の性状

●淡血性〜淡黄色の漿液性滲出液である．血性の滲出液では術後出血に，胆汁流出では胆汁漏に注意する．

▶ドレーンの抜去

●情報ドレーンのため術後出血，胆汁の漏出がなければ早期に抜去する．

処置の介助と看護師の役割

術後出血

●術後早期のドレーンからの性状は淡血性から淡々血性である．術後早期のドレーンからの排液が鮮血色のときには，術後出血の可能性がある．

●術後出血が疑われたら，バイタルサインを観察するとともに，すみやかに医師に報告する．そして厳密にモニタリングする．採血による検査データの推移により貧血などを確認する．

術後胆汁漏出

●ドレーンからの排液の性状は徐々に漿液性に変化する．ドレーンからの排液が黄茶色に変化したり，粘稠度がやや高くなったときには，胆汁漏出の可能性がある．疼痛や発熱の有無を観察し，医師に報告する．

●排液中のビリルビン値を測定することで胆汁漏出の確定診断ができるため，排液を生化学検査へ提出する．

ドレーン抜去後の観察

●ドレーン抜去後は出血，疼痛，発熱がないか確認する．

●ドレーン抜去後の発熱は創感染や腹腔内膿瘍の可能性もあるため，併せて滲出液の性状や創部の状態（創部の発赤・腫脹・疼痛の有無）を観察する．異常があれば，すみやかに医師に報告する．

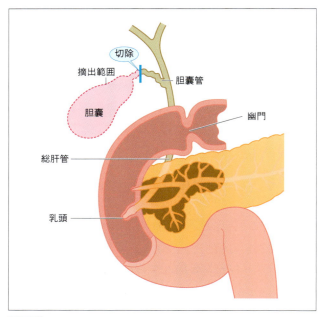

図1 胆嚢摘出術

図2 ドレーンの留置位置

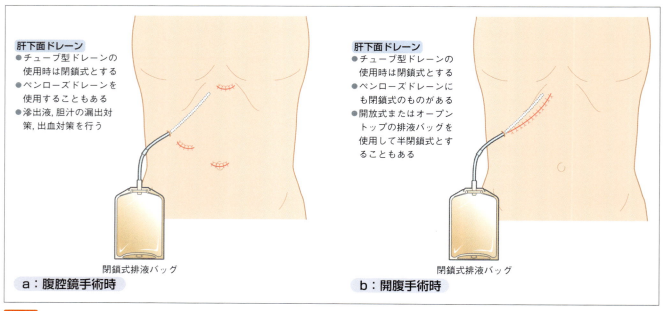

図3 ドレーンの挿入部位

特定行為にあたる範囲とその基礎手順

▶腹腔ドレーンの抜去

- 医師の指示の下で，あらかじめ作成してある手順書により，身体所見(排液の量や性状，挿入部の状態，発熱の有無など)および検査結果などが，医師から指示された状態の範囲内にあることを確認する．
- 固定用テープとフィルムドレッシング材を除去し，ドレーンが縫合糸のみで固定されている状態にする．
- 鑷子とはさみを用いて皮膚に縫合されている糸を切り，ドレーンをゆっくり抜去する．
- ドレーンが先端まですべて抜去されていることを確認する．
- 抜去時に抵抗がある場合は，無理をしないで医師に相談する．
- 抜去部は滲出液をガーゼでぬぐい，フィルムドレッシング材を貼付する．
- 滲出液が多いときにはガーゼ保護とし，汚染時はすみやかに交換する．

ケアのポイント

ドレーンの固定

- 固定は確実に行い，固定不備による誤抜去がないように注意する．固定用の縫合糸がはずれていないことも確認する．
- 挿入部の固定だけでは，ドレーンから無理な緊張がかかり皮膚に負担となるため，伸縮性のある固定用テープ(シルキーテックス®など)を使用し，オーム(Ω)型に皮膚表面に固定したその上から，透明なポリウレタンフィルムのドレッシング材を貼り，二重固定をするとよい．

ドレーンの観察

- ドレーンの屈曲がないか確認し，ドレナージ不全の予防をする．体位変換や離床時はドレーンの屈曲やねじれ，牽引による緊張がかかりやすいため，とくに注意する．
- ドレーン挿入部や固定用の縫合糸周囲に，発赤や痛みなどの感染徴候が生じていないか確認する．

滲出液

- ドレーン挿入部からの滲出液がみられる場合は，滲出液の量に応じて皮膚トラブルの予防に努める．
- 滲出液で挿入部の固定用テープが汚染された場合は，逆行性感染のリスクにもなるため，すみやかに固定用テープの再固定をする．
- 開放式ドレナージでは，滲出液による皮膚障害を生じやすいため，こまめにガーゼ交換を行う．

排液の量と性状

- 排液の量と性状を経時的に観察する．血性排液の急激な増加がみられた場合には術後出血が，排液が胆汁様になった場合には胆汁漏が疑われる．いずれの場合にもすみやかに医師に報告する．

挿入部の疼痛

- ドレーン挿入部の疼痛があるときには，牽引痛の可能性もあるため再固定を行い，必要なときは鎮痛薬の使用で対応する．多くの場合はドレーンの抜去で軽快する．

皮膚の清潔

- 術後数日は吸収熱により発汗を生じ，皮膚が不潔になりやすいため皮膚の清潔に努める．

心理面への援助

- 閉鎖式ドレーンの場合，患者は身体の延長上にドレーンがあるため，行動面や心理面にも制限を感じやすい．ドレーン留置の目的を説明し，行動面で制限がないことを説明して協力を得る．

(小泉　大・佐田尚宏/岡田裕美)

4 消化器

（幽門輪温存）膵頭十二指腸切除術後ドレナージ

目的	●肝管空腸吻合部，膵腸（膵胃）吻合部の縫合不全に対する情報・予防的ドレーン ●膵管チューブは膵液の外瘻目的に使用 ●胃瘻チューブは胃液の排液目的，腸瘻チューブは経管栄養に使用
適応	<u>肝管空腸吻合部，膵腸（膵胃）吻合部の縫合不全</u> ●発症すると重篤になるため，通常は予防的にドレーン挿入 <u>膵腸吻合</u> ●膵液瘻予防のために膵管チューブを挿入（図1，2，3） <u>膵胃吻合</u> ●術後に胃の蠕動運動が一時的に低下するため，回復するまで（2〜4週間）の排液目的に胃瘻チューブを挿入することがある（図4，5）． ●食事開始が遅れるため，術後の栄養管理で経管栄養を行うための腸瘻チューブを挿入することがある．
種類と挿入経路	<u>閉鎖式ドレーン</u> ●肝管空腸吻合部，膵腸（膵胃）吻合部に挿入 <u>胃瘻チューブ</u> ●胃内に挿入 <u>腸瘻チューブ</u> ●空腸内に挿入 <u>膵管チューブ</u> ●主膵管に挿入
固定方法	●ドレーンは皮膚に縫合固定．さらに固定用テープで固定
予測される合併症	●膵液瘻 ●胆汁瘻 ●術後出血

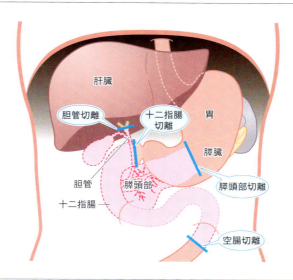

図1　(幽門輪温存)膵頭十二指腸切除術

マネジメントのポイント

▶排液の性状

肝管空腸吻合部ドレーン
- 術後数日は淡血性の滲出液で，以後，淡黄色の漿液性滲出液になる．ドレーン排液のビリルビン濃度，胆汁の流出に注意する．

膵腸(膵胃)吻合部ドレーン
- 術後数日は淡血性の滲出液で，以後，淡黄色の漿液性滲出液になる．膵液が混じるとやや白色化する．排液のにおいにも注意する．ドレーン排液のアミラーゼ濃度を確認する．

膵管チューブ
- 膵液が排出される．
- 膵管チューブからは無色透明な膵液が排液されるが，チューブの閉塞や屈曲により膵炎を起こすことがあるため，排液量の確認とチューブの閉塞や屈曲がないことを観察する．

胃瘻チューブ
- 胃液が排出される．

▶ドレーンの抜去
- 予防的ドレーンは，術後膵液瘻，胆汁瘻，出血がなければ排液量の減少を確認し抜去する．
- 膵管チューブは食事開始後で，術後2週間以上経過してから抜去する．
- 胃瘻チューブ，腸瘻チューブは食事開始後で，術後3週間以上経過してから抜去する．

処置の介助と看護師の役割

▶術後出血の早期発見
- 術後早期の正常な排液は淡血性である．術後早期のドレーンからの鮮やかな血性の排液は，腹腔内出血が疑われる．医師に早急に報告するとともに，出血性ショックの徴候をバイタルサインの変化を通して厳密にモニタリングする．また，採血による検査データの推移により貧血などを確認する(重要)．
- 術後早期の出血(1時間に100mL以上の出血が2時間以上続く)が認められた場合には，再開腹による止血術が必要となるため，手術室へ出棟する準備をしておく．
- 死亡率が高い最も重篤な合併症として，膵液瘻に続発

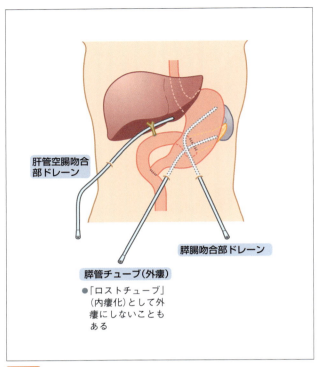

図2 膵腸吻合

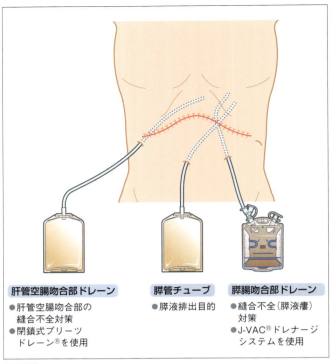

図3 膵腸吻合でのドレーンの挿入部位

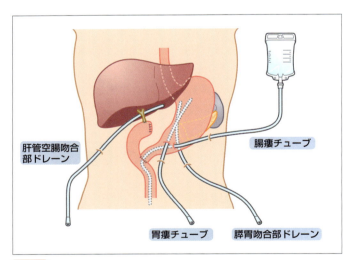

図4 膵胃吻合

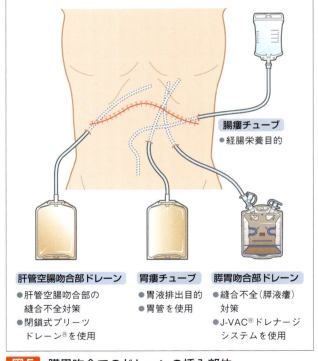

図5 膵胃吻合でのドレーンの挿入部位

する周囲の組織や血管の消化・壊死による仮性動脈瘤破裂に伴う腹腔内出血がある．ドレーンの排液が，血性，暗血性（ワインレッド様）の排液になることがあり，これを予兆出血とよぶ．予兆出血を認める場合には，すぐに医師に報告する(重要)．

- 膵腸吻合部ドレーンの排液の性状が急に血性になった場合は，ただちに医師に報告し，出血性ショックを起こしていないかなど，バイタルサインの変化や検査データに注意する．早急に膵周囲の液体貯留の確認のためのCT検査や出血源確認のための血管造影検査，コイル塞栓術や薬剤による塞栓術，緊急開腹手術などを行うため，すぐに検査・治療に向かう対応ができるようにしておく．

▶膵液瘻の予防と管理

- 膵腸吻合部ドレーンは，出血や膵液瘻をモニタリングする目的で留置され，排液は淡血性から漿液性に移行していく．ドレーン排液の性状やドレーン排液のアミラーゼ値に注意して観察する必要がある(Note①，Note②，Note③)．
- ドレーン排液が混濁，白色になっている場合は，膵液瘻から感染した壊死物質が排出している可能性が考えられるため，医師に報告をする．腹痛の有無や，体温，血圧，心拍数などのバイタルサイン，血液検査データの確認をする．

Note①
膵液瘻を早期発見する目的で，ドレーン排液のアミラーゼ値を測定することがあるため，排液のアミラーゼ値を確認する．ドレーン排液のアミラーゼ値が血性アミラーゼ値の基準値上限の3倍以上の状態が術後3日以上続く場合は膵液瘻と診断される[2]．

Note②
膵液瘻は，グレードA～Cに分類される．臨床症状がない場合はグレードA，感染徴候がありドレナージが必要な場合はグレードB，敗血症を併発して全身状態が不良な場合や再手術が必要な場合はグレードCである[2]．

Note③
膵液瘻の場合は，絶食および高カロリー輸液，適切なドレナージとともに抗菌薬，プロテアーゼ阻害薬，ソマトスタチンアナログ製剤などの投与を行うことがある[2]．

- 膵腸吻合部の減圧のために膵管チューブが留置された場合，正常な排液は無色透明である．術後3～4週間前後で抜去となる．
- 膵管チューブから排液が認められない場合は，チューブの閉塞が疑われるため，医師に報告する．チューブをミルキングしたり，2mL程度の注射器で軽く吸引する．このときに生理食塩液などで洗浄することは，膵管内圧を高めて急性膵炎や残膵炎を惹起することもあるため，一般的には禁忌である[1]．

▶胆汁瘻の予防と管理

- 肝管空腸吻合ドレーンは，出血や胆汁瘻をモニタリングするために留置され，ドレーン排液に淡血性から漿液性に移行していく(Note④)．
- 肝管空腸吻合部の減圧のために胆管チューブが留置された場合，正常な排液は黄金色の胆汁の色である．術後3～4週間前後で，胆管造影を確認して抜去する．
- 肝管空腸吻合ドレーンから胆汁様の排液があるときは，縫合不全を起こし，腹腔内に胆汁が漏出していることが考えられるため，医師に報告する．腹痛の有無，体温やそのほかのバイタルサイン，血液検査データを確認する．

▶ドレーン抜去後の観察

- ドレーンが抜去された際には，ガーゼやドレッシング材で保護し，ドレーン抜去部からの滲出液の性状に注意する．
- ドレーン抜去後は，遅発性の膵液瘻の出現に注意が必要である．発熱や腹痛，血液検査データ（白血球数やCRP値）の変化など，腹膜炎の症状の有無に注意が必要である．腹膜炎症状の出現があれば，エコー（超音波）検査やCT検査で確認し，液体貯留があれば経皮的穿刺ドレナージを行う必要がある．

Note④
胆汁瘻の診断にはドレーン排液のビリルビン値を測定する．ドレーン排液のビリルビン値が血清ビリルビン値の3倍以上の状態が3日以上続く，胆汁貯留や胆汁性腹膜炎によりインターベンショナル・ラジオロジー（interventional radiology；IVR）や外科的な治療介入が必要となる，のいずれかを満たす場合は，胆汁瘻と診断される[3]．

特定行為にあたる範囲とその基礎手順

▶腹腔ドレーンの抜去

- 手術時に留置した腹腔ドレーンを抜去する．
- 施設での方針や組織内での特定医行為の範囲についての位置づけを確認し，医師と協議のうえでドレーン抜去に関する手順書を作成する．図6は手順書の例である[4]．
- 予防的ドレーンである肝管空腸吻合部ドレーンと膵腸吻合部ドレーンが術後に抜去する腹腔ドレーンとなるが，膵頭十二指腸切除術は高度侵襲手術で複雑な術式であり，看護師の診療の補助として特定行為に含めるかどうかという点は施設の医師と十分に議論をする．
- 術後のドレーンは，施設によって，早期抜去の方針で管理している施設と，合併症の早期発見や予防のために一定期間のドレーン留置が望ましいという立場をとる施設がある．現在はまだ議論が分かれている段階であり，施設内のドレーン留置期間に対する考えかたを十分に把握したうえで，当該診療科の医師とともにドレーン抜去の方針を議論し，各施設にあった手順書を作成する必要がある．
- 膵頭十二指腸切除術後ドレナージにおいても，逆行性感染やドレーン自体が感染巣になることを防止する意味で，術後なるべく早い段階でドレーンを抜去する傾向にある[5]（術後4日目前後）．
- 膵液瘻や胆汁瘻が疑われる場合には，ドレーン留置期間は延長する．
- 肝管空腸吻合部ドレーンからの排液のビリルビン値，膵腸吻合部ドレーンからの排液のアミラーゼ値，排液の性状に問題がないこと，発熱や腹痛などがないこと，そして抜去するという医師の判断を確認する．
- ドレーン抜去時は抜糸をし，確認しておいた手術時の挿入方向，挿入角度を考えて愛護的にゆっくりと抜去する．抵抗を感じるときは無理に引き抜かず，医師に連絡する．

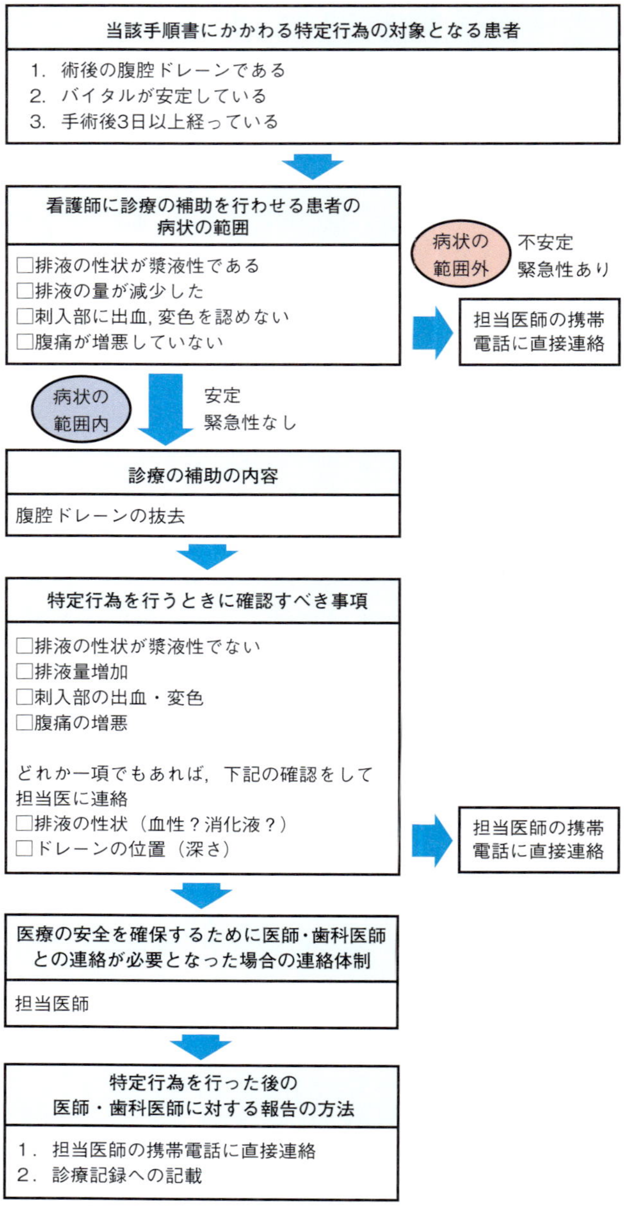

図6 腹腔ドレーンの抜去（手術時に留置した腹腔ドレーンの抜去）の手順書

（全日本病院協会：厚生労働省平成27年度看護職員確保対策特別事業「特定行為に係る手順書例集作成事業」特定行為に係る手順書例集，p36，2016より引用）

ケアのポイント

ドレーンの確実な固定
- 複数のドレーン・チューブ類が挿入されることにより、活動の制限や疼痛などが生じやすいため、ドレーンの確実な固定や整理、鎮痛をはかる必要がある．
- 膵頭十二指腸切除術後のドレーン類は、誤抜去を起こすと重篤な合併症のリスクとなるため、確実な固定が必要である．ドレーンの固定状況を確認し、体動などによりドレーンが引っ張られないように、確実に固定用テープによる固定を行う．ドレーンはマーキングしたうえで、各勤務帯で固定状況を確認する．
- 膵管チューブや胆管チューブは内腔が狭く、屈曲すると排液不良となり残膵炎や縫合不全、胆道感染を起こす危険性があるため、ドレーン類を固定する際は体動などで体の下に入り込みにくく、屈曲やねじれを起こしにくい位置に確実に固定をする．
- 患者に、排液バッグが体より高い位置にならない、ドレーン類が引っ張られないように注意するようになどの説明を十分に行い、ドレーン留置の目的が果たせるよう協力をしてもらう必要がある．

スキンケア
- 滲出液が皮膚に接触した場合は、皮膚障害を起こしやすくなる．ドレーン挿入部の滲出液の性状や量、挿入部周辺の皮膚の状態に注意をし、滲出液が多い場合には、皮膚保護剤などを活用してスキンケアを行う．
- 皮膚に発赤や疼痛などを認めた場合には、皮膚の保護やタンパク分解酵素阻害薬含有の軟膏の塗布やドレッシング材を使用する．

栄養管理・消化器症状の管理
- 膵頭十二指腸切除術では、胃内容排出遅延を起こしやすく、減圧・排液目的のために経鼻胃管や胃瘻が留置されることがある．経鼻胃管や胃瘻の排液量に注意する必要がある．排液量が多い場合には、電解質異常や脱水の徴候に注意が必要であり、水分出納や血液検査データを確認し、輸液の指示を確認する．
- 早期経腸栄養管理の目的で腸瘻より経腸栄養剤が投与されるが、腸瘻チューブの閉塞を予防するために注入前後に微温湯でのフラッシュを確実に行う．

血糖管理
- 膵臓切除術後は、耐糖能異常を生じるため、血糖値の変動に注意する．高血糖であると感染や縫合不全、術後の創傷治癒遅延を起こす危険性が上昇するため、厳重な血糖管理が必要となる．
- 患者との対話を通して(意識がない場合はノンバーバルコミュニケーション)、患者の思いをくみとり、ケアを行う．

（小泉　大・佐田尚宏／吉田紀子）

引用文献
1) 木村 理編：膵脾外科の要点と盲点．p138-140，文光堂，2002
2) Bassi C et al：Postoperative pancreatic fistula: an international study group (ISGPF) definition. Surgery 138(1)：8-13, 2005
3) Koch M et al：Bile leakage after hepatobiliary and pancreatic surgery：a definition and grading of severity by the International Study Group of Liver Surgery. Surgery 149(5)：680-688, 2011
4) 全日本病院協会：厚生労働省平成27年度看護職員確保対策特別事業「特定行為に係る手順書例集作成事業」特定行為に係る手順書例集．2016
http://www.mhlw.go.jp/file/06-Seisakujouhou-10800000-Iseikyoku/0000112464.pdf より2018年4月8日検索
5) 山上裕機編：ナースのための消化器外科ドレーン管理―この一冊で丸ごとマスター．消化器外科NURSING 春季別冊，p108-114，メディカ出版，2012

4 消化器
膵仮性囊胞・被包化壊死ドレナージ

目的	●排液
適応	●感染を伴う，または腹痛，腹部膨満などの有症状の膵仮性囊胞（Note①）または被包化壊死（Note②）（図1）
種類と挿入経路	**閉鎖式ドレーン** ●内視鏡下の経胃的ドレナージが第1選択であり，内視鏡的アプローチ困難例が対象となる． ●胆道ドレナージと同じ要領でエコー（超音波）ガイド下に臓器や血管を避けて囊胞腔内に挿入（図2, 3） **PTCDチューブ（胆道ドレナージ用）**
固定方法	●経皮的ドレナージチューブは皮膚に縫合固定され，固定用テープでさらに固定
予測される合併症	●出血 ●膵液瘻

Note①
膵仮性囊胞：急性膵炎によってできた滲出液が限局性にたまったもの．

Note②
被包化壊死：壊死性膵炎によってできた壊死物質が限局性にたまったもの．

マネジメントのポイント

▶排液の性状
●挿入直後から茶褐色の排液を認める．囊胞の縮小とともに排液量が減少する．
●性状は変化しないか，淡黄色の漿液性滲出液に変化することもある．

●急に排液がなくなったときは，ドレナージチューブが詰まっている可能性を考慮する．ドレナージ不良時は，感染コントロール不良につながり，外科的ドレナージが必要になることもあるので注意する．

▶ドレーンの抜去
●排液が減少し，囊胞の縮小を確認し抜去する．
●囊胞が消失したことを確認し抜去する．

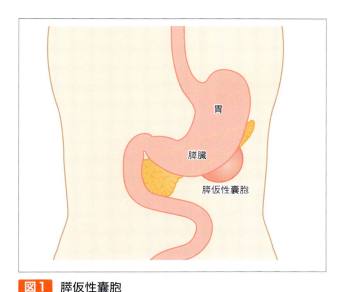

図1 膵仮性囊胞

図2 ドレナージチューブの留置位置

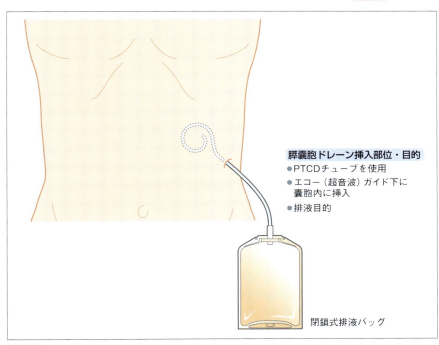

図3 ドレナージチューブの挿入部位

処置の介助と看護師の役割

- 経皮的穿刺について述べる（内視鏡下ドレナージについてはp.186参照）．

必要物品
- 必要物品：PTCDキット，局所麻酔薬，生理食塩液，排液バッグ，エコー（超音波）検査装置（穿刺用プローブ，穿刺キット），シリンジ，固定用テープ，膿盆，ガーゼ．

体位
- 仰臥位で両手を挙上．

処理介助方法
- 処置の手順や固定方法，留置期間など事前に把握し，患者・家族の不安や疑問に対応できるように備える．また，処置がイメージできない患者・家族には，医師からの説明を再度依頼する．
- 処置前の患者の全身状態を十分に把握し，処置前から発熱・疼痛など身体的苦痛が生じている場合は，処置後の苦痛が容易に予測されるため，処置前から鎮痛・消炎に関する指示を医師に確認しておく．
- 鎮痛薬・鎮静薬の前投与の有無を確認し，指示に基づき実施する．苦痛を伴う処置のため，患者が耐えられなくなって体動する前に訴えることができるような合図を患者と相談し，決めておく．
- 処置中は，バイタルサインを常に観察しながら，患者が安全・安楽に処置を受けられるよう体位保持に注意する．
- 穿刺時には患者に声をかけ，動かないように協力を得る．
- 清潔操作で必要物品を医師に渡す．
- 穿刺部を消毒後，滅菌布をかける．
- 処置の進行に合わせてPTCDキット，超音波検査用プローブなどを準備する．
- ドレナージチューブ留置後は縫合糸により皮膚に固定されるが，さらに固定用テープで固定する．
- 排液バッグとドレナージチューブを清潔操作で接続する．
- 終了時のバイタルサインや疼痛・悪心などの有無を確認し，終了したむねを患者に伝える．

ドレナージチューブの固定
- 縫合固定されるが，さらに固定用テープで固定する．
- 固定の際は，抜けないように留意すると同時に，患者が動いてもドレナージチューブが引っ張られないように，適度なゆるみをもたせて固定する．

特定行為にあたる範囲とその基礎手順

▶腹腔ドレーンの抜去
- 固定用テープをはがし，縫合糸のみで固定されている状態にする．
- ドレーン刺入部周囲を消毒する．
- 皮膚に固定されている縫合糸を切り，ドレナージチューブをゆっくりと引き抜く．
- ドレナージチューブが先端まで抜去できていることを確認する．
- 手順書の「病状の範囲」「確認すべき事項」を確認・観察・判断しながら，適応外の場合は医師へ報告できる体制のもとに行う．

ケアのポイント

排液の量と性状
- ドレナージチューブ内腔は排液で詰まりやすいため，排液の量と性状を経時的に観察する（重要）．
- 嚢胞内出血や感染が疑われる排液を認めた場合には，すみやかに医師に報告する．

抜去予防
- 固定不備による誤抜去がないように，挿入位置の確認を常に行う．
- ドレナージチューブのずれがひと目でわかるよう，ドレナージチューブと皮膚にマーキングを行い，X線撮影ごとにドレナージチューブ先端の位置がずれていないか確認する．
- 活動状況によってドレナージチューブが引っ張られたりしないような管理を行う．
- 深吸気や背伸びなどでドレナージチューブが腹腔内に抜けることがあるため，胸腹部を伸ばすような動作を行わないように患者に説明する（重要）．

痛みへの対応
- ドレナージチューブ挿入に伴う痛みは多くは鎮痛薬の使用で軽減することや，次第に軽快しドレナージチューブ抜去で消失することを処置前から説明しておく．無理せず鎮痛薬を使用しながら離床を促し，円滑な排液（ドレナージ）が行えるよう支援する（重要）．
- ドレナージチューブ留置に伴う疼痛や拘束感，行動制限の訴えには耳を傾け，共感的態度で接する．疼痛時の指示は事前に医師に確認しておき，患者からの訴えがあった場合には我慢する必要がないことを説明し，対応する．

*

- 患者との対話をとおして（意識がない場合はノンバーバルコミュニケーション），患者の思いをくみとり，ケアを行う．

（小泉　大・佐田尚宏/村上礼子）

4 消化器
急性膵炎ドレナージ

目的	●排膿
適応	●重症急性膵炎
種類	●膿瘍腔内に開放式または閉鎖式ドレーンを挿入
挿入経路	●目標に最短の腹膜外または腹腔内経路で挿入(図1)
留置期間	●排液量が減少し，感染徴候の消失を確認し抜去
固定方法	●ドレーンは皮膚に縫合固定 ●腹腔内脱落防止に安全ピンをかける(図1).
予測される合併症	●膵液漏 ●出血 ●遺残膿瘍

重症急性膵炎の概要

- 膵周囲の滲出液の貯留，膵壊死，膵周囲脂肪壊死を認める．
- 重症急性膵炎に感染を起こし，感染コントロールが不良で，内視鏡的・経皮的アプローチが困難なときに，外科的ドレナージが必要となる(図1).
- 可能な限り，発症後4週間以上経過し，膵仮性囊胞(PPC)または被包化壊死(WON)の状態で処置することが望ましい(Note①).

Note①
発症後4週間以上経過すると，壊死を伴わない膵仮性囊胞(PPC)と壊死を伴う被包化壊死(WON)になる．

マネジメントのポイント

▶排液の性状

- 挿入直後から混濁・膿性の排液を認める(膵ドレーン).
- 膵壊死や脂肪壊死は泥状(でいじょう)を呈するため比較的太いドレーンが必要である(手術時に挿入)[1].
- 感染徴候の改善とともに，淡血性，淡黄色の漿液性滲出液へと変化する．
- 炎症が強い場合，出血することもあるため血性排液の流出に注意する．

▶ドレーンの抜去

- 壊死・感染物質の排液量が減少し，感染徴候の消失を確認し抜去する．

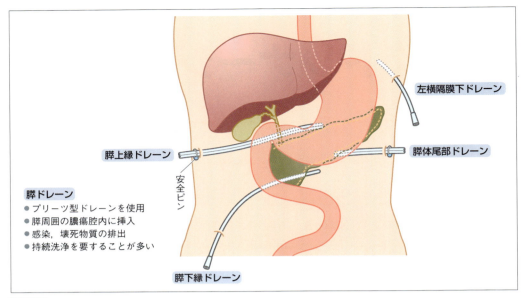

図1 ドレーンの留置位置

処置の介助と看護師の役割

▶ドレーン挿入時の役割

超音波内視鏡ガイド下膵嚢胞ドレナージ術(EUS-CD)

- 内視鏡を用いて経消化管的にドレーンを留置しドレナージを行うものである.
- 超音波内視鏡で経消化管的に膵周囲液体貯留や嚢胞腔を描出し，適正な部位より穿刺を行う．針の外筒を残したまま内筒を抜去し，ガイドワイヤーを留置し，針を抜去する．その後，穿刺口の拡張を行い，留置したガイドワイヤーを用い，ドレナージチューブを留置する．
- 膵管からアプローチしないため，膵実質への負荷がない．また，超音波にて穿刺部位の確認ができるため穿刺による血管損傷なども起こりにくい．しかし，穿刺口の拡張切開などを行うため，消化管自体への侵襲が伴う．また，ステントなどを用い，消化管内へのドレナージを行う場合もある．そのほかに，ドレナージと同時に膵周囲液体貯留部の洗浄・壊死物質の除去を行う場合がある．
- 使用する物品については，医師と確認調整を行う必要がある．

経皮的ドレナージ(p.183参照)

- 内視鏡によるドレナージが困難な場合などは，経皮的にドレナージを行う．これは体外から超音波やCTガイド下で液体貯留部，壊死性貯留部を穿刺してドレーンを留置する方法である．
- 穿刺部位は膵体尾部の場合には左腎前傍腔を経由し，膵頭体部には胃結腸間膜を経由して穿刺する．
- 膵周囲には血管や消化管が多く存在するため，穿刺に伴い腹腔内出血や消化管穿孔の危険性があることを認識し，緊急時もすぐに対応可能な準備をしておく必要がある．

外科的ドレナージ

- 手術により膵周囲の液体貯留部や壊死性貯留部，感染巣にドレーンを挿入する方法である．
- 壊死性膵炎に対する早期手術(発症から4週間)では死亡率が高く，敗血症などがなければ，できるだけ後期に外科的ドレナージをするべきとされている．
- 後腹膜からの手術ではなく開腹による手術の場合，感染壊死物質が腹腔内にもれ腹膜炎を起こす危険性がある．
- 外科的ドレナージでは全身への侵襲は大きいが，太いドレーンが留置できるため十分な排液も期待でき，洗浄が実施できるなどの利点もある．
- 複数のドレーンが留置されることが多く，各ドレーンの留置部位を確認し，記録する．

▶ドレーン留置中の役割

- ドレーン留置中は，ドレナージが有効に行え，安全に治

療が進行するように異常の早期発見と誤抜去が起こらないように、ドレーンの管理を行う必要がある．
- 患者や家族に対して，ドレーンの目的や管理のための療養上の注意点を説明する．
- ドレーン排液の性状や量が，どのような状況か観察するとともに，患者の病状を判断するため，全身状態の観察やバイタルサイン，疼痛の有無，検査値の変動などを把握し，統合的に評価する．
- 出血や感染，消化管穿孔，胆管炎の合併症の危険性があることも認識し，これらの異常の早期発見に努める必要がある．
- **超音波内視鏡ガイド下膵嚢胞ドレナージ術（EUS-CD）**：ドレナージ術に伴い穿刺口を切開しドレーンを留置している．それに伴い，穿刺部位からの出血などが起こり得るため，当ドレナージ術施行後は，消化管症状や便の性状などの観察が必要である．
- **経皮的ドレナージ**：ドレーンを縫合固定するが，縫合糸は容易にはずれやすいため，誤抜去が起こらないように体位変換や処置時に固定状態を確認する．誤抜去は治療の中断を意味し，新たな処置の実施を余儀なくされる．誤抜去に注意するとともに，患者への指導も行う．
- **外科的ドレナージ**：膵周囲にドレーンを留置し，各ドレーンからのアミラーゼ値の低いものや排液の性状や量が正常なものから抜いていく．また，留置するドレーンが24Fr程度のため，用手的洗浄や持続洗浄が施行されることがある．必要物品を事前に確認し，各施設での手順に基づいて実施する．

特定行為にあたる範囲とその基礎手順

▶ 腹腔ドレーンの抜去

- ドレーン固定の固定用テープをはがし，縫合糸のみで固定されている状態にする．皮膚に固定されている縫合糸を切り，ドレーンをゆっくりと引き抜く．
- ドレーンの先端まで抜去できていることを確認する．

ケアのポイント

ドレーンの固定と皮膚保護

- 固定用テープや縫合による固定が確実になされているか確認する．
- 縫合と固定用テープによる固定を併用する場合は，縫合固定に張力が生じないように固定用テープでの固定を行う[1]．
- ドレーンは体位変換や更衣などで屈曲しない2か所以上の皮膚を選び確実に固定する．
- X線透視下でドレーン先端部の位置異常がないか確認する．
- 固定用テープの固定部は同一部位で継続すると皮膚の損傷につながるため固定場所を変更する．
- **超音波内視鏡ガイド下膵嚢胞ドレナージ術（EUS-CD）**：ドレナージチューブが経鼻的に挿入されることもある．その場合，鼻翼部は皮脂のために固定用テープがはがれやすい．固定用テープの粘着度の劣化がないか随時観察する．また，定期的に固定用テープを剥離し，圧迫による褥瘡形成がないか確認する（Note②，Note③）．
- **経皮的・外科的ドレナージ**：ドレーン挿入部周囲からの滲出液の有無を確認する．この場合，皮膚保護剤の使用による皮膚保護の実施が望ましい．また，挿入部の炎症や感染徴候の観察を行う．

排液の性状と量

- 排液の性状は膵炎の状態により異なる．間質性浮腫性膵炎の場合は急性膵周囲液体貯留（APFC）に対するドレナージとなるため，性状は液体のみである．一方で，壊死性膵炎の急性壊死性貯留（ANC）に対するドレナージでは，液体と壊死物質を含む性状となる（Note④）．膵炎による炎症が周囲の血管に及ぶと血性排液となる．また感染による排液の性状変化なども起こるため，経時的に性状の変化を観察する必要がある．
- 経時的な観察では排液量の確認も重要である．ドレナージが不良になれば，排液量は減少する．急激な性状や量の変化時は，すみやかに医師に報告する．
- 急性膵周囲液体貯留（APFC）や急性壊死性貯留（ANC）に対するドレナージの場合や膵管狭窄が継続する場合は，膵液の流出が続く可能性がある．
- 排液を排液バッグに誘導する場合は，腹腔内への逆流を防止するために，排液バッグを体幹より上部に持ち上げないように管理する．
- 超音波内視鏡ガイド下膵嚢胞ドレナージ術（EUS-CD）において，ステントを用いた消化管内へのドレナージを行った場合，それまでのドレナージのように排液量から

容態の推察などは行えなくなる．検査値の推移，フィジカルアセスメントなどから患者の状態を判断する必要がある．

腹部症状の観察
- ドレナージの効果を推測するうえで，腹部症状の観察は重要である．排液不良や感染，炎症の増強，出血などの異変により腹膜刺激症状や腹痛，背部痛，発熱を認める場合がある．
- 定期的に腹膜症状を観察し，異常の早期発見を図る．

経鼻ドレナージでは，固定が鼻翼部となる．ドレーンの鼻翼での固定が留置時と変わりなくても消化管内での屈曲やたわみなどによりドレナージ不良となることもある．

Note③
経鼻的にドレーンを留置した場合，患者にとって違和感が強く，誤抜去が起こりやすい．意識レベルの低下や患者のベッド上での活動状況を把握し，ドレーンの固定方法などを検討していく必要がある．特にせん妄の発症などは誤抜去を増強させる因子となるため，疼痛コントロールなどが重要になってくる．

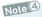
ドレーン挿入部は，部位名だけでなく，ドレーン先端の留置部がどのような状態にあるかの把握も重要である．急性膵周囲液体貯留（APFC）は膵周囲組織の急性炎症で壊死組織がなく，急性壊死性貯留（ANC）は膵実質および／または膵周囲組織壊死を伴った炎症である．

疼痛コントロール
- 可能であれば疼痛スコアを用いて適切に疼痛緩和を図れるように医師と調整していく．
- 疼痛スコアなどが使用できない場合は，バイタルサインや患者の表情などから疼痛評価を行い，その緩和を図る．
- 患者には，炎症の改善とともに痛みも軽快することを説明し，不安の軽減をはかる．

*

- 近年，EUS-CD，経皮的ドレナージ，外科的ドレナージと，ドレナージ法も多岐にわたっている．患者の容態に合わせ，ドレナージ法を選択できるため，検査や処置の回数も多くなる傾向がある．患者に処置などの十分な説明を行い同意のもとに進める必要がある．また，ドレナージと同時に洗浄やネクロセクトミーも内視鏡的に可能なため，どのような追加処置がなされたか医師との情報交換の下，患者の観察とケアを行う必要がある．

（小泉　大・佐田尚宏／明神哲也）

引用文献
1) 永井秀雄ほか：重症急性膵炎の手術―対腔内膿瘍に対する外科治療．手術 56：1339-1345，2002

参考文献
1) 入澤篤志ほか：膵・膵周囲液体貯留に対する EUS 下ドレナージ（含むネクロセクトミー）．膵臓 30（2）：173-182，2015
2) 急性膵炎診療ガイドライン 2015 改訂出版委員会編：急性膵炎診療ガイドライン 2015，第 4 版．金原出版，2015

---

memo

4 消化器
肛門膿瘍ドレナージ・肛門ドレナージ

目的	● 肛門周囲膿瘍（図1）に対する治療的ドレナージ
適応	● 肛門周囲膿瘍（高位筋間膿瘍や坐骨直腸窩膿瘍などの深部の膿瘍）に対して切開排膿ドレナージ後の持続的ドレナージのため留置（皮下膿瘍や低位筋間膿瘍は切開排膿後にドレーンを留置しないことが多い）
種類と挿入経路	● 肛門周囲の皮膚から膿瘍腔へ留置（図2） ● ペンローズドレーンやネラトンカテーテルを主に使用
留置期間	● 切開排膿後約3〜4日し，排膿消失，周囲の感染徴候が落ち着いていれば抜去
固定方法	● ドレーンは皮膚に縫合固定，ガーゼで被覆
予測される合併症	● 出血 ● 疼痛 ● 便秘 ● 炎症の再燃，増悪 ● 肛門狭窄 ● 排便機能障害

マネジメントのポイント

▶排液の性状
● ドレーンからの排膿は約3〜4日で滲出液へと変化してくる．

▶ドレーンの抜去
● ドレーンからの排膿が滲出液へと変化し，周囲発赤・腫脹の改善がみられればドレーンは抜去する．

処置の介助と看護師の役割

● 膿瘍の切開排膿とドレーン挿入を手術室ではなく，外来や病棟で行う場合がある．

必要物品
● 消毒薬，局所麻酔薬，シリンジ，滅菌ガーゼ，尖刃メス，ペアン鉗子，洗浄用滅菌精製水，肛門鏡，ペンローズドレーンもしくはネラトンカテーテル，角針，持針器，縫合糸，剪刀，固定用テープ．

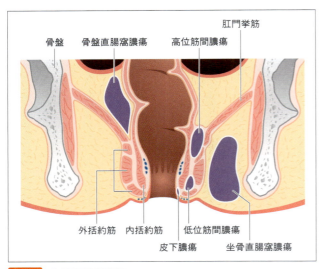

図1 肛門周囲膿瘍

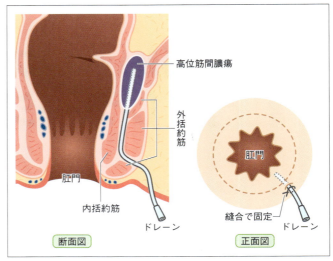

図2 ドレーンの留置

処置時の体位
- 外来や病棟で行う場合，側臥位で行う．

処置介助方法
- 患者の体位を整える．羞恥心を伴う体位であるため，不要な露出を防ぐなどの配慮をする．
- 必要物品を清潔操作で医師に渡し，処置の環境を整える．
- 患者には状況をそのつど説明し，処置時には動かないように声をかける．
- 処置中および終了後はバイタルサインの変動に注意する．

特定行為にあたる範囲とその基礎手順

▶創部ドレーンの抜去
- 医師の指示のもと，あらかじめ作成してある手順書により，身体所見(排液の性状や量，挿入部と周囲の状態，発熱の有無など)および検査結果などが医師から指示された状態の範囲にあることを確認する．
- 固定用テープとドレッシング材を除去し，ドレーンが縫合糸のみで固定されている状態にする．
- 鑷子と剪刀を用いて皮膚に固定している縫合糸を切り，ドレーンをゆっくり抜去する．
- ドレーンが先端まですべて抜去されていることを確認する．
- 抜去時抵抗がある際は無理をせず医師に相談する．
- 抜去部は，周囲の滲出液をガーゼでぬぐい，ドレッシング材の貼付を行う．

ケアのポイント

ドレーンの固定
- 肛門周囲膿瘍に対するドレーンは皮膚に縫合糸で直接固定されていることが多く，観察時は縫合糸がはずれていないかの確認が必要である．
- ドレーンは皮膚に固定されていても先端が膿瘍腔から自然に抜けてしまうこともある．自然抜去された場合は医師に連絡する．

創部の観察
- 膿瘍腔が大きい場合は，ドレーンから膿瘍腔の洗浄を連日行う場合がある．
- ドレーン周囲の発赤や腫脹の範囲が広がっていないか確認する．
- 肛門の近傍であるため，排便時の創部汚染を確認し，汚染時には洗浄処置を行う．
- 膿瘍腔が浅くドレーンを留置しない場合，切開創の早期閉鎖予防に小ガーゼを創部に留置し，毎日交換するケースがある．小ガーゼが自然抜去した場合は，医師に相談する．
- 膿瘍腔やドレーンからの排液や固定のガーゼがずれることで皮膚トラブルを生じやすい．その際は，亜鉛華単

軟膏をガーゼに塗布して当てることで，皮膚トラブルを改善し，ガーゼもずれにくくなる．亜鉛華単軟膏つきのガーゼ交換は1日1回とし，排便時のガーゼ交換は亜鉛華単軟膏をつけず，ガーゼのみ交換する．亜鉛華単軟膏は1日1回オリーブ油を使用して落とし，創部を洗浄する．

ドレーン挿入部の疼痛
- 縫合糸による牽引痛や挿入部皮膚の感染などによる痛みが考えられる．
- 牽引痛が考えられる場合には固定方法を変えるなどの対処を行う．また，鎮痛薬を使用して疼痛の緩和をはかる．

合併症対策
- 観察時に出血が持続して認められる場合はガーゼで圧迫し，すぐに医師に連絡をする．
- 糖尿病の基礎疾患をもっている患者やドレナージ不良がある場合，炎症の増悪・周囲への波及の危険があるため，切開排膿後創部の観察には注意を要する()．

> Note①
> 悪化した場合，広範囲の蜂窩織炎となり，フルニエ症候群へ進展，敗血症となって重症化する場合がある．

- 肛門狭窄や，排便機能障害が出現することもあるため，便秘や便もれなどの症状がないか患者に確認する．
- 心理的苦痛や疼痛により便秘になりやすいため，必要に応じて緩下剤の投与を検討してもらう．

抜去後の注意
- 滲出液が多い場合は，適宜ガーゼを交換する．
- 膿瘍の再燃がないか，膿瘍腔，膿瘍腔周囲の観察を行う．
- 膿瘍腔の状態が落ち着くまで入浴は控え，1日1回はシャワー浴で創部も洗浄する．
- ドレーン抜去後は膿瘍腔を清潔に保つ必要があるため，排便後に，温水洗浄便座で洗浄するなど，セルフケアについて指導を行い，セルフケアが確立しているかを確認する．

(直井大志・佐田尚宏/村山　泉)

参考文献
1) 瀧上隆夫ほか：肛門周囲膿瘍の分類．最新アッペ・ヘモ・ヘルニア・下肢バリックスの手術，改訂第2版（名川弘一ほか編），p103-112，金原出版，2005
2) 遠藤良幸ほか：直腸周囲膿瘍切開術．卒後5年でマスターする消化器標準手術（桑野博行編），p184-188，メジカルビュー社，2006
3) 窪田敬一編：最新ナースのための全科ドレーン管理マニュアル．p120-122，照林社，2011
4) 佐藤憲明編：ドレーン・チューブ管理&ケアガイド．中山書店，2014
5) 岩田幸恵：外科における看護の役割．ナースの外科学（磯野可一編著），改訂7版．p2-8，中外医学社，2017

CHAPTER 2 系統別ドレーン・チューブ管理

4 消化器
肥満手術ドレナージ

目的	●予備力の低い肥満症患者の手術関連合併症を早期に発見
適応	●術後出血の危険性が高いと判断される患者 ●縫合不全の危険性が高いと判断される患者
種類と挿入経路	●腹腔鏡下スリーブ状胃切除術では，左横隔膜下または切離線に沿って閉鎖式ドレーンを留置 ●消化管吻合を含む手術では，ウィンスロー孔または吻合部近傍に閉鎖式ドレーンを留置
留置期間	●出血や縫合不全の徴候がなければ，早期に抜去を検討
固定方法	●ドレーンは皮膚に縫合固定し，さらに固定用テープで固定
予測される合併症	●術後出血 ●縫合不全（早期・後期） ●多臓器損傷

対象疾患の概要

- 肥満外科手術は，内科的治療で十分な効果が得られない高度肥満者を対象に，体重減少ならびに肥満に伴う合併症の改善を目的として行われる．
- 美容目的の脂肪吸引手術は，肥満外科手術に含まれない．
- 手術適応はBMI (body mass index)が35kg/m²以上で，糖尿病，高血圧症，脂質異常症のうち1つ以上を合併している肥満症患者である．
- 肥満症患者は予備力が高いと受け取られる傾向があるが，上記以外にも睡眠時無呼吸症候群や変形性関節症などの肥満関連合併症を複数有している場合が多く，ハイリスク患者であることを理解する（図1）．実際に，高度肥満者の周術期リスクは標準体重の患者と比べて非常に高いことが知られている[1]．
- BMI 35kg/m²以上の高度肥満症患者では，体位変換や日常のケアも介助者1人では対応しきれない場合も多く，複数人でのケアが必要となる．

▶術式

- わが国では4種類の肥満外科手術が行われ，すべての術式が腹腔鏡下に行われるが，胃の容量を小さくして摂食量を制限する手術と，小腸バイパスを付加して摂食量と栄養吸収を制限する手術に大別される（図2，3）．
- 2018年7月現在，腹腔鏡下スリーブ状胃切除術のみが保険収載されており，最も多く施行されている．
- いずれの術式においても，長期にわたる減量効果の維持と肥満関連合併症の改善が証明されているが[2]，体重減少効果と肥満関連疾患の改善率はバイパス術を付加す

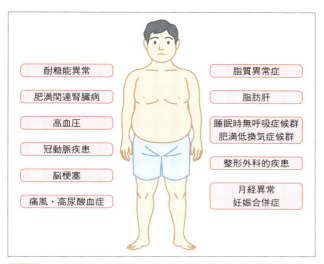

図1 肥満関連合併症

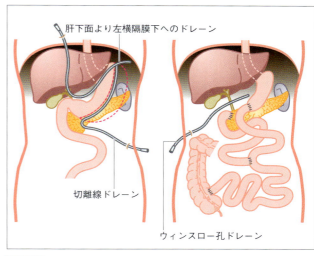

図3 ドレーンの留置位置（例）

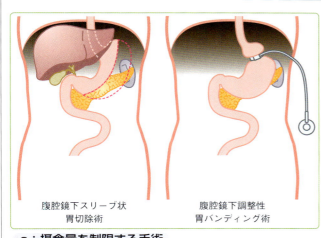

a：摂食量を制限する手術

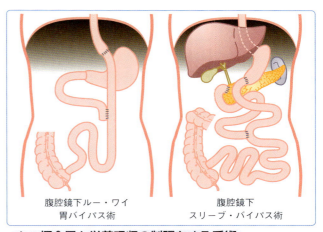

b：摂食量と栄養吸収の制限をする手術

図2 わが国で行われている肥満外科手術の術式

る術式で高い傾向があり，患者の病態に応じて術式が選択されている．

マネジメントのポイント

▶排液の量と性状

- 排液の量や性状を頻繁に観察し，異常の早期発見に努める．
- 排液の性状は淡血性〜淡黄色の滲出液である．排液の性状が急に血性に変化した場合には，早急に医師に報告するとともに，バイタルサインの変化に注意する（重要）．
- 高度肥満症患者の腹腔内脂肪は非常に脆く，出血をきたしやすい．また，腹腔内脂肪量が多いため適切なドレナージができていない可能性もあり，ドレーンからの排液の性状とともにバイタルサインの変化に注意する．
- 通常，胃管は留置しない．胃の切離線や吻合部から出血する可能性があるため，嘔吐や吐物・便の性状に注意する．

▶ドレーンの抜去

- 予防的ドレーンのため，術後出血・縫合不全の徴候がなければ早期に抜去する．

処置の介助と看護師の役割

▶術後起こり得る合併症

術後出血
- ドレーンからの排液の性状・バイタルサインの変化から術後出血が疑われる場合には，早急に医師に報告する．医師は高度肥満症患者の予備力を考慮し，保存的治療が難しいと判断された場合には，早期の再手術を検討する．

術後縫合不全
- 縫合不全の時期により，早期と後期に分類される[2,3]．
  - 早期縫合不全(術後30日以内)：バイパス術など，吻合のある手術では術後縫合不全の可能性がある．ドレーンからの排液の性状の変化を認めた場合には，早急に医師に報告する．
  - 後期縫合不全(術後30日以降)：腹腔鏡下スリーブ状胃切除術(Note①)や腹腔鏡下スリーブ・バイパス術など，細い胃管を作成する術式の際に発症する．胃管の途中で狭窄や捻転などの通過障害をきたす要因があると，胃管の上端がはじけて縫合不全をきたす．術後30日以降，つまり退院後に発症する可能性のある合併症で，保存的治療で改善しないことが多く，難治性である．バイタルサインの変化や腹部所見，画像所見から縫合不全と診断した場合には，ドレナージを含めた加療が必要となる[3]．

無気肺
- 胸腔が大きな腹腔に圧排されるため，換気不良から無気肺に陥ることが多い．帰室後はできるかぎり45°の床上座位とし，体位ドレナージや呼吸理学療法を行うとともに，早期離床を促す．

横紋筋融解症
- 自重により背部の筋肉が圧迫壊死に陥り発症する．適切な体位変換と早期離床が大変重要となる．医師は術後に高CPK(クレアチンキナーゼ)血症を認めた場合には，CPK分画を測定するとともに十分な輸液を行い腎保護に努める．

Note①
臨床で最も行われている腹腔鏡下スリーブ状胃切除術はシンプルな術式ではあるが，肥満症患者の特性上，決して簡単な手術ではない．術後出血，縫合不全，無気肺，血栓症など術後合併症のリスクが標準体重者と比較して高いため，適切な術後管理が成功のカギを握っているといっても過言ではない．術後は患者の訴えに傾聴することはもちろんのこと，ハイリスク患者であることを念頭におき，ドレーンからの排液の性状やバイタルサインなど，厳密なモニタリングが大変重要となる．ドレーン抜去後も創部の観察を行い，滲出液の有無やその性状，痛みの程度など継続した観察を行っていく必要がある．

▶患者への援助

- 高度肥満症患者は，ハイラムダ性格(物事を簡単にしか見ず，第三者的で，主体的にかかわることをせず，成り行き任せ)という性格特性を有している．患者の訴えを受容し，否定せず，小さな目標を立てて，できるだけ達成感を味わう機会をもち，自信をもってもらうように精神的サポートを続けることが重要である(重要)．
- 高度肥満症患者では，体位変換や日常のケアも介助者1人では対応しきれない場合も多く，複数人で対応にあたる必要がある．
- 高度肥満症患者の使用するベッドやいす，ストレッチャー，トイレなどの耐荷重・安全動作荷重を確認する．

特定行為にあたる範囲とその基礎手順

▶腹腔ドレーンの抜去

- 医師の指示の下，あらかじめ作成している手順書により，身体所見(排液の性状や量，挿入部と周囲の状態，発熱の有無など)および検査結果などが医師から指示された状態の範囲にあることを確認する．
- 固定用テープとドレッシング材を除去し，ドレーンが縫合糸のみで固定されていることを確認する．
- 鉗子とはさみを用いて皮膚に固定されている縫合糸を切り，ドレーンをゆっくり引き抜く．
- ドレーンが先端まですべて抜去されていることを確認する．
- 抜去時に抵抗がある場合は無理をせず医師に相談する．
- 抜去部は，ドレッシング材を貼付し保護する．

ケアのポイント

ドレーンの固定
- ドレーン刺入部を観察して，縫合部の脱落や牽引によりドレーンの位置にずれがないか確認する．
- 体動や歩行時に誤抜去がないように，ドレーンは2か所以上の皮膚に確実に固定する．

ドレーンの観察
- ドレーンの屈曲がないか確認し，ドレーン不全の予防に注意する．
- 高度肥満症患者では，とくに体位変換や離床時にドレーンの屈曲や牽引による緊張がかかりやすい．体位変換や離床後もドレーン刺入部の位置の異常やドレーンの屈曲がないか確認することが大切である．

（春田英律・佐田尚宏／岡田裕美）

引用文献
1) 山中英治：肥満者の周術期管理．外科治療 96(3)：254-258, 2007
2) Haruta H et al：Long-term outcomes of bariatric and metabolic surgery in Japan：Results of a multi-institutional survey. Obesity Surgery 27(3)：754-762, 2017
3) Nimeri A et al：Management algorithm for leaks following laparoscopic sleeve gastrectomy. Obesity Surgery 26(1)：21-25, 2016

memo

5 腎・泌尿器
根治的腎摘除術後ドレナージ

目的	**ドレーン** ● 術後出血，滲出液の性状や量をチェックし体外へ排出 **膀胱留置カテーテル** ● 経時的尿量測定，ベッド上安静時の導尿
適応	● 根治的腎摘除術
種類と挿入経路	**ドレーン** ● 閉鎖式ドレナージで，チューブ型もしくはブレイク型ドレーンを側腹部から腎摘除部に留置（図1, 2, 3, 4） **膀胱留置カテーテル** ● 経尿道的に膀胱に留置（図1, 2, 3）
固定方法	**ドレーン** ● 挿入部付近の皮膚に非吸収糸で縫合固定し，さらに粘着力の高い固定用テープで皮膚に固定 **膀胱留置カテーテル** ● 下腹部（男性）あるいは大腿部（女性）に固定用テープで固定
留置期間	**ドレーン** ● 排液量50mL/日以下で，出血や感染を疑わせる所見がなければ，術後2〜3日で抜去 **膀胱留置カテーテル** ● 離床可能となる術後1〜2日で抜去
予測される合併症	● 術後出血 ● 手術部位感染症 ● リンパ漏 ● 膵液瘻や乳び瘻 ● 腸閉塞 ● 腸管損傷 ● 急性腎不全 ● 深部静脈血栓症

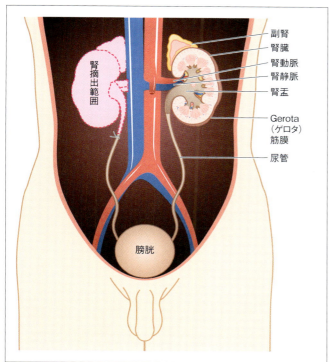

図1 根治的腎摘除術

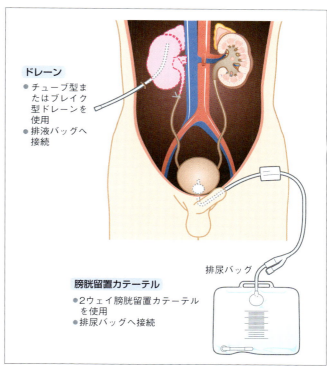

図2 ドレーン，膀胱留置カテーテルの留置位置

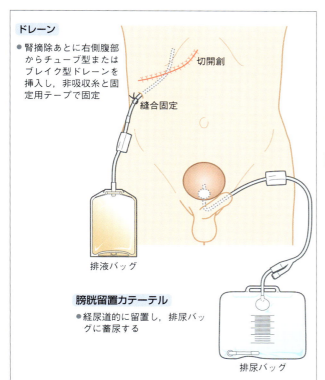

図3 ドレーン，膀胱留置カテーテルの挿入部位（開放手術）

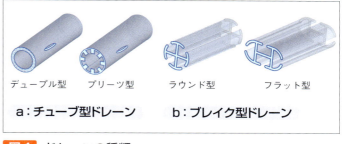

図4 ドレーンの種類

根治的腎摘除術の概要

- 根治的腎摘除術は，腎がんに対する標準的術式の1つである．腎動静脈と尿管を結紮，切断し，Gerota（ゲロタ）筋膜に包まれた腎臓を剥離し，同側の副腎とともに腎臓を摘出する(図1)．
- 腫瘍と副腎が離れている場合には，副腎を温存することもある．
- 腫瘍径が小さい腎がんの場合には，可能なかぎり正常腎組織と腎機能を温存する腎部分切除術が行われる．
- 術式は大きく分けて開放手術とロボット支援手術を含む

鏡視下手術に分類される．それぞれ経腹的アプローチと後腹膜アプローチがある．
- ここでは開放手術（経腹的根治的腎摘除術）におけるドレーン管理について解説する（図2）．

マネジメントのポイント

▶ドレーン
- 閉鎖式ドレナージを行う．1本のチューブ型もしくはブレイク型ドレーン（図3, 4）を側腹部から腎摘除部に留置する（図2）．
- 自然抜去を防止するために，ドレーン挿入部付近の皮膚に非吸収糸で縫合固定し，さらに粘着度の高い固定用テープで固定する（図3）．
- ドレーンからの排液量が50mL/日以下に減少し，血性ではなく漿液性の排液で，全身状態やドレーンの性状から感染が疑われなければ抜去する．通常，術後2〜3日で抜去する．

▶膀胱留置カテーテル
- 術前，16Fr膀胱留置カテーテルを経尿道的に膀胱に留置する（図2, 3）．
- 離床可能となったら抜去する．通常，術後1〜2日で抜去する．
- 術後鎮痛に硬膜外麻酔を併用している場合，尿閉のリスクがあるため硬膜外カテーテル抜去後に膀胱留置カテーテルを抜去する．
- 詳細は「膀胱留置カテーテル」の項を参照．

処置の介助と看護師の役割

ドレーン（排液の量・性状，ドレーン挿入部）の観察
- ドレーンからの排液の量・性状を観察する．術後数日間は，凝血塊やフィブリン塊でドレーンが閉塞しないように適宜ドレーンのミルキングを行う．
- 血性が強く，急激な排液量の増加がみられるときは，後出血が疑われるため，すみやかに医師に報告する．
- ドレーンからの排液が白濁した場合は，膵液瘻や乳び瘻が疑われるため，すみやかに医師に報告する．
- 陰圧型ドレーンを使用している場合は，排液バッグが陰圧になっていることを適宜確認する．
- ドレーンは誤抜去がないように，ドレーンと皮膚にマーキングを行い，ずれがないかを確認する．
- 挿入部痛がある場合は，皮膚に発赤や縫合部のつれ（牽引）などがないかを確認し，医師の指示の下で鎮痛薬を使用する．

ケアのポイント

ドレーン・膀胱留置カテーテルの固定
- ドレーン挿入部は，ガーゼつきフィルムドレッシング材で保護する．
- ドレーン，膀胱留置カテーテルは，固定用テープで固定する．
- 男性は，陰茎を頭側に向け，カテーテルと皮膚の間に3横指分のゆとりをもたせて下腹部に固定用テープで固定する．
- 女性は，男性同様にカテーテルにゆとりをもたせて，大腿部内側に固定用テープで固定する．
- 固定用テープは長期間貼付したままにせず，適宜貼り替えを行う．
- 皮膚が脆弱な場合は，固定用テープ貼付部位に皮膚被膜剤（皮膚保護剤）を使用する．

膀胱留置カテーテル（尿量・尿性状，固定状況）の観察
- 手術直後は，肉眼的血尿を呈することがある．
- 膀胱留置カテーテルの留置による膀胱刺激症状が出現したときは，医師の指示のもと鎮痛薬を使用し苦痛の緩和をはかる．
- カテーテルの圧迫による尿道口の損傷や潰瘍形成，固定用テープによる皮膚のトラブルの有無を観察する．
- 膀胱留置カテーテルの留置中は，感染予防のため，連日陰部洗浄を実施して清潔を保つ．
- 膀胱留置カテーテルと排尿バッグの位置に注意し（排尿バッグは膀胱留置カテーテル挿入部より下にする）逆行性感染を予防する．

術後の観察ポイント
- 術後出血や腎血流量の低下で急性腎不全を起こす可能性がある（重要）．バイタルサイン，尿量の観察を行う．

（安東 聡・森田辰男／栗原日登美）

5 腎・泌尿器
腎尿管全摘除術後ドレナージ

目的	**ドレーン** ● 術後出血，滲出液，膀胱縫合部からの尿もれの量や性状をチェックし，体外へ排出 **膀胱留置カテーテル** ● 経時的尿量測定，膀胱縫合部からの尿もれ防止，ベッド上安静時の導尿
適応	● 腎尿管全摘除術（図1）
種類と挿入経路	**ドレーン** ● 閉鎖式ドレナージで，デュープル型もしくはプリーツ型ドレーンを側腹部から腎摘除部に留置し，さらに下腹部から膀胱縫合部近傍にも留置（図2，3） **膀胱留置カテーテル** ● 経尿道的に膀胱に留置（図2，3）
固定方法	**ドレーン** ● 挿入部付近の皮膚に非吸収糸で縫合固定し，さらに粘着力の高い固定用テープで皮膚に固定 **膀胱留置カテーテル** ● 下腹部（男性）あるいは大腿部（女性）に固定用テープで固定
留置期間	**ドレーン** ● 排液量50mL/日以下で，出血，感染，尿もれを疑わせる所見がなければ，術後2〜3日で抜去 **膀胱留置カテーテル** ● 通常，術後約1週間で抜去
予測される合併症	● 術後出血 ● 手術部位感染症 ● リンパ漏 ● 膵液瘻や乳び瘻 ● 急性腎不全 ● 深部静脈血栓症

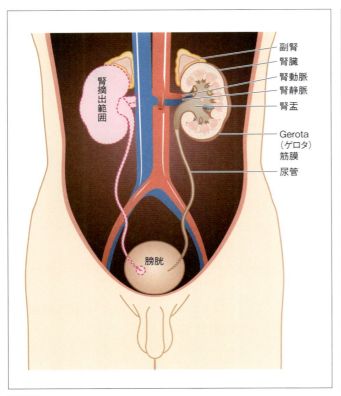

図1 腎尿管全摘除術

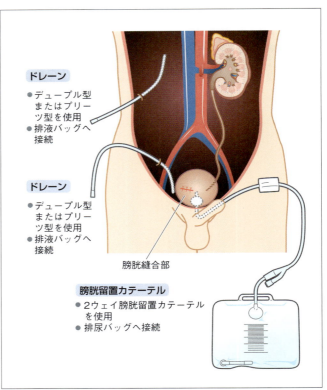

図2 ドレーン，膀胱留置カテーテルの留置位置

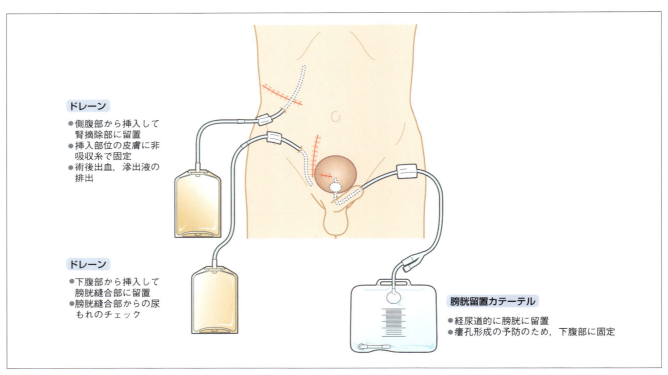

図3 ドレーン，膀胱留置カテーテルの挿入部位（開放手術）

腎尿管全摘除術の概要

- 腎尿管全摘除術は，腎盂尿管がんに対する標準的術式である．腎動静脈を結紮，切断し，腎臓と尿管を周囲から剥離する．尿管口周辺の膀胱壁も切除し，腎，尿管を一塊にして摘出する術式である(図1)．
- 術式は大きく分けて開放手術と鏡視下手術に分類される．それぞれ経腹的アプローチと後腹膜アプローチがある．
- ここでは開放手術(後腹膜アプローチによる腎尿管全摘除術)におけるドレーン管理について解説する(図2)．

マネジメントのポイント

▶ドレーン

- 閉鎖式ドレナージを行う．デュープル型もしくはプリーツ型ドレーンを腎摘除部と膀胱縫合部近傍に1本ずつ留置する(図2)．
- 誤抜去を防止するために，ドレーンを挿入部付近の皮膚に非吸収糸で固定し，さらに粘着度の高い固定用テープで固定する(図3)．
- ドレーンからの排液が漿液性で術後3日以上経過しても100mL/日以上持続する場合は，膀胱縫合部からの尿もれが疑われる．尿もれに関しては，膀胱造影，インジゴカルミンを静注し排液が青染すること，あるいは排液のクレアチニンが高値であることで確認する．
- ドレーンからの排液量が50mL/日以下に減少し，血性ではなく漿液性の排液で，全身状態やドレーンの性状から感染が疑われない所見であれば抜去する．通常，術後2〜3日で抜去する．

▶膀胱留置カテーテル

- 手術開始前，清潔操作下に経尿道的に膀胱に留置する(図2, 3)．
- 男性では下腹部に，女性では大腿部に固定用テープで固定する．
- 膀胱を部分切除し縫合するため高度の血尿を認める場合がある．凝血塊による閉塞を防ぐために，3ウェイ膀胱留置カテーテルを留置し生理食塩液で持続灌流することがある．
- 通常，術後約1週間で膀胱留置カテーテルを抜去する．
- 膀胱縫合部からのリーク(もれ)の有無を調べるために膀胱造影を行うこともある．
- 術後鎮痛に硬膜外麻酔を併用している場合，尿閉のリスクがあるため硬膜外カテーテル抜去後に膀胱留置カテーテルを抜去する．
- 詳細は「膀胱留置カテーテル」の項参照．

処置の介助と看護師の役割

ドレーン(排液の量・性状，ドレーン挿入部)の観察

- ドレーンは誤抜去がないように，ドレーンと皮膚にマーキングを行い，ずれがないかを確認する．
- 陰圧型ドレーンを使用している場合は，排液バッグが陰圧になっていることを適宜確認する．
- 挿入部痛がある場合は，皮膚に発赤や縫合部のつれ(牽引)などがないかを確認し，医師の指示の下で鎮痛薬を使用する．
- ドレーンからの排液の量・性状を観察する．術後数日間は，出血や滲出液で100mL/日を超える排液がみられることがある．凝血塊やフィブリン塊でドレーンが閉塞しないように適宜ドレーンのミルキングを行う．
- 血性が強く，急激に量が増え100mL/時以上の排液がみられるときは，すみやかに医師に報告する．
- ドレーンからの排液が白濁した場合は，膵液瘻や乳び瘻が疑われるため，すみやかに医師に報告する．
- ドレーンからの排液量が増加したときは，膀胱吻合部からの尿もれが疑われるため，すみやかに医師に報告する．

ケアのポイント

ドレーン・膀胱留置カテーテルの固定

- ドレーン挿入部は，ガーゼつきフィルムドレッシング材で保護する．
- ドレーン，膀胱留置カテーテルは，固定用テープで固定する．
- 男性は，陰茎を頭側に向け，カテーテルと皮膚の間に3横指分のゆとりをもたせて下腹部に固定用テープで固定する．
- 女性は，男性同様にカテーテルにゆとりをもたせて，大腿部内側に固定用テープで固定する．
- 固定用テープは長期間貼付したままにせず，適宜貼り替

えを行う．
- 皮膚が脆弱な場合は，テープ貼付部位に皮膚被膜剤(皮膚保護剤)を使用する．

膀胱留置カテーテル(尿量・尿性状，固定状況)の観察
- 手術直後は，肉眼的血尿を呈することがある．
- 膀胱留置カテーテルの留置による膀胱刺激症状が出現したときは，医師の指示の下で鎮痛薬を使用し苦痛の緩和をはかる．
- 急激な尿量減少は，血塊によるカテーテル閉塞または屈曲が疑われる．カテーテルの屈曲がない場合は，超音波検査により膀胱内尿量の有無を確認する．
- 血塊によるカテーテル閉塞を起こした場合は，膀胱留置カテーテルを交換し，膀胱洗浄で血塊を除去する．
- カテーテルの圧迫による尿道口の損傷や潰瘍形成，固定用テープによる皮膚のトラブルの有無を観察する．
- 膀胱留置カテーテルの留置中は，感染予防のため，連日陰部洗浄を実施し清潔を保つ．
- 膀胱留置カテーテルと排尿バッグの位置に注意し(排尿バッグは膀胱留置カテーテル挿入部より下にする)逆行性感染を予防する．

（安東　聡・森田辰男／栗原日登美）

5 腎・泌尿器
腎盂形成術後ドレナージ

目的	<u>ドレーン</u> ● 術後出血，滲出液の性状や量をチェックし体外へ排出 ● 術後尿漏の監視 <u>腎瘻（あるいは腎盂瘻）カテーテル，尿管ステント（シングルJ尿管ステント，ダブルJ尿管ステント）</u> ● 腎盂内圧を低下させ，腎盂尿管吻合部の尿路を確保，尿漏を予防 <u>膀胱留置カテーテル</u> ● ベッド上安静時の導尿
適応	● 腎盂形成術
種類と挿入経路	<u>ドレーン</u> ● 閉鎖式ドレナージで，側腹部からチューブ型もしくはブレイク型ドレーンを，腎盂尿管吻合部付近に留置 <u>腎瘻（あるいは腎盂瘻）カテーテル，尿管ステント</u> ● 成人ではシングルJ尿管ステントあるいは腎盂カテーテルを，小児ではシングルJ尿管ステントを側腹部から留置 <u>ダブルJ尿管ステント</u> ● 4.7Frあるいは6FrのダブルJ尿管ステントを尿管内に留置（図1） <u>膀胱留置カテーテル</u> ● 経尿道的に膀胱に留置
固定方法	<u>ドレーン，腎瘻（あるいは腎盂瘻）カテーテル，尿管ステント（シングルJ尿管ステントの場合）</u> ● 挿入部付近の皮膚に非吸収糸で縫合固定し，さらに粘着力の高い固定用テープで皮膚に固定 <u>膀胱留置カテーテル</u> ● 下腹部（男性）あるいは大腿部（女性）に固定用テープで固定

留置期間	ドレーン ●排液量50mL/日以下で，出血，感染，尿もれを疑わせる所見がなければ，術後2～3日で抜去 腎瘻（あるいは腎盂瘻）カテーテル ●術後4～5日目に腎瘻造影を行い，腎盂尿管吻合部の通過性を確認してから抜去 尿管ステント（ダブルJ尿管ステントの場合） ●術後1～2か月で抜去 膀胱留置カテーテル ●離床可能となる術後1～2日で抜去
予測される合併症	●術後出血 ●手術部位感染症 ●急性腎盂腎炎 ●尿瘻 ●腎盂尿管吻合部通過障害

腎盂形成術の概要

- 腎盂尿管移行部の通過障害に伴う水腎症に対して行う手術である．
- 最も一般的に行われている術式はアンダーソン・ハイネス（Anderson-Hynes）法であり，腎盂尿管移行部の狭窄部位を切除し，腎盂と尿管を漏斗状に吻合するもので，開放手術と鏡視下手術とがある．さらに，それぞれ経腹的アプローチと後腹膜アプローチとがある．
- ここでは，腰部斜切開による腎盂形成術を紹介し，そのドレーン管理について解説する（図1）．

マネジメントのポイント

▶ドレーン

- 閉鎖式ドレナージを行う．側腹部から腎盂尿管吻合部付近にチューブ型もしくはブレイク型ドレーンを留置する（図2）．小児の場合，開放式ペンローズドレーンを使用することもある．
- 誤抜去を防止するために，ドレーンを挿入部付近の皮膚に非吸収糸で縫合固定し，さらに粘着度の高い固定用テープで固定する．
- 閉鎖式ドレナージの場合，ドレーンが屈曲しないように固定位置を工夫する．
- 排液量50mL/日以下，血性ではなく漿液性の排液で，全身状態やドレーンからの排液の性状から感染が疑われない所見であれば抜去する．通常，術後2～3日で抜去する．

▶腎瘻（あるいは腎盂瘻）カテーテル，尿管ステント

- 腎盂内圧を低下させ尿もれを予防するために，腎瘻カテーテルあるいは尿管ステントを留置することが多いが，①腎瘻カテーテルのみ留置する場合，②ダブルJ尿管ステントのみ留置する場合，③まったくカテーテルを留置しないチューブフリー（Note①）の場合もある（表1）．

腎瘻（あるいは腎盂瘻）カテーテル，シングルJ尿管ステント

- 側腹部から腎実質を貫いて腎盂内にカテーテルを挿入する．成人ではシングルJ尿管ステントあるいは腎瘻カテーテルを留置する．小児では5FrのシングルJ尿管ステントを留置する．腎盂の拡張が高度の場合は腎盂瘻

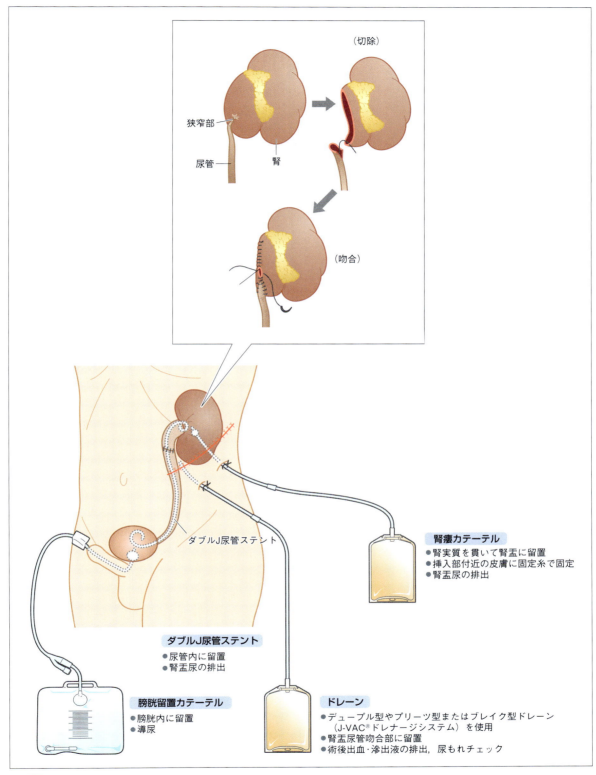

図1 腎盂形成術（dismembered法）とドレーン，膀胱留置カテーテルの挿入部位

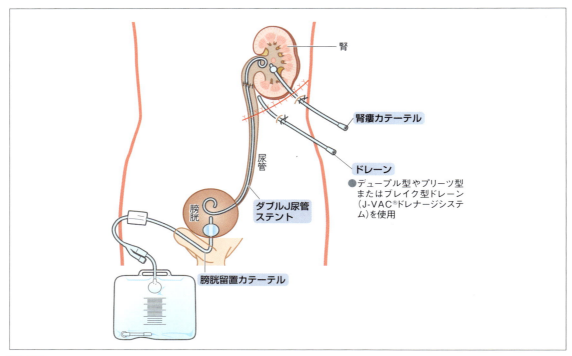

図2 ドレーン，膀胱留置カテーテルの留置位置

カテーテルとする場合もある．シングルJ尿管ステントは挿入部付近の皮膚に非吸収糸で縫合固定し，固定用テープでもしっかり固定する．腎瘻カテーテルであっても，誤抜去防止のため挿入部付近の皮膚に非吸収糸で縫合固定するとともに固定用テープでも固定する．

- 術後4〜5日で腎瘻造影を行い，腎盂尿管吻合部の通過性を評価し，尿もれを認めなければ腎瘻カテーテルを24時間クランプする．腎瘻カテーテルを24時間クランプしても異常を認めなければ，腎瘻カテーテルを抜去する．しかし，側腹部痛，発熱，腎瘻カテーテル挿入部周囲から尿もれを認めるようであれば，クランプを解除し，1週間後に同様の操作を行うが，必要であれば腎瘻造影を再度行う．

ダブルJ尿管ステント
- ダブルJ尿管ステントを留置した場合，ドレーンが抜去できれば早期退院が可能である．また，日常生活活動（ADL）を低下させずに長期間留置できる長所がある．
- 術後1〜2か月でダブルJ尿管ステントを抜去する．成人では外来での抜去が可能であるが，小児例では全身麻酔下での抜去となる．
- 腎瘻カテーテルとは異なり，腎盂尿管吻合部の通過性を評価することが容易ではないため，抜去後の通過性は，超音波検査，CT検査，レノグラム（腎動態シンチグラム）などで評価する必要がある．

▶膀胱留置カテーテル

- 術前，膀胱留置カテーテルを経尿道的に膀胱に留置する．
- 男性では下腹部に，女性では大腿部に固定用テープで固定する．
- 通常，離床可能となる術後1〜2日で抜去する．
- 詳細は「膀胱留置カテーテル」の項参照．

> **Note①**
> 腎盂の拡張が軽度である幼児期以降の症例では，腎瘻カテーテルやダブルJ尿管ステントをともに留置しない"カテーテルフリー"で行うこともある．カテーテルフリーの場合，腎瘻造影や腎瘻カテーテルあるいはダブルJ尿管ステントの抜去が不要なため早期退院が可能であり，ダブルJ尿管ステント抜去時に全身麻酔を要する小児例においては特に有用な術式である．しかし，吻合部の通過性不良による側腹部痛や尿瘻の有無に関しては注意深く観察する必要がある．上記症状が出現した場合は，ダブルJ尿管ステントを緊急に留置する必要がある．

表1 腎盂形成術時のカテーテルの特徴

	腎瘻（腎盂瘻）カテーテル	ダブルJ尿管ステント	カテーテルフリー
長所	・腎盂尿管吻合部の通過性の評価が容易 ・腎瘻（腎盂瘻）カテーテルの抜去が容易	・術後早期の退院が可能 ・退院時のカテーテルの留置が少ない	・術後早期の退院が可能 ・退院時のカテーテルの留置がない ・再入院が不要
短所	・腎盂尿管吻合部の通過性が不良な場合，カテーテルを留置したままの退院となる． ・術後のカテーテルの留置が多い． ・入院期間がやや長くなる．	・ダブルJ尿管ステント抜去のための再入院が必要（小児） ・ダブルJ尿管ステント抜去時における腎盂尿管吻合部の通過性の評価が困難	・腎盂尿管吻合部からの尿瘻が続く場合や保存的治療抵抗性の腎盂腎炎の場合，ダブルJ尿管ステントの留置や腎瘻造設が必要となる．

ケアのポイント

異常の早期発見・対応

- 合併症として，腹腔内臓器損傷，出血，尿もれ，感染，腸閉塞（イレウス）などが生じる危険性がある．とくに術直後に，下記のような症状が現れた場合は医師に報告し，適宜，検査や処置の準備を行う（重要）．

  ①ドレーンから多量の排液がみられた場合は，尿もれの危険性がある．そのため，医師に報告後，尿もれの検査として，インジゴカルミンを静注（あるいは腎瘻から注入）し，排液が青染するか調べる（重要）．

  ②腎瘻カテーテルからの尿量が減少した場合や，挿入部周囲から尿がもれる場合は，皮膚面からのカテーテル挿入位置を確認する．
  - カテーテルが抜けかけている際には，すみやかに医師に報告する．時間の経過とともに再挿入が困難になるため，常にカテーテルの挿入位置には留意しておく．
  - カテーテルの挿入位置が適切であり尿がもれる場合は，カテーテルの閉塞を疑う．この場合は，生理食塩液で洗浄するため，医師に連絡し準備する（詳細は「腎瘻カテーテル」の項参照）．

  ③尿量が増えず，尿意を強く訴える場合は，凝血塊による腎瘻カテーテルの閉塞が疑われる．エコー（超音波）検査を行い，膀胱の状態を評価し，適宜，生理食塩液で洗浄するための準備をする．

  ④尿量のチェックを行い，水分出納に注意する．

  ⑤術後数日間は，出血や滲出液が100mL/日を超える場合があるため，ドレーン閉塞の予防のため適宜ミルキングを行う．

  ⑥ダブルJ尿管ステント留置時に膀胱留置カテーテルを抜去すると，膀胱尿管逆流による腎盂腎炎が生じやすくなる．そのため，腹圧をかけない排尿や頻繁な排尿などを心がけるように患者へ説明し，水分摂取を促す．

ドレーンの固定

- ドレーン挿入部は，術中にフィルムドレッシング材で清潔に保護すれば，ドレーン抜去日まで消毒の必要はないが，抜去後は抜去翌日までガーゼ保護をする．
- ドレーンやカテーテルの屈曲やねじれに対して，走行や固定部位を確認し，体動でも屈曲やねじれが生じないように，適度のたるみをもたせて固定する（重要）．
- 男性では，尿道瘻の予防のため膀胱留置カテーテルを必ず下腹部にテープ固定する（重要）．

逆行性感染防止

- 逆行性感染を防ぐため，必ず排液バッグは挿入部より低い位置に，排尿バッグは腎臓より低い位置に置く（重要）．

*

- 患者との対話を通して（意識がない場合はノンバーバルコミュニケーション），患者の思いをくみとり，ケアを行う．

（日向泰樹・森田辰男／村上礼子）

5 腎・泌尿器
膀胱留置カテーテル

目的	● 膀胱内に貯留した尿の持続的ドレナージ ● 経時的尿量測定
適応	● 高度排尿障害症例 ● 術中および術後周術期などでベッド上安静を必要とする症例 ● 心不全や腎不全などで経時的に尿量のモニタリングを要する症例 ● 頻尿や尿失禁でQOLが低下している症例
種類	<u>主にシリコンやラテックス製の膀胱留置カテーテル(**図1**)</u> ● フォーリー型またはチーマン型カテーテル ● 2ウェイまたは3ウェイカテーテル
挿入経路	● 外尿道口から経尿道的に膀胱へカテーテルを挿入
留置期間	● 可能な限り短期間の留置を原則とするが,高度排尿障害症例では長期間留置
固定方法	● 男性では下腹部に,女性では大腿部に固定用テープで固定
予測される合併症	● 血尿 ● 膀胱刺激症状 ● 尿路感染症 ● 前立腺炎 ● 膀胱結石 ● 膀胱留置カテーテル周囲からの尿もれ ● 尿道裂傷 ● 膀胱留置カテーテルの抜去困難

膀胱留置カテーテル挿入の概要

● 膀胱留置カテーテルの挿入は次のように行う.
　① 手洗いまたは擦式手指消毒後,滅菌手袋を装着し,以下の作業を清潔操作で行う.
　② あらかじめカテーテルと連結している排尿バッグ(閉鎖式)のクランプを確認する.
　③ 消毒綿球(10%ポビドンヨード)を用いて,男性では外尿道口から亀頭部全体,女性では外尿道口を中心に両側小陰唇内側を消毒する(**図2**-a).

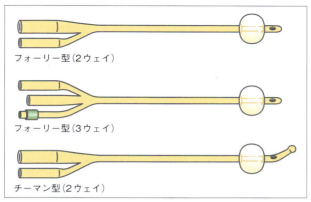

図1 主な膀胱留置カテーテル

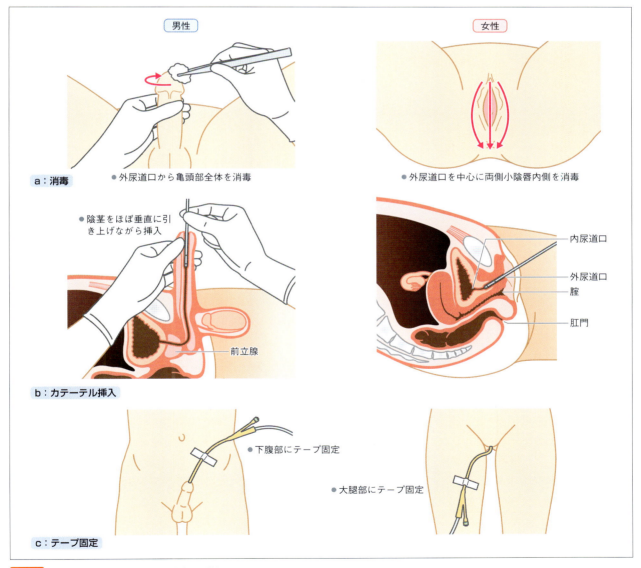

図2 膀胱留置カテーテルの挿入手順

④カテーテル先端から適切な範囲に滅菌潤滑剤を塗布する．
⑤男性では陰茎をほぼ垂直に引き上げるように把持し，女性では小陰唇を開き外尿道口が確認できるようにする（図2-b）．
⑥カテーテルを指で把持し，カテーテル先端が汚染しないように注意しながら外尿道口からカテーテルを挿入する．
⑦尿の流出を確認した位置から，さらに十分に挿入する．
⑧滅菌蒸留液をバルンに注入する．必ず抵抗がないことを確認しながら注入する．
⑨カテーテルを引っ張り，抜けない（膀胱内に固定されている）ことを確認する．
⑩カテーテルを男性では上方（頭側）へ向けて下腹部に，女性では大腿部の皮膚に固定用テープで固定する（図2-c）．

マネジメントのポイント

カテーテル留置時の留意事項

- 膀胱にカテーテルを留置する場合，膀胱留置カテーテルを用いるが，通常，成人では14〜18Frのカテーテル，小児では6〜10Frのカテーテルを選択する．ただし，一時的な導尿の場合にはネラトンカテーテルを用いる．
- カテーテルを鑷子で把持するとバルンを拡張するためのインフレーションルーメンが損傷し，カテーテルの自然抜去や抜去困難が発生する可能性がある．カテーテルは鑷子ではなく指で把持し挿入する．
- 尿道内でバルンを膨らませると尿道損傷をきたすため，膀胱内にカテーテルの先端が到達していることを確認することが重要である．そのため，必ず尿の流出を確認し，尿の流出がみられない場合には，膀胱洗浄を行い注入液がスムーズに回収できるかを確認する．また，バルンを拡張するためインフレーションバルブから滅菌蒸留水を注入するときに，抵抗がないことを確認することも重要である．
- 男性でカテーテル挿入が困難な場合，以下の対応を試みる．
  - 尿道内にキシロカイン®（リドカイン塩酸塩）ゼリーを注入し，患者に深呼吸をしてもらうことにより尿道括約筋が弛緩しカテーテル挿入が容易になることがある．
  - 先端が硬く軽度彎曲しているチーマン型カテーテルを用いる．
  - スタイレットや軟性膀胱鏡を用いてカテーテル挿入を試みる．
  - 上記の方法でカテーテル挿入が困難な場合には，膀胱瘻造設を検討する．
- 男性ではカテーテルを大腿部など下方（尾側）に固定すると腹側尿道の裂傷により尿道下裂の状態になるため，上方（頭側）へ向けて下腹部に固定する．
- 膀胱洗浄は，凝血塊や小結石などでカテーテル閉塞が予測される場合には行うが，日常的な感染予防策としては行わない．
- 膀胱留置カテーテルを無菌操作で挿入しても，2週間経過すると尿路感染症は必発である（重要）．尿路感染症の急性増悪予防と膀胱結石予防のために，尿量を2000mL/日以上に保つようにする．
- 膀胱留置カテーテル周囲からの尿もれは，カテーテルの閉塞や排尿筋の不随意収縮によって発生する．以下の対応を試みる．
  - カテーテル閉塞の有無を確認し，閉塞があればカテーテル交換などで対応する．
  - カテーテルを適切なサイズに変更する．
  - バルンの固定水を少なくする．
  - 前立腺炎の場合，膀胱瘻を造設する．
  - 抗コリン薬を投与するが，改善しない場合には，NSAIDs（非ステロイド性抗炎症薬）やオピオイド鎮痛薬を投与する．

カテーテル抜去の適応

- 次の項目に該当しない場合は，可能な限り早期のカテーテルの抜去を検討する．
  - 厳密な尿量測定が必要である．
  - 重度の尿路通過障害がある．
  - 尿閉による水腎症や腎機能低下がある．
  - 術後の創部の安静保持が必要である．
  - 仙骨または会陰部に開放創があり，尿失禁がある．
  - 終末期ケアの快適さを改善するためにカテーテル留置が必要である．

カテーテル抜去の方法

- 患者へカテーテルを抜去すること，そしてカテーテル抜去時に違和感があることを説明する．
- カテーテルを固定している固定用テープを外し，ランニ

- ングチューブ内にたまった尿を排尿バッグへ誘導する．
- シリンジを用いてバルン内の固定水を吸引する．
- 患者に深呼吸してもらい，呼気時にカテーテルを抜去する．
- 周囲への汚染がないことやバルンに破損がないことを確認する．

カテーテル抜去時の留意事項
- 固定水は全量が吸引できたことを確認する．
- 患者の表情も確認しながらゆっくりとカテーテルを抜去する．
- 抜去時に強い抵抗がある場合には無理に抜去しない．
- 患者へ抜去後の合併症について説明する．
- バルン内の固定水を抜くことができずカテーテルを抜去できない場合，以下の対応を試みる．
  - インフレーションバルブから蒸留水数mLを追加注入し，バルン内の水抜きを試みる．
  - インフレーションバルブから蒸留水約50mLを注入し，バルンを破裂させる．
  - インフレーションバルブから有機溶媒(アセトンやエーテル)を注入し，バルンを破裂させる．
  - インフレーションバルブを切断する．
  - 膀胱内に生理食塩液を注入して膀胱を充満させ，エコー(超音波)ガイド下に恥骨上から23Gカテラン針でバルンを穿刺破裂させる．
- 膀胱留置カテーテルの至適交換時期については個人差があり，閉塞が疑われる場合に交換する．通常，2か月以上，同一カテーテルを留置し続けることは避ける．

ケアのポイントと看護師の役割

- 尿量，性状，においなどから尿の状態をアセスメントする．
- 尿量の低下や，カテーテル挿入部周囲からの尿もれが生じている場合，カテーテルの屈曲や浮遊物による閉塞が考えられる．屈曲・閉塞による通過障害が生じると，尿路感染症や腎機能の低下をきたすおそれがある．
- 患者の身体やベッドによりカテーテルが屈曲・閉塞していないか観察する．
- カテーテル内に混濁・浮遊物がある場合，閉塞予防のため定期的にミルキングを行う．ミルキング時は逆流に留意する．
- 尿路感染症予防のため，連日陰部洗浄を行い，挿入部の清潔を保つ．挿入部が便汚染されている場合にも行う．
- 尿路感染症や尿混濁の予防のために水分摂取を促す(目安：1000〜1500mL/日．ただし，医師による水分制限の指示がある患者は除く)．
- カテーテルの留置が長期となる場合，尿道口や固定用テープ貼付部に皮膚損傷を起こすおそれがある．カテーテルに適度なゆとりをもたせて固定する，固定用テープ貼付部を毎回変えるなど対応する．
- 排尿バッグは8割程度たまったら尿を廃棄する．排液口が不潔にならないよう，尿の廃棄後はアルコール綿で拭いてからもとの位置に戻す．
- 尿路感染予防のため，排尿バッグは膀胱より低い位置になるように管理する．
- カテーテルの刺激により，尿意や残尿感(膀胱テネスムス)が生じることがある．症状が生じた際には，まず尿流出を確認する(Note①)．尿流出が問題なければ，カテーテルの固定位置の調整や，医師の指示の下に薬剤で対応していく．

カテーテル交換
- 一般的には2〜4週間ごとにカテーテル交換を行う．ただし，尿混濁や浮遊物がある場合には，カテーテルが閉塞されてしまう前に交換する．

患者・家族指導
- 膀胱留置カテーテルが挿入されていても，入浴には支障がないことを指導する．その際，排尿バッグが膀胱より高くならないように注意を促す．
- カテーテルが留置されたまま退院となる場合，患者の生活背景を考慮する(Note②)．必要であればレッグバッグ(p.215参照)などの医療物品を提案する．

(黒川真輔・森田辰男／水田知範・中村美鈴)

Note①
尿意を訴えた場合，カテーテルの閉塞か，膀胱テネスムスか適切に判断する必要がある．

Note②
在宅でのカテーテル管理の場合，就寝中に排尿バッグが膀胱より下になるように注意する．とくに布団で就寝する場合，敷布団を2枚重ねるなどの工夫をする．

5 腎・泌尿器
膀胱瘻カテーテル

目的	● 非経尿道的に膀胱尿を体外に排出
適応	● 高度排尿障害で経尿道的カテーテル挿入が困難な場合（前立腺肥大症など） ● 経尿道的カテーテル留置を避けたほうがよい場合（急性前立腺炎など） ● 長期の膀胱留置カテーテルの留置が必要な場合（神経因性膀胱など）
種類	● 膀胱留置カテーテル ● ピッグテールカテーテル ● 膀胱瘻バルンカテーテル
挿入経路	● 経皮的膀胱瘻造設術では，下腹部を経皮的に穿刺し膀胱内へカテーテルを挿入 ● 開放手術による膀胱瘻造設術では，下腹部皮膚切開後，膀胱前壁を切開し膀胱内へカテーテルを挿入
固定方法	● 膀胱瘻カテーテルを非吸収糸で皮膚に縫合固定し，カテーテルが抜けないように下腹部の皮膚に固定用テープで固定 ● バルンでの固定の場合，非吸収糸での縫合固定は不要
留置期間	● カテーテルの閉塞が疑われる場合に交換
予測される合併症	● 血尿 ● 尿もれ ● 膀胱刺激症状 ● 膀胱結石 ● 尿路感染症

経皮的膀胱瘻造設術の概要

- 経皮的膀胱瘻造設術が行われることが多いが，下腹部の手術歴を有する症例や穿刺しづらいと判断した場合には，躊躇することなく開放手術で膀胱瘻を造設する．
- ここでは経皮的膀胱瘻造設術の手順について解説する．
  ① 膀胱が十分に緊満していない場合は，水分補給あるいは経尿道的にカテーテル挿入可能であれば尿道カテーテルを通じて生理食塩液を200〜300mL注入する．
  ② やや頭低位の仰臥位で，正中線上，恥骨上1〜2横指の皮膚・皮下組織を局所麻酔しつつ，超音波ガイド下にカテラン針で膀胱を試験穿刺する（図1）．試験穿刺は，膀胱前壁を穿通して尿が吸引されるまで行い，

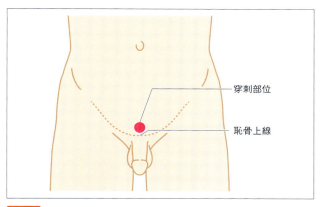

図1 膀胱穿刺部位

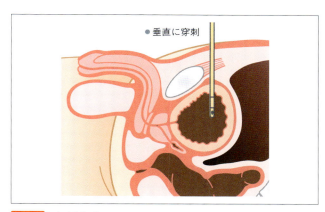

図2 穿刺方向

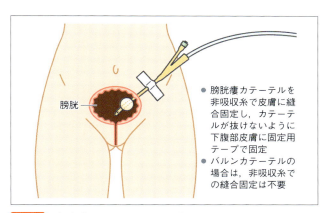

図3 膀胱瘻カテーテルの固定

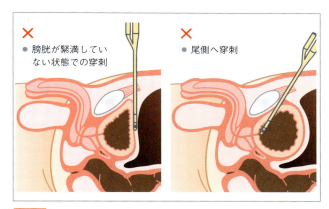

図4 不適切な穿刺

膀胱前壁の穿通に必要な深さを確認する．
③穿刺部皮膚を小切開し，鉗子で皮下組織を広げ本穿刺を行う．
④穿刺し，カテーテル先端数cmが膀胱内に入るまで針先を垂直に進める（図2）．カテーテルから尿の排出を確認し，カテーテルを十分な深さまで挿入する．
⑤膀胱尿の流出がスムーズで，生理食塩液の注入・排液がスムーズであることを確認する．
⑥X線透視下で造設する場合，造影剤を注入し，カテーテルの先端位置を確認し，カテーテルの深さを調整する．
⑦カテーテルを排尿バッグに接続する．
⑧カテーテルを挿入部付近の皮膚に非吸収糸で縫合固定し，さらに固定用テープで固定する（図3）．
⑨膀胱瘻造設中は自動血圧計を装着して随時バイタルサインをチェックし，血圧の変動に注意する．

マネジメントのポイント

- 超音波検査で膀胱，前立腺，腸管などの状態を確認し，安全な穿刺部位，穿刺方向，膀胱前壁までの深さを確認する．
- 膀胱が十分に緊満している状態で，垂直またはやや頭側方向に穿刺する．膀胱の拡張が不十分な場合，腹膜や腸管を損傷するリスクが生じる．一方，腹膜や腸管損傷を恐れるあまり，恥骨に近づいたり，尾側方向に穿刺すると，膀胱頸部や前立腺損傷のリスクが高くなる（図4）．
- 膀胱瘻造設時の縫合糸は，初回の膀胱瘻カテーテル交換時に抜糸する．その後は，固定用テープでの固定のみとする．
- カテーテル交換時，カテーテル抜去直後すみやかにカテーテルが挿入できるように，滅菌潤滑剤を塗布した新

しいカテーテルを準備しておく．
- カテーテルは，閉塞が疑われなければ，必ずしも定期的に交換する必要はないが，実地臨床では1か月ごとに交換していることが多い．
- 誤抜去時は早急に再挿入する．

処置の介助と看護師の役割

膀胱瘻カテーテル挿入
- 腹膜や腸管損傷，膀胱頸部や前立腺損傷のリスクがあるため，処置中は患者の状態を観察する．
- 穿刺後，急激な尿流出による血圧低下などのバイタルサインの変化に注意する．
- カテーテルの誤抜去を予防するため，縫合固定後，固定用テープで固定する．

膀胱瘻カテーテル交換
- 前回交換後からの，尿の状態，カテーテル管理状況，テープ固定による皮膚障害を観察する（Note①）．
- 看護師が行う特定行為として，医師の指示のもと手順書（図5）にそって実施している在宅や施設もある．

特定行為にあたる範囲とその基礎手順

▶膀胱瘻カテーテルの交換

- 膀胱瘻カテーテルの交換は，看護師が行う特定行為の1つで「医師の指示の下，手順書により，身体所見（瘻孔の破たんの有無，接着部や周囲の皮膚の状態，発熱の有無等）等が医師から指示された病状の範囲にあることを確認し，膀胱瘻カテーテルの交換を行う」と説明されている[1]．
- 図5に膀胱瘻カテーテル交換の手順書を示す．

> **Note①**
> カテーテルの誤抜去を予防するため，しっかり固定する必要があるが，固定用テープによる皮膚障害が起こりやすい．皮膚の状態を観察し，①固定用テープ除去の際は剥離剤を使用する，②皮膚への負担が少ない固定用テープを使用するなどの工夫が必要である．

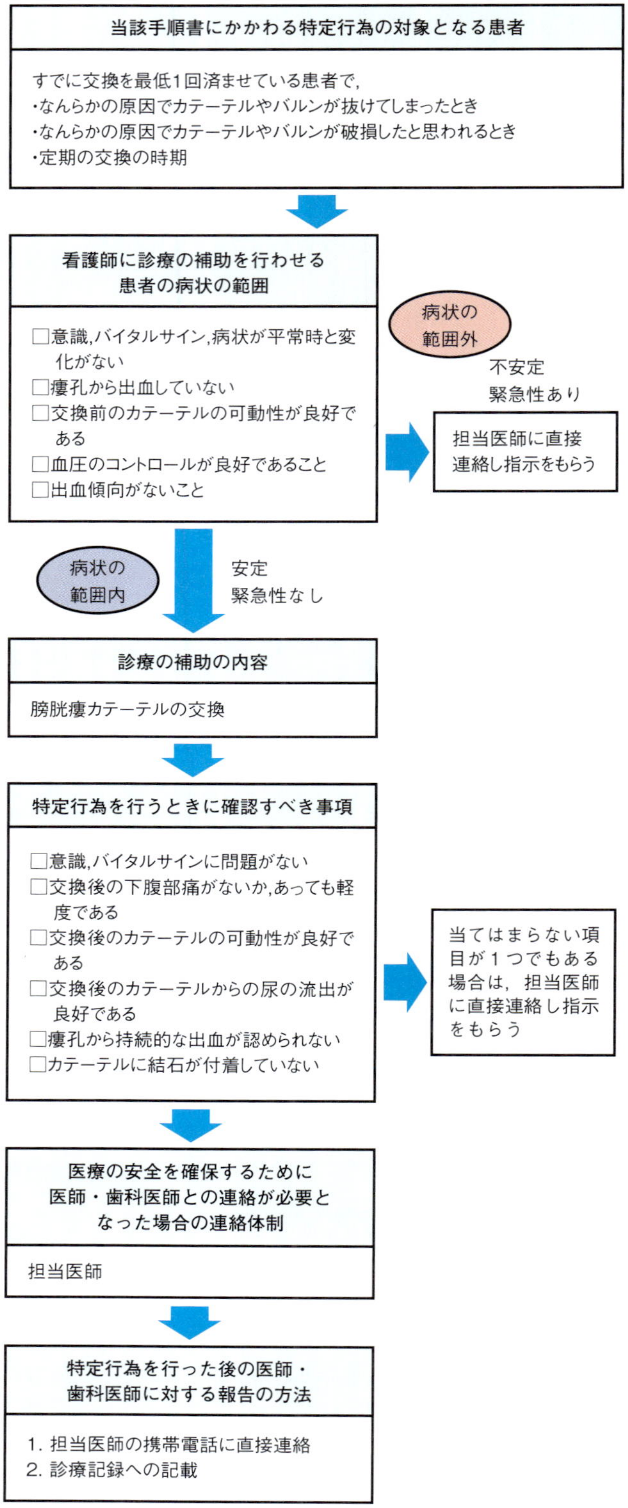

図5 膀胱瘻カテーテルの交換の手順書

（全日本病院協会：厚生労働省平成27年度看護職員確保対策特別事業「特定行為に係る手順書例集作成事業」特定行為に係る手順書例集，p40，2016より一部改変）

ケアのポイント

- 基本的なケアのポイントは「膀胱留置カテーテル」の項参照．
- 尿路感染症予防と固定用テープ貼付による皮膚障害予防のため，カテーテル挿入部と固定用テープ貼付部の洗浄を行い，清潔を保つ．
- 膀胱瘻カテーテルの留置が長期となる場合，カテーテル挿入部や固定用テープ貼付部に皮膚損傷を起こすおそれがある．カテーテルに適度なゆとりをもたせて固定する．固定用テープ貼付部は毎回変えるなどの対応をする(Note②)．

膀胱瘻カテーテルの交換

- 一般的には2〜4週間ごとにカテーテルの交換を行う．ただし，血尿，尿混濁や浮遊物がある場合には，カテーテルが閉塞する前に交換する．

患者・家族指導

- カテーテルが挿入されていても，入浴には支障がないことを指導する．その際は，排尿バッグが膀胱より高くならないように注意を促す(Note③)．
- カテーテルを留置したまま退院となる場合，患者の生活背景を考慮する．必要であればレッグバッグ(排尿バッグを脚にセットすることで両手が使え，生活行動への支障を少なくできる)や延長チューブなどの医療物品を提案する．
- 退院後のカテーテル誤抜去時は，瘻孔の閉塞を防ぐために，カテーテルを水道水で洗浄後，すみやかに自己にて再挿入し，病院を受診してもらうことを指導する．ただし再挿入が困難なときは無理をせず，早急に病院を受診してもらう(重要)．

Note②
常時同じ向きにカテーテルを固定すると，瘻孔周囲に肉芽形成をする可能性がある．

Note③
入浴時，医師の許可があれば一時的に排尿バッグからカテーテルプラグ(カテーテルのふた)に変えることができる．

(黒川真輔・森田辰男／三柴絵美)

引用文献
1) 厚生労働省：特定行為とは
https://www.mhlw.go.jp/stf/seisakunitsuite/bunya/0000050325.html より 2018年11月26日検索

CHAPTER 2 系統別ドレーン・チューブ管理

5 腎・泌尿器
腎瘻カテーテル

目的	● 腎盂から直接体外へ尿を排出
適応	● 水腎症（原因：悪性腫瘍，先天異常，尿管損傷など） ● 尿路結石に対する経皮的手術
種類	● マレコ型カテーテル ● 腎盂バルンカテーテル ● ピッグテールカテーテル
挿入経路	● エコー（超音波）ガイド下に腰背部より腎実質を貫き，腎盂内へカテーテルを挿入
固定方法	● 腎盂バルンカテーテルは，挿入部付近の皮膚に非吸収糸で縫合固定し，粘着性の高い固定用テープで皮膚に固定
留置期間	● 腎瘻カテーテルの交換は3〜4週ごとに行うが，上部尿路の通過障害が改善されたらカテーテルの抜去を検討する．
予測される合併症	● 血尿 ● 腎周囲血腫 ● 腎盂腎炎 ● 腸管損傷

腎瘻造設術の概要

● 腎瘻造設術は次のように行う．
① 腹臥位で，腹部にクッションをあてがう．超音波検査により腎盂腎杯の拡張，腎臓の呼吸性移動，周囲臓器（肝臓，脾臓，消化管）の状態を確認する（図1）．
② 穿刺部位は後腋窩線上の第11肋骨以下の高さで，穿刺用プローブにより穿刺ラインを確認し，そのラインに沿ってカテラン針で局所麻酔する．
③ 超音波ガイド下に18G針で腎杯を穿刺する（図2-①）．
④ 穿刺針内筒を抜去し，尿の逆流を確認後（必要な場合は採尿し，尿細胞診や尿培養検査を行う），造影剤を注入して腎盂腎杯を描出する．
⑤ ガイドワイヤーを腎盂内（可能なら尿管内）に挿入し，穿刺針を抜去する．
⑥ 穿刺部皮膚とその直下の筋膜をメスで切開する．
⑦ ダイレータで6Frから14Frまで拡張し（図2-②），12Frカテーテルを留置する（図2-③）．なお，ガイドワイヤー挿入後，ダイレータを兼ねたピッグテールカテーテルを留置するキットも発売されており，緊急時やできるかぎり低侵襲に腎瘻を造設したいときには，

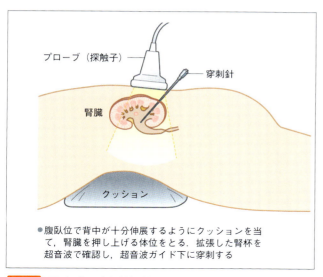

図1 腎瘻造設（穿刺体位と腎穿刺の方法）

とくに有用である．
⑧造影剤を注入し，カテーテルの先端位置および尿路閉塞部位を確認後，バルンに固定水を注入し，さらに注入した造影剤がカテーテルから流出してくることを確認する．
⑨カテーテルを非吸収糸で皮膚に縫合固定し，さらに粘着性の高い固定用テープで固定する．カテーテルを排尿バッグに接続する（図3）．
⑩腎瘻造設術中は血圧の変動に注意し，自動血圧計を装着して随時バイタルサインをチェックする．医師の指示で抗菌薬を投与する．

マネジメントのポイント

- 腎瘻造設術前に抗凝固薬服用の有無を確認し，服用中の場合は休薬もしくはヘパリンへの変更を行う．
- 体動や腎臓の呼吸性移動は誤穿刺の原因となる．事前に腹臥位が保持できるかを確認する．また，腎穿刺時には，身体を動かさないこと，呼吸を一時止めることを説明しておく．穿刺前に吸気で呼吸を止める練習を何回か行うことも役立つ．
- ガイドワイヤーが抜けないように把持することや，ガイドワイヤーを屈曲させず，まっすぐに保持し，ダイレータの挿入を容易にさせることも重要である．
- 対象患者は腎不全のため肺水腫や高カリウム血症をき

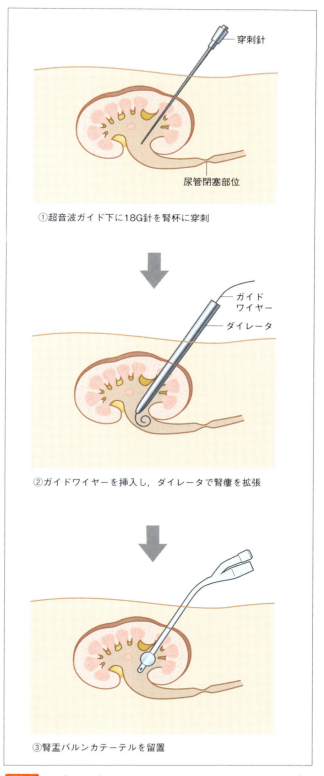

図2 腎瘻造設（穿刺～拡張～バルンカテーテル留置）

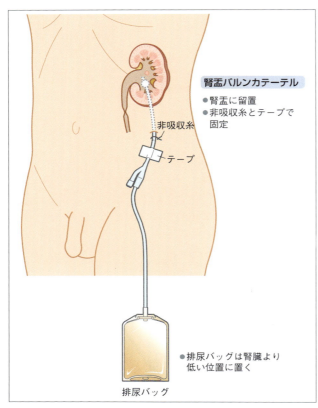

図3 腎盂バルンカテーテルの留置位置

たしている場合もある．そのような患者が腹臥位で手術を受けていると，呼吸・循環不全を起こし，術中急変する場合がある．腹臥位のため，術中のモニタリングが不十分にならないように，定期的にバイタルサインを確認するとともに，意識レベルの確認のために患者と会話しながら手術を進めることが重要になる．

- カテーテルが抜けないようにカテーテルを非吸収糸で縫合固定するが，カテーテルを強く締めすぎると，内腔が閉塞し尿の流出を妨げることになる．したがって，カテーテル固定後も尿流出を再確認する必要があるが，非吸収糸での固定だけではなく固定用テープでの固定を追加することが重要である．
- 処置後は，翌日までカテーテル挿入部を軽く圧迫しておく．
- 縫合糸の抜糸は，初回の腎瘻カテーテル交換時に行う．
- 腎瘻カテーテル誤抜去時は，すみやかに再挿入を試みるが，再挿入不可能な場合には，挿入部の孔から造影剤を注入しつつ，ガイドワイヤーを用いて再挿入を試みる．また，腎瘻造設から長期間経過している症例では，小児用内視鏡を瘻孔から腎盂まで挿入できる場合もある．

ケアのポイント

カテーテル関連の異常と対応

- カテーテル挿入部周囲からの尿もれや，尿流出量の急激な低下があった際，カテーテル関連の原因には以下のことが考えられる．
  - ・凝血塊によるカテーテル閉塞
  - ・カテーテルの屈曲やねじれ
  - ・カテーテル先端の位置不良
- 腎瘻造設時の手技や，カテーテルの刺激により血尿がみられることがある．
- カテーテルの屈曲やねじれは，患者の体動や体位で生じることが多い．患者の生活状況に合わせて固定部位やカテーテルの走行を修正する．
- カテーテル挿入部はガーゼなどでおおわれていることがあるため，カテーテルにマーキングなどを施し，先端の位置不良が生じていないか確認する．
- カテーテル先端の位置不良は，カテーテルの固定が不十分な場合に多い．予防策としては，①固定用テープでカテーテルをしっかり皮膚に固定し，②定期的にバルンの固定水が減っていないか確認する．
- 尿の逆流防止のため，排尿バッグは腎臓より低い位置に置く．
- 尿路閉塞解除後は利尿期となり，脱水に陥ることがある．そのため腎瘻造設後は水分出納や脱水症状に注意する．医師の指示により水分を負荷することもある．
- 感染予防のため，2〜3日おきに生理食塩液やシャワーでカテーテル挿入部を流水洗浄する．

腎盂洗浄

- 尿流出が緩慢となった場合は，まずミルキングで閉塞の解除を試みるが，改善がみられない場合は腎盂洗浄を行い，カテーテルの通過性を確認する．
- 腎盂洗浄時に強い陰圧で吸引すると，カテーテル先端に腎盂粘膜が接着し，吸引できなくなることや粘膜損傷を起こす可能性がある．
- 腎盂は伸展性がなく，容量も5〜8mLである．それ以上注入すると，腎盂内圧を高め，腎盂腎炎を発症させることもある．
- 腎盂洗浄時，カテーテルと排尿バッグをはずすため尿路感染を起こす危険性がある．洗浄時は清潔操作で取り扱い，洗浄は医師の指示の下か，医師が行う．

カテーテルの交換
- カテーテルの交換は一般的に2〜4週間ごとに行われる．ただし，初回のカテーテル交換はX線透視下で施行したほうが安全である．

患者・家族指導
- 尿路感染予防やカテーテル閉塞予防のため，水分を十分とるよう指導する(目安：1000〜1500mL/日．ただし，医師の指示で水分制限のある患者は除く)．
- 腎瘻カテーテルは背部に造設される．そのため，自身で洗浄や固定を行うことが難しい．患者の家族構成や協力体制を確認し，患者・家族を含めて洗浄・固定指導を実施する必要がある．
- 在宅でカテーテルが抜けてしまった場合，短時間で瘻孔が塞がってしまうため，至急連絡をするように指導する．
- カテーテル挿入部の観察(カテーテルの長さ，ねじれや屈曲の有無)，発熱，腰背部痛，尿流出や血尿の有無について観察し，異常があれば来院するように説明する．
- 退院後の患者の生活状況を確認し，必要があればレッグバッグなどの医療用品を提案する．
- 腎瘻造設後，医師の許可があれば，カテーテル留置中でもシャワー浴・入浴が可能であることを指導する．その際，逆流防止のため排尿バッグは腎臓より低い位置に置くように注意を促す．

(黒川真輔・森田辰男/水田知範・中村美鈴)

CHAPTER 2 系統別ドレーン・チューブ管理

5 腎・泌尿器
腎移植術後ドレナージ

目的	**ドレーン** ● 血管吻合部などからの術後出血，滲出液，膀胱尿管吻合部からの尿もれの確認と排出 **膀胱留置カテーテル** ● 経時的尿量測定，膀胱尿管吻合部からの尿もれ防止，ベッド上安静時の導尿
適応	● 腎移植術
種類と挿入経路	**ドレーン** ● 閉鎖式ドレナージで，移植腎下極と膀胱との間にブレイク型(J-VAC®ドレナージシステム)またはチューブ型のドレーンを1本留置 **膀胱留置カテーテル** ● 移植手術開始直前に経尿道的に膀胱に留置
固定方法	**ドレーン** ● 挿入部付近の皮膚に非吸収糸で縫合固定し，さらに粘着力の高い固定用テープで皮膚に固定 **膀胱留置カテーテル** ● 下腹部(男性)あるいは大腿部(女性)に固定用テープで固定
留置期間	**ドレーン** ● 滲出液が減少してくる術後3〜5日 **膀胱留置カテーテル** ● 術後5〜7日
予測される合併症	● 術後出血 ● 手術部位感染症 ● 血管吻合部からの出血 ● 膀胱尿管吻合部からの尿漏 ● 萎縮膀胱による排尿障害

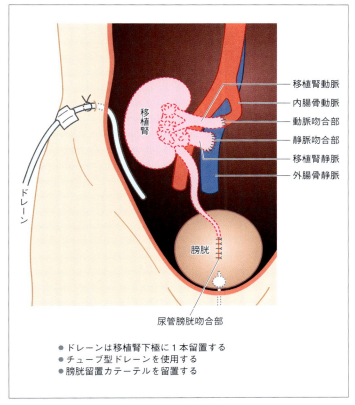

- ドレーンは移植腎下極に1本留置する
- チューブ型ドレーンを使用する
- 膀胱留置カテーテルを留置する

図1　腎移植

腎移植術の概要

- 腎移植術では，通常，右腸骨窩に腎臓を移植する．右下腹部斜切開で後腹膜腔を展開し，外腸骨静脈，外腸骨動脈あるいは内腸骨動脈を剝離する．尿管吻合用に膀胱の一部を剝離する．腎静脈は外腸骨静脈と吻合，腎動脈は外腸骨動脈あるいは内腸骨動脈と吻合する．血管吻合後に膀胱と尿管を吻合する(図1)．
- ここでは腎移植術後のドレーン管理について解説する．

マネジメントのポイント

▶ドレーン

- 移植患者は免疫抑制状態にあるため，感染予防目的に閉鎖式ドレナージとする．
- ドレーンは，移植腎下極と膀胱の間にブレイク型(J-VAC®ドレナージシステム)またはチューブ型ドレーンを1本留置する．
- ドレーンは抜けないように挿入部付近の皮膚に非吸収糸で縫合固定する．挿入部をフィルムドレッシング材でおおう．
- 皮膚にフィルムドレッシング材を貼り，その上に伸縮性のある固定用テープで土台を作製し，さらに，その上からドレーンを固定用テープで固定する．
- 固定後，ドレーンにマーキングしておくとカテーテルの移動などの観察に役立つ．
- 排液は，手術直後の淡血性から次第に淡黄色となり，徐々に減少し，術後3～5日で排液量は10～20mL/日となる．排液量が50mL/日以下に減少し感染が疑われなければ抜去する．
- 手術直後に血性の排液が多い場合，血管吻合部からの出血が疑われるため，バイタルサイン，腹部症状を考慮して再手術の必要性を検討する．
- 高度血性ではないが排液量が多い場合，膀胱尿管吻合部からの尿もれが疑われる．尿もれの原因の1つとして，膀胱留置カテーテルの屈曲や閉塞による膀胱内圧上昇があげられるため，すみやかに膀胱留置カテーテルの閉塞の有無を確認する．排液中のクレアチニン濃度やカリウム濃度を測定することで，排液成分が尿かリンパ液か鑑別可能である．膀胱尿管吻合部からの尿もれの場合，再手術を要することがある．リンパ漏の場合，体液量のバランスが安定してくると排液量が減少してくるため経過観察とし，排液量が50mL/日以下を目安に抜去する．

▶膀胱留置カテーテル

- 移植手術開始直前に膀胱留置カテーテルを経尿道的に膀胱に留置する．
- 男性では下腹部に，女性では大腿部に固定用テープで固定する．
- 生体腎移植，献腎移植ともに移植用に採取した腎臓は，一時的に急性腎障害の状態となる．移植後は腎障害の回復期(利尿期)と腎臓を提供される側(レシピエント)の腎不全の回復とが相まって，移植直後は尿量が3000～5000mL/日と多量となる．そのため移植直後は膀胱留置カテーテルによる尿量のモニタリングが必須である(図2)．
- 移植直後は，手術の影響による肉眼的血尿を呈することが多いが，すみやかに消失する．

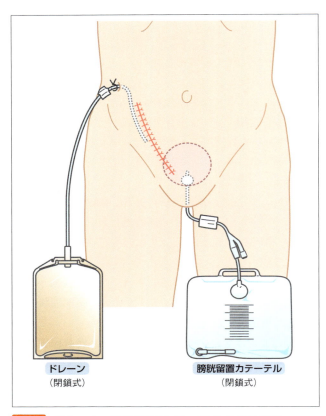

図2 ドレーン・膀胱留置カテーテルの挿入部位

- 通常，移植後5〜7日で膀胱留置カテーテルを抜去するが，腎シンチグラム検査を施行し，尿の膀胱外へのもれがないことを確認して抜去することもある(Note①)．
- 詳細は「膀胱留置カテーテル」の項参照．

処置の介助と看護師の役割

- 手術室より病棟に帰室したら，ドレーン排液の量・性状，ドレーン挿入部の観察，滲出液の有無の観察を行う．
- ドレーンは屈曲やねじれがないように固定用テープで固定し，ドレーンと皮膚にマーキングを行う．
- ドレーン排液量を観察し，急激に増加したり，血性が強くなったりする場合は，すみやかに医師に報告する．
- ドレーン挿入による疼痛が出現した場合は，医師の指示の下で鎮痛薬を使用したり，安楽な体位調整を行ったりして苦痛の緩和に努める．
- ドレーンは逆行性感染予防のため挿入部より低い位置に保持し，体動で引っ張られたり身体の下に入り込んだりしないように注意する．患者にもその旨を説明する．

Note①
長期透析患者では，無尿期間が長いため廃用性萎縮膀胱となり，膀胱容量が20mLくらいの場合もある．そのため，膀胱留置カテーテル抜去時，頻尿とともに膀胱内圧上昇に伴う尿もれが発生する可能性がある．尿もれの有無の確認のために，膀胱留置カテーテル抜去後にドレーンを抜去したり，尿もれ予防のために膀胱留置カテーテル抜去時期を通常より数日遅くする場合もある．膀胱留置カテーテル抜去直後は，尿量確認のほか，下腹部を観察し，腹痛や下腹部の膨隆がないか確認することが重要である．

ケアのポイント

ドレーン・カテーテルの固定
- ドレーン挿入部は，ガーゼつきフィルムドレッシング材で保護する．
- ドレーン，膀胱留置カテーテルともに固定用テープで固定する．
- 男性は，陰茎を頭側に向け，膀胱留置カテーテルと皮膚の間に3横指分のゆとりをもたせて下腹部の左側に固定用テープで固定する(右側には創部とドレーン挿入部がある)．
- 女性は，男性同様に膀胱留置カテーテルにゆとりをもたせて，大腿部内側に固定用テープで固定する．
- 固定用テープは3枚用意する．1枚は土台として皮膚に貼付する．もう1枚をドレーン・カテーテルにΩ型で巻き土台の固定用テープに貼付する．最後に残りの1枚に切り込みを入れ，ドレーン・カテーテルの排液バッグ側から貼付し，固定用テープのはがれを予防する(写真1)．

膀胱留置カテーテル(尿量，尿性状)の観察
- 手術直後は肉眼的血尿を呈するが，ほとんどの症例では血尿は2〜3日で消失する．
- 通常，手術直後から2〜3日は200〜300mL/時の尿量があり，以後，漸減する．
- 急激な尿量減少は，血塊によるカテーテル閉塞，またはカテーテルの屈曲が疑われる．カテーテルの屈曲がない場合は，超音波検査により膀胱内貯留尿の有無を確認する．
- 血塊によるカテーテル閉塞を起こした場合は，尿道留置カテーテルを交換し，膀胱洗浄で血塊を除去する．
- 長期に血尿が続く場合は，膀胱鏡検査を行い，出血の原因を調べ，必要時止血術も検討する．

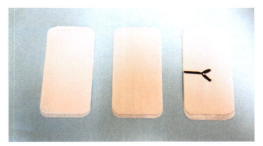
①テープを3枚用意する．1枚はY字に切り込みを入れる

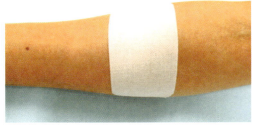
②1枚を土台として皮膚に貼付する

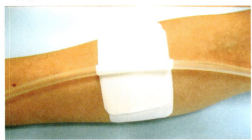
③ドレーン・カテーテルにΩ型で巻き，土台のテープに貼付する

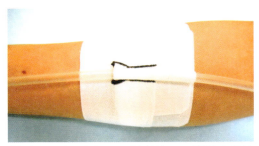
④切り込みを入れたテープを排液バッグ側から貼付する

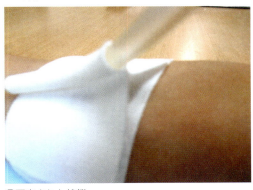
⑤固定された状態

写真1 チューブの固定

- 膀胱留置カテーテルの留置中は，感染予防のため，連日陰部洗浄を実施して清潔を保つ．
- 離床を開始したら，膀胱留置カテーテルの排尿バッグの位置に注意して，逆行性感染を予防する．
- カテーテルの圧迫による尿道口の損傷や潰瘍形成，固定用テープによる皮膚トラブルの有無を観察する．
- 固定用テープは長期に貼付したままにせず，適宜貼り替えを行う．
- 皮膚が脆弱な場合は，固定用テープ貼付部位に，皮膚被膜剤を使用するとよい．
- 尿道痛が強い場合は，まずカテーテル先端の位置異常を確認し，問題がなければ早期の抜去を検討する．

ドレーン（排液の量・性状，ドレーン挿入部）の観察

- 急激な排液量の増加がみられ，血性が強くなった場合は，術後出血を疑い，すみやかに医師に報告する．
- 排液の混濁は，縫合不全の徴候の可能性があるため，医師に報告する．
- ドレーン挿入部の皮膚発赤が強い場合は，感染を疑い，医師に報告する．
- 手術直後は，とくに血性の程度，また排液量に注意する．
 ①血性の排液が多量にみられた場合は，吻合部出血が疑われる．バイタルサイン，腹部症状，疼痛などを観察して，すみやかに医師に報告する．
 ②血性は強くないが排液量が多い場合は，尿管膀胱吻

合部からの尿もれが疑われる．膀胱留置カテーテルの閉塞の有無を確認して，すみやかに医師に報告する．
　③排液中のクレアチニン濃度，カリウム濃度などを調べ，尿成分か滲出液(リンパ液)か鑑別する．
- 膀胱留置カテーテル抜去後にドレーン排液量の増加がみられた場合は次のように対応する．
　①尿管膀胱吻合部からの尿もれが疑われる．排液の性状(クレアチニン濃度，カリウム濃度など)を調べ，尿成分であれば膀胱留置カテーテルを再留置する．
　②排液量減少後，再び膀胱留置カテーテル抜去を試みる．
　③問題がなければ，1〜2日後にドレーンを抜去する．
- 膀胱留置カテーテル抜去後，ドレーン排液の長期持続がみられた場合は次のように対応する．
　①30mL/日以上の排液が持続する場合は，リンパ液のことが多い．
　②排液成分を分析し，リンパ液と診断した場合には30mL/日以下となるまで数日間，留置を続ける．
　③30mL/日程度が続いても増量しなければ抜去を試み，経時的に超音波検査によって移植腎周囲の液体貯留を確認する．貯留が認められてくることは少ない．

- ドレーンを抜去したら，当日よりシャワー浴が可能である．

萎縮膀胱の例
- 長期透析患者(とくに透析歴10年以上)では，膀胱容量50mL以下の萎縮膀胱のことが多い．
- 早期の膀胱留置カテーテル抜去は，頻尿とともに膀胱内圧上昇をきたしやすい．膀胱内圧の上昇により，容易に尿管膀胱吻合部からの尿もれが生じる．
- 膀胱留置カテーテルの留置期間は通常より2〜3日長くし，移植後7〜10日とする．萎縮の程度により留置期間の長短を判断する．
- 膀胱留置カテーテル抜去を移植後7日目以降とする場合には，先にドレーン抜去を行うこともある．
- 治療が長期になる場合もあるため，患者の思いを傾聴し，ケアを提供していく．

（木村貴明・森田辰男／田口深雪）

> **Note②**
> 生体腎移植では手術直後より尿の流出がみられるが，献腎移植の場合は術後しばらくしてから流出がみられる．その間，透析を行う場合が多い．

memo

5 腎・泌尿器
根治的膀胱摘除術後ドレナージ

目的	**ドレーン** ● 術後出血，滲出液，尿管腸管吻合部からの尿もれ，腸管縫合不全による腸内容物のもれをチェックし，体外に排出 **尿管ステント（尿管スプリント型カテーテル，シングルJ尿管ステント）** ● 尿管腸管吻合部の尿路内腔の確保，腎盂尿を体外に排出 **膀胱留置カテーテル** ● 腸管利用新膀胱では新膀胱内に留置し，新膀胱尿道吻合部の尿路内腔の確保，腸粘液や尿を体外に排出
適応	● 腎根治的膀胱摘除術および尿路変向術（尿管皮膚瘻〔図1〕，回腸導管〔図2〕，腸管利用新膀胱〔図3〕など）
種類と挿入経路	**ドレーン** ● 膀胱摘除部の骨盤底，尿管腸管吻合部，腸管吻合部付近に閉鎖式チューブ型ドレーン（デュープル型やプリーツ型）またはブレイク型（J-VAC®ドレナージシステム）ドレーンを留置 ● 尿道摘除例（男性）では，ブレイク型（J-VAC®ドレナージシステム）ドレーンを会陰部から尿道摘除部に留置 **尿管ステント（尿管スプリント型カテーテル，シングルJ尿管ステント）** ● 回腸導管では，尿管ステントを回腸導管を経由して腎盂に留置 ● 腸管利用新膀胱では，尿管ステントを下腹壁から新膀胱を経由して腎盂に留置 **膀胱留置カテーテル** ● 経尿道的に新膀胱に留置
固定方法	**ドレーン** ● 挿入部付近の皮膚に非吸収糸で固定し，さらに固定用テープでも固定 **尿管ステント** ● 挿入部付近の皮膚に非吸収糸で縫合固定し，さらに固定用テープでも固定 ● 尿管腸管吻合部付近の尿管壁あるいは腸管壁に吸収糸で縫合固定 **膀胱留置カテーテル** ● 下腹部に固定用テープで固定

留置期間	<u>ドレーン</u> ● 腹腔内ドレーン：術後3～5日 ● 会陰部ドレーン：術後2～3日 <u>尿管ステント</u> ● 尿管皮膚瘻：術後7～10日 ● 回腸導管：術後7～10日 ● 腸管利用新膀胱：術後10～14日 <u>膀胱留置カテーテル</u> ● 術後2～3週で腸管利用新膀胱を造影し，もれがなければ抜去
予測される合併症	● 術後出血 ● 手術部位感染症 ● リンパ漏 ● 回腸導管ストーマ合併症 ● 回腸導管や腸管利用新膀胱からの尿もれ ● 腸管縫合不全 ● 腸閉塞 ● 深部静脈血栓症

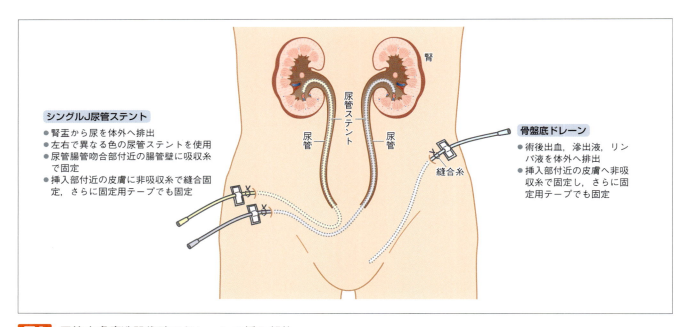

図1 尿管皮膚瘻造設術時のドレーンの挿入部位

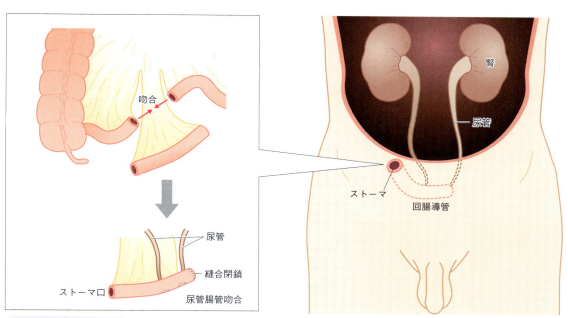

a：回腸導管造設術

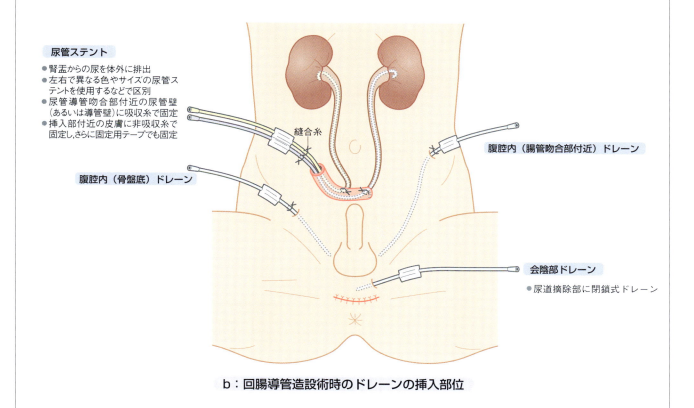

b：回腸導管造設時のドレーンの挿入部位

図2 回腸導管造設術

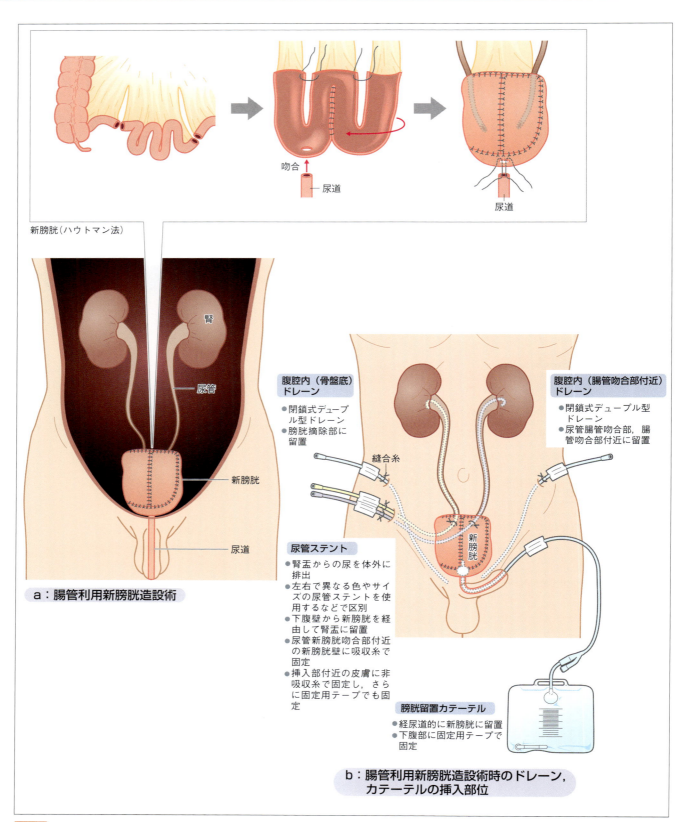

図3 腸管利用新膀胱造設術

根治的膀胱摘除術および尿路変向術

- 根治的膀胱摘除術は，筋層浸潤性膀胱がんに対する標準的治療の1つであり，男性では膀胱・前立腺・精嚢・尿道を，女性では膀胱・尿道・子宮・腟前壁を一塊として摘出する（尿道や子宮を摘出しない場合もある）．
- 尿路変向術には，非尿禁制型（腎瘻・尿管皮膚瘻造設術〔図1〕，回腸導管術〔図2〕）と尿禁制型（腸管利用新膀胱造設術〔図3〕：自己導尿型代用膀胱，自然排尿型代用膀胱）とがある．

マネジメントのポイント

▶ドレーン

- 閉鎖式ドレナージで，膀胱摘除部の骨盤底，尿管腸管吻合部，腸管吻合部付近にブレイク型ドレーン（J-VAC®ドレナージシステム）またはチューブ型ドレーン（デュープル型やプリーツ型）を留置する（図1, 2, 3）．
- 術後出血，滲出液，尿管腸管吻合部からの尿もれ，腸管縫合不全による腸内容物のもれをチェックし，体外に排出させることを目的とする．
- 腹腔内ドレーンの抜去は，排液量100mL/日以下で，血性ではなく感染が疑われなければ，術後3～5日で行う．
- 会陰部ドレーンは，尿道摘除部からの術後出血，滲出液の体外排出を目的に閉鎖型ブレイク型（J-VAC®ドレナージシステム）ドレーンを留置する．開放型ペンローズドレーンを留置する場合もある．
- 会陰部ドレーンは，会陰部は不潔になりやすいので感染に留意し，排液量が少なければ早期に抜去する．多くの場合，術後2～3日で抜去する．

▶尿管ステント

- 尿管皮膚瘻では，誤抜去予防を目的に尿管ステント挿入部付近の皮膚に非吸収糸で固定し，固定用テープでも固定する（図1）．尿管ステント抜去後，高度の水腎症や急性腎盂腎炎が発生したら，尿管スプリント型カテーテルあるいはシングルJ尿管ステントを再留置する．
- 回腸導管では，尿管ステントを回腸導管を経由して腎盂に留置する．誤抜去予防を目的に尿管導管吻合部付近の尿管壁あるいは導管壁に吸収糸で固定し，さらにストーマ付近の皮膚に非吸収糸で固定して固定用テープでも固定する（図2）．シングルJ尿管ステントをストーマの長さに合わせて切断し，ストーマパウチを装着することもある．
- 腸管利用新膀胱では，尿管ステントを下腹壁から新膀胱を経由して腎盂に留置する．誤抜去予防を目的に尿管新膀胱吻合部付近の新膀胱壁に吸収糸で固定するとともに，カテーテル挿入部付近の皮膚に非吸収糸で固定して固定用テープでも固定する（図3）．
- 尿管ステントは，術後7～10日で左右1本ずつ別日に抜去する．
- 左右の尿管ステントの区別が容易になるように，左右で異なる色やサイズの尿管ステントを使用したり，左右どちらかの断端を斜めにカットしてカテーテルに印をつける．
- 誤抜去予防を目的に吸収糸あるいは非吸収糸で固定するが，尿管ステントは細く，きつく縛ると内腔が狭くなり尿流出障害につながるため注意が必要である．縫合糸だけに頼らず，固定用テープでも固定することが重要である．

▶膀胱留置カテーテル

- 新膀胱尿道吻合時に2ウェイ膀胱留置カテーテルを経尿道的に膀胱に留置する．
- 下腹部に固定用テープで固定する．
- 毎日，膀胱留置カテーテルから生理食塩液を新膀胱へ注入し，新膀胱内の腸粘液や壊死組織を排出させる．
- 術後2～3週目に新膀胱を造影し，リーク（もれ）のないことを確認してから膀胱留置カテーテルを抜去する．

処置の介助と看護師の役割

- ドレーン挿入部の痛みがある場合は原因を明らかにし，対処する．縫合糸による牽引痛であれば，固定方法や位置を変える．
- ドレーン挿入部の発赤が強いときは，挿入部の皮膚の感染を疑い，早期の対処が必要である．
- ドレーン挿入部から滲出が多い場合は，生理食塩液で湿らせたガーゼ（生食ガーゼ）などで刺入部周囲の汚れを拭いて十分に落とす．消毒は不要である．
- 滲出液，出血がある場合はガーゼで吸収し，原則的に毎日，または汚染があればそのつど交換する．

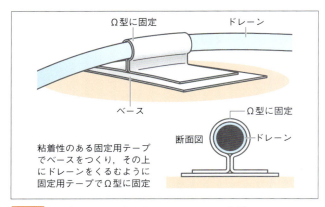

図4 固定用テープによるドレーン固定法

- ストーマ装具の貼り替えの際に尿管スプリント型カテーテルを不用意に引っ張り抜けることがあるため、注意が必要である。ふだんからカテーテルの挿入の長さを確認することが大切である。また、尿管スプリント型カテーテルは鑷子や滅菌ガーゼなどを使用して清潔に扱い、尿路感染を予防する必要がある。
- ドレーンの留置に伴う生活動作（行動）の制限や拘束感に対する訴えに耳を傾け、患者の安全・安楽な生活環境を維持できるようにかかわる。

ケアのポイント

ドレーン挿入部の保護

- フィルムドレッシング材でドレーン挿入部を保護すれば、ドレーン抜去日まで消毒する必要はない。ドレーン挿入部からの滲出液が多い場合は、ガーゼを使用して保護する。
- ドレーン抜去後は、その翌日までドレーン抜去部をガーゼで保護しておく。ドレーン抜去後に滲出がなければ、ドレーン抜去後の保護は不要である。

ドレーン、カテーテルの固定（Note①, Note②）

- ドレーンの固定用テープによる固定は、できるだけドレーン挿入部の近くにする。挿入部から遠いと、たるみができて誤抜去につながるおそれがある。
- ドレーン・カテーテルの屈曲やねじれに対しては、その走行や固定部位を確認し、体動でも屈曲やねじれが生じないようにドレーン・カテーテルの固定を修正する。

排液の性状の観察

- 便様：腸管吻合不全や穿孔を疑う。
- 黄色透明の排液がみられて流出量が増える：尿漏、リンパ漏を疑う。

ミルキング

- 術後数日間は、出血や滲出液で100mL/日を超える排液がみられることがある。凝血塊やフィブリン塊でドレーンが閉塞しないように、適宜ミルキングを行う。

清潔

- 会陰部にペンローズドレーンが留置される。ペンローズドレーンは開放式ドレーンであり、逆行性感染のリスクが高い。また、排便により汚染されやすく生理食塩液で洗浄し、清潔を保つようにする。

尿流出不良（Note③, Note④）

- 1日尿量が2000mL/日以上になるように輸液を調整する。
- 尿管スプリント型カテーテルあるいはシングルJ尿道ステントからの尿流出不良時には、カテーテルの位置確認、水腎症の有無を確認するためエコー検査を行う。また、生理食塩液を注入し閉塞の有無を確認する。カテーテルを固定している縫合糸によってカテーテル内腔が狭くなり、尿流出不良になっている場合もある。

Note①
ドレーン・カテーテル類の固定は重要であるが、特に固定用テープによる固定に関しては、粘着性のある固定用テープでベースをつくり、その上にドレーン・カテーテルをくるむように固定用テープで（Ω型）固定するとはがれにくくなる（図4）。ベースは不要の場合もある。

Note②
固定用テープやフィルムドレッシング材などを使用して、しっかり固定する必要があるが、皮膚トラブルが起こりやすい。トラブル回避法として、固定用テープをはがすときは剥離剤を使用する、固定位置を毎回変更する、皮膚へ負担の少ない固定用テープを使用するなどの工夫が必要である。

Note③
発熱や背部痛が続く場合は、水腎症による腎盂腎炎を疑う。尿管スプリントの抜去後はとくに注意が必要である。

Note④
尿管スプリント型カテーテル閉塞による尿もれは、縫合不全を引き起こす。尿もれによるドレーンからの排液増加に注意し、急激な排液量の増加を認めた場合は尿管スプリント型カテーテルの閉塞を疑う。

回腸導管ストーマ(Note⑤)
- 回腸導管ストーマに装着するフランジ(面板)は溶解の程度を確認しながら3～4日ごとに交換し，ストーマ周囲の皮膚の状態(発赤やびらんの有無など)を観察する．
- ストーマに装着するフランジは，皮膚のしわやくぼみ，硬さなど，各患者に適したものを選択する．

Note⑤
ストーマからの出血の有無や色調，浮腫を確認する．ストーマ口が暗赤色の場合はストーマの血流障害を疑い，医師への報告が必要である．

腸管利用新膀胱
- 腸管利用新膀胱では，定期的に膀胱留置カテーテルから生理食塩液を新膀胱へ注入し，新膀胱内の粘液や壊死組織を排出させる．

感染予防
- 逆行性感染を防ぐためには，排液バッグは必ず挿入部より低い位置に，排尿バッグは腎臓より低い位置に置く．

(中西公司・森田辰男/菅原加代)

memo

5 腎・泌尿器
根治的前立腺摘除術後ドレナージ

目的	**ドレーン** ● 術後出血，滲出液，膀胱尿道吻合部からの尿もれ，直腸損傷による便の漏出をチェックし体外に排出 **膀胱留置カテーテル** ● 膀胱尿道吻合部の尿路確保とベッド上安静時の導尿
適応	● 根治的前立腺摘除術
種類と挿入経路	**ドレーン** ● 閉鎖式ドレーンで，ブレイク型ドレーン（J-VAC®ドレナージシステム）またはチューブ型ドレーン（デュープル型やプリーツ型）を膀胱尿道吻合部近傍の骨盤底に留置 **膀胱留置カテーテル** ● 18～22Frの2ウェイ膀胱留置カテーテルを経尿道的に尿道吻合部を経て膀胱内に留置
固定方法	**ドレーン** ● 挿入部付近の皮膚に非吸収糸で縫合固定し，さらに粘着力の高い固定用テープで皮膚に固定 **膀胱留置カテーテル** ● 下腹部にテープで固定するが，牽引が必要な場合には大腿部に固定用テープで固定
留置期間	**ドレーン** ● 排液量50mL/日以下で，出血，感染，尿もれを疑わせる所見がなければ，術後2～3日で抜去 **膀胱留置カテーテル** ● 術後1週間で膀胱造影し，尿もれがないことを確認し抜去
予測される合併症	● 術後出血 ● 手術部位感染症 ● リンパ漏 ● 尿もれ ● 直腸損傷 ● 直腸尿道瘻 ● 深部静脈血栓症

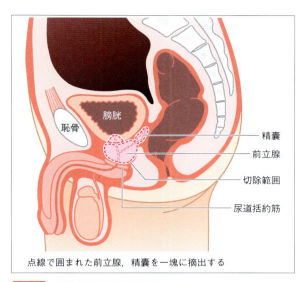

図1 根治的前立腺摘除術

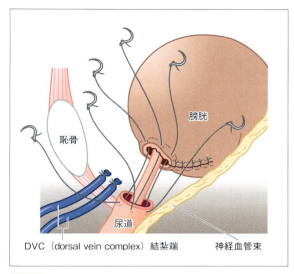

図2 膀胱尿道吻合

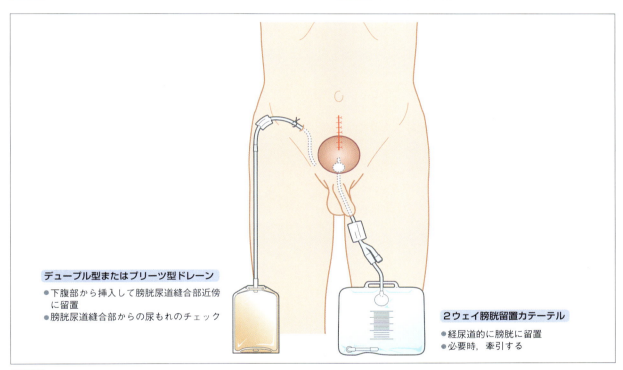

図3 ドレーン，膀胱留置カテーテルの挿入部位

根治的前立腺摘除術の概要

- 根治的前立腺摘除術は，前立腺，精嚢を摘出し，膀胱尿道吻合をする術式であり，多くの場合，限局性前立腺がんに対して行われる術式である（図1, 2）．また，リンパ節郭清も併せて施行することが多い．

- 従来の開放手術，鏡視下手術に加え，近年はロボット支援下の根治的前立腺摘除術が急速に普及している（「ロボット支援腹腔鏡下根治的前立腺摘除術後ドレナージ」の項参照）．

- ロボット支援下の手術の時代においても，開放手術は重要な位置を占めており，ここでは開放手術におけるド

レーン管理について解説する．

マネジメントのポイント

▶ドレーン

- 閉鎖式ドレナージで，膀胱尿道吻合部近傍の骨盤底に1～2本のブレイク型ドレーン(J-VAC®ドレナージシステム)またはチューブ型ドレーン(デュープル型やプリーツ型)を留置する(図3)．
- 誤抜去を防止するために，ドレーンは挿入部付近の皮膚に非吸収糸で縫合固定し，さらに固定用テープでも固定する．
- 膀胱尿道吻合部近傍に留置したドレーンは，排液量50mL/日以下で，血性ではなく感染が疑われなければ，術後2～3日で抜去する．

▶膀胱留置カテーテル

- 膀胱尿道吻合時に18～22Frの2ウェイ膀胱留置カテーテルを経尿道的に膀胱に留置する．
- 下腹部に固定用テープで固定するが，牽引する際には大腿部に固定用テープで固定する(図3)．
- 術後1週間で膀胱造影し，尿もれがない(ごく軽度)であることを確認してから膀胱留置カテーテルを抜去する．ただし，術中リークテストでもれがなければ膀胱尿道造影を施行せず抜去することも可能である．

▶後出血

- 術後，帰室してから数時間以内に高度血性の排液が増加する(100mL/時以上)，あるいは凝血塊となり膀胱留置カテーテルが閉塞する場合は後出血が疑われる．
- 静脈性(深部陰茎背静脈〔DVC〕)の出血が疑われる場合には，バルンに滅菌蒸留水を追加注入，バルンサイズを大きくし，膀胱留置カテーテルを牽引して圧迫止血することもある．動脈性の出血の場合には，緊急再手術あるいはIVR (interventional radiology)下での塞栓術を施行することもある．

▶膀胱尿道吻合部縫合不全による尿もれ

- ドレーンからの排液が漿液性で術後3日以上経過しても100mL/日以上持続する場合，膀胱尿道吻合部縫合不全による尿もれが疑われる．尿もれに関しては，膀胱造影，インジゴカルミンを静注し排液が青染すること，あるいは排液のクレアチニンが高値であることで確認する．
- 膀胱尿道吻合部縫合不全による尿もれに対しては，膀胱留置カテーテルを足方へ牽引することで保存的に治癒する．

▶直腸損傷

- ドレーンからの排液が便臭を帯びた場合には直腸損傷が疑われる．人工肛門造設あるいは中心静脈栄養によって，直腸損傷部位の自然閉鎖を待つ．
- 膀胱留置カテーテルからの尿に便が混じる場合には，直腸尿道瘻が疑われる．直腸尿道瘻は難治性であり，すみやかに治療を開始することが必要である．人工肛門造設に加え，初期対応として経尿道的に両側腎盂に尿管カテーテルを留置し，瘻孔への尿・便の流入を軽減させ自然閉鎖を期待する．
- 直腸尿道瘻が自然閉鎖しない場合には，外科的修復が必要となる．

処置の介助と看護師の役割

▶ドレーン

- 大量の血液がドレーン挿入部のフィルムドレッシング材に認められる場合には，清潔操作で挿入部を滅菌生理食塩液で洗浄，その後，フィルムドレッシング材を貼り替える．
- 術後100mL/時以上の血性の強い排液がみられるときには，術後出血の可能性があるため医師に報告する(正常：50mL/時程度，異常：血性排液100mL/時以上)．
- 前立腺周囲は血管に富んでいるため，大量出血の危険性が考えられる(重要)．血圧低下や頻脈などのバイタルサインの変化に注意する．
- 体位変換時には，ドレーンが屈曲していないか，身体の下になっていないか確認をする．

▶膀胱留置カテーテル

- 膀胱尿道吻合部からの尿もれ防止あるいは止血目的で，ガーゼ牽引や固定水を20～30mL程度多めにし，大腿

部や腹部に固定して牽引する.
- 牽引の固定がはずれていないか確認し,はずれている場合は医師に報告して牽引し直す.
- 牽引により,尿道の痛みが誘発される場合は,疼痛時指示薬を使用して疼痛緩和をはかる.
- 膀胱留置カテーテルが屈曲していないか,身体の下になっていないかを常に確認し,尿の流出を促す.閉塞を起こすと膀胱内圧が高まり,吻合部の安静が保てずに治癒が遅れる.尿の流出にも注意する.

ケアのポイント

ドレーン挿入部の保護
- フィルムドレッシング材でドレーン挿入部を保護すれば,ドレーン抜去日まで消毒する必要はない.ドレーン挿入部から滲出が多い場合は,ガーゼを使用して保護する.
- ドレーン抜去後は,その翌日までドレーン抜去部をガーゼで保護しておく.ドレーン抜去後の滲出がなければ,ドレーン抜去後の保護は不要である.

ドレーン・カテーテルの固定(Note①)
- ドレーンの固定用テープによる固定は,できるだけ挿入部の近くにする.挿入部から遠いと,たるみができて誤抜去につながるおそれがある.
- ドレーン・カテーテルの屈曲やねじれに対しては,その走行や固定部位を確認し,体動でも屈曲やねじれが生じないようにドレーン・カテーテルの固定を修正する.
- 患者の自覚症状(尿意)や,尿量,腹部膨満感,外尿道口からの尿もれを観察する.固定・牽引がはずれていないか確認する.

急性腎不全
- 出血や腎血流量の低下で急性腎不全になる場合がある.尿量をチェックし,水分バランスに注意する.バランスが偏りすぎているときは医師に報告する.

閉塞予防
- 術後1〜2日は,ドレーンより出血や滲出液がみられる.凝血塊やフィブリン塊でドレーンが閉塞しないように適宜ドレーンのミルキングを行う.
- 凝血塊で膀胱留置カテーテルが閉塞しないように,輸液量を増やしたり,必要時,生理食塩液で膀胱洗浄する.

排液量,出血量,尿量(Note②, Note③, Note④)
- ドレーンからの排液量が多い場合には,尿もれの有無を確認するために,インジゴカルミンを静注し,排液を観察する.排液が青染し,尿もれが確認されたら,膀胱留置カテーテルを軽く牽引する.
- 前立腺周囲は血管に富んでいるため,術後吻合部から出血する可能性がある.ドレーンからの出血量が多い場合や,血尿が高度の場合には,膀胱留置カテーテルを足方向へ牽引し,膀胱尿道吻合部を圧迫止血する.
- 尿量が少ない場合は,膀胱留置カテーテルのルートを確認し,ミルキングを行う.ミルキングのときに,創痛やいきみ感などがあるので,刺激にならないようにゆっくり行う.

感染予防
- 逆行性感染を防ぐためには,排液バッグを挿入部より低い位置に,排尿バッグは腎臓より低い位置に置く.

(藤﨑 明・森田辰男/菅原加代)

Note①
固定用テープやフィルムドレッシング材を使用してしっかり固定する必要があるが,皮膚トラブルが起こりやすい.トラブル回避法として,テープをはがすときは剥離剤を使用する,固定位置を毎回変更する,皮膚へ負担の少ない固定用テープを使用するなどの工夫が必要である.

Note②
ドレーンの位置が不適切な場合や,出血が急速で排液が多い場合に,体内やドレーン内で血液が凝固してしまい,排液が十分にできないことがある.この場合は下腹部の膨満や緊満,下腹部痛,創部からの滲出液の有無も合わせて観察し,後出血の可能性をアセスメントする.

Note③
排液の性状により術後合併症に注意が必要である.ドレーン排液に混濁や食物残渣を認める場合は直腸損傷の可能性がある.また,水様便を認めたり,尿に便が混じる場合は直腸尿道瘻の可能性がある.

Note④
術後合併症にリンパ漏があり,ドレーンからの漿液性排液の増加がみられる.症状がない場合も多いが,下腹部痛や炎症反応(血清CRP値の上昇など)を伴う場合もある.リンパ漏に細菌感染も伴って膿瘍を形成してしまうと長期入院を要することもある.

5 腎・泌尿器
後腹膜膿瘍ドレナージ

目的	●後腹膜腔に形成された膿瘍を体外へ排出し感染をコントロール
適応	●後腹膜腔に膿瘍を形成した感染症
種類と挿入経路	●経皮的穿刺ドレナージでは，腹腔を貫通しないようにエコー（超音波）ガイド下あるいはCTガイド下に膿瘍腔を経皮的に穿刺し，ピッグテール型カテーテル，マレコ型カテーテルなどを留置 ●開放ドレナージでは，腰背部を切開し膿瘍腔を切開開放後，ブレイク型ドレーン（J-VAC®ドレナージシステム），またはチューブ型ドレーン（デュープル型やプリーツ型）を留置
留置期間	●排液が減少して漿液性となり，抗菌薬の投与で炎症所見が改善するまで留置
固定方法	●挿入部付近の皮膚に非吸収糸で縫合固定し，さらに固定用テープでも固定
予測される合併症	●出血 ●腹腔内臓器損傷 ●腹膜炎 ●敗血症

後腹膜膿瘍の概要

- 後腹膜腔は，横隔膜下から骨盤部の体幹背側に位置する腹膜外腔の一部で，横筋筋膜と壁側腹膜との間に位置するスペースである（図1）．
- 後腹膜腔に膿瘍（後腹膜膿瘍）を形成する原因は，尿路結石などによる尿路性器感染症，憩室炎，潰瘍，大腸がんなどによる腸管穿孔などの消化器疾患，脊椎や脊椎周囲の炎症性疾患などの整形外科疾患など多岐にわたる．
- 発熱，悪寒などの一般的な感染症の症状に加え，膿瘍の発生部位によって腰痛，側腹部痛などの症状が生じることがある．
- 副腎皮質ステロイド薬を投与している患者や糖尿病患者など易感染性の状態にある場合に発症することもあり，重症感染症になることも少なくない．
- 後腹膜膿瘍の治療は，適切な抗菌薬治療と膿瘍ドレナージが基本である．
- 腹腔を貫通しないようにエコー（超音波）ガイド下あるいはCTガイド下に膿瘍腔を経皮的に穿刺し，ピッグテール型カテーテル，マレコ型カテーテルなどを留置する（図2）．
- 膿瘍の位置によっては，腸管や大血管などが介在し穿刺が困難な場合もある．その場合は，手術（開放手術あるいは内視鏡下手術）で膿瘍をドレナージする．

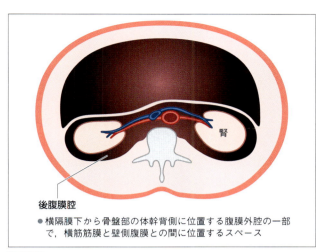

図1 後腹膜腔

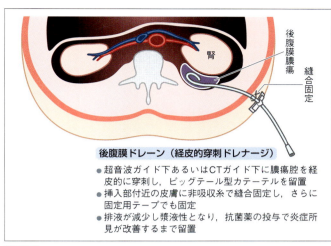

図2 ドレーンの挿入位置

マネジメントのポイント

▶ドレーンの挿入

- 後腹膜膿瘍をドレナージするためには，腹腔を避けたルートで穿刺することが重要であり，事前のCT画像などを参考に穿刺ルートを決定し，超音波ガイド下あるいはCTガイド下で穿刺する．
- CTガイド下でのドレナージでは，画像をリアルタイムに確認しつつ，膿瘍腔に確実にドレーンを留置できるメリットがある一方で，被曝の問題，体位維持（腹臥位，側臥位など）が困難な場合には適さないというデメリットもある．
- 超音波ガイド下でのドレナージでは，短時間に施行できるというメリットがあるが，穿刺ラインが見えにくい場合や呼吸性移動などにより，血管や腸管を誤穿刺するというデメリットがある．
- 多房性や多発性膿瘍の場合には，2本以上のドレーンを留置することがある．

▶ドレーンの固定

- 背部や側腹部から穿刺した場合には，体位変換によってドレーンが抜けてしまうこともあり，非吸収糸での固定に加え，粘着性の高い固定用テープで固定する．
- ドレーンにマーキングして定期的に観察することによって，ドレーンの誤抜去あるいは位置異常を早期に発見することができる．

▶ドレーンの抜去時期

- 適切に膿瘍がドレナージできれば，徐々に排液の性状が漿液性となり，排液量も減少する．抗菌薬投与で炎症所見や全身状態が改善すれば，ドレーンの抜去を検討する．
- 通常，数日間でドレーンを抜去できることが多いが，二次性の膿瘍形成（腹腔内臓器や尿路性器からの炎症の波及など）の場合には，原疾患のコントロールがつくまで長期間のドレーン留置が必要になることもある．
- ドレーンを抜去する前に，膿瘍腔を造影して膿瘍腔の消失を確認し，ドレーンの試験クランプで，膿瘍の再貯留がないこと，炎症所見の増悪がないことを確認することもある．

▶ドレーンの抜去後

- ドレーンの抜去後，数時間〜半日間程度は漿液性の滲出液が創部から流出してくるため，ガーゼでおおう．通常，創部は自然に閉鎖する．
- 抜去後の創部から膿様あるいは血性の強い滲出液がないことを確認する．

処置の介助と看護師の役割

- ドレーン排液の量・性状，ドレーン挿入部の状態，滲出液の有無の観察を行う．
- ドレーンは，屈曲やねじれがないように固定用テープで固定をし，ドレーンと皮膚にマーキングを行う．
- 膿性の強い排液がみられる場合は，適宜ミルキングを行い，ドレーン閉塞を予防する．
- ドレーン挿入による疼痛が出現した場合は，医師の指示のもと鎮痛薬を使用したり，安楽な体位調整を行い苦痛の緩和に努める．
- ドレーンは逆行性感染予防のため，挿入部より低い位置に保持し，体動で引っ張られたり身体の下に入り込んだりしないように注意する．患者にもその旨を説明する．

ケアのポイント

ドレーン（排液の量・性状，ドレーン挿入部・固定状況）の観察

- ドレーン挿入部は，ガーゼつきフィルムドレッシング材で保護する．
- ドレーンは，誤抜去がないように確実に固定用テープで固定するとともに，ドレーンと皮膚にマーキングを行い，ずれがないか観察する．
- 固定用テープは3枚用意する．1枚は土台として皮膚に貼付する．もう1枚をドレーンにΩ型で巻き，土台の固定用テープに貼付する．最後に残りの1枚に切り込みを入れ，ドレーンの排液バッグ側から貼付し，テープはがれを予防する（「腎移植術後ドレナージ」の項参照）．
- ドレーンからの排液の量・性状を観察する．ドレーン内腔が排液で詰まることがあるため注意する．
- 陰圧閉鎖式ドレーンの場合，排液バッグが陰圧になっているか適宜確認を行う．
- ドレーン挿入部痛がある場合は，皮膚の発赤や縫合糸のつれなどがないかを確認するとともに，医師の指示のもとで鎮痛薬を使用する．

（藤﨑　明・森田辰男／田口深雪・栗原日登美）

> **Note①**
> ドレーンの留置が長期化する場合もあるため，患者の精神的フォローが必要となる．

5 腎・泌尿器

ロボット支援腹腔鏡下根治的前立腺摘除術後ドレナージ

目的	**ドレーン** ● 術後出血，滲出液，膀胱尿道吻合部からの尿もれの有無をチェックし，体外に排出 ● 気腹に用いた二酸化炭素を体外に排出 **膀胱留置カテーテル** ● ベッド上安静時の導尿，膀胱尿道吻合部からの尿もれや深陰茎背静脈からの出血に対する牽引による圧迫止血
適応	● ロボット支援腹腔鏡下根治的前立腺摘除術(RARP)
種類と挿入経路	**ドレーン** ● 膀胱尿道吻合部近傍に1本のチューブ型ドレーン(デュープル型やプリーツ型)，またはブレイク型ドレーン(J-VAC®ドレナージシステム)を留置 **膀胱留置カテーテル** ● 術中，経尿道的に膀胱に留置
固定方法	**ドレーン** ● 挿入部付近の皮膚に非吸収糸で縫合固定し，さらに固定用テープで固定 **膀胱留置カテーテル** ● 下腹部に固定用テープで固定するが，足方へ軽く牽引する場合は大腿部に固定用テープで固定
留置期間	**ドレーン** ● 排液量50mL/日以下で，出血，感染，尿もれを疑わせる所見がなければ，術後2〜3日で抜去 **膀胱留置カテーテル** ● 術後1週間で膀胱造影し，尿もれがないことを確認してから抜去
予測される合併症	● 眼瞼・結膜浮腫 ● 頸部・肩・腰痛 ● 皮下気腫 ● 下腿コンパートメント症候群 ● 腸管損傷，直腸尿道瘻

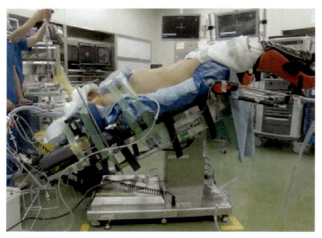

●頭低位25°

写真1 ロボット支援腹腔鏡下根治的前立腺摘除術（経腹的アプローチ）

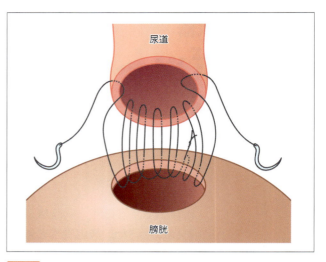

図1 膀胱尿道吻合

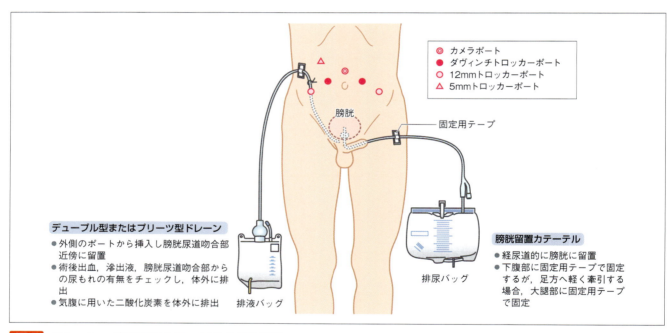

デューブル型またはプリーツ型ドレーン
- 外側のポートから挿入し膀胱尿道吻合部近傍に留置
- 術後出血，滲出液，膀胱尿道吻合部からの尿もれの有無をチェックし，体外に排出
- 気腹に用いた二酸化炭素を体外に排出

膀胱留置カテーテル
- 経尿道的に膀胱に留置
- 下腹部に固定用テープで固定するが，足方へ軽く牽引する場合，大腿部に固定用テープで固定

図2 ドレーン，膀胱留置カテーテルの挿入部位

ロボット支援腹腔鏡下根治的前立腺全摘除術（RARP）

- ロボット支援腹腔鏡下腎部分切除術（RAPN）とともに保険診療が認められているロボット支援手術である．
- 腹部にポートを設置し頭低位（25～30°）とし（写真1），二酸化炭素で気腹後，手術用ロボット（ダヴィンチ）をドッキングさせ，設置したポートに鉗子類を装着させる．その後，前立腺と精嚢を一塊に摘出後，膀胱と尿道を吻合する術式である（図1）．
- 深陰茎背静脈（deep dorsal vein complex；DVC）の確実な結紮切離と直腸損傷に注意を払う必要がある．
- RARPには，経腹的アプローチと後腹膜アプローチがあるが，ここでは，経腹的アプローチによるRARP術後ドレナージについて解説する（図2）．
- 後腹膜アプローチによるRARP術後ドレナージに関しては「根治的前立腺摘除術後ドレナージ」とほぼ同様である

り，そちらを参照されたい．
- 手術時の患者の体位は頭低位となる(重要)(Note①, Note②)．

マネジメントのポイント

▶ドレーン

- 閉鎖式ドレナージで，膀胱尿道吻合部近傍に1本のチューブ型ドレーン(デューブル型やプリーツ型)，またはブレイク型ドレーン(J-VAC®ドレナージシステム)を留置する(図2)．
- 当科では，気腹に使用した二酸化炭素を除去する目的で，外径6mmのプリーツ型ドレーンを軽く陰圧をかけて使用している．その場合，まれに腸管や大網の引き込みによる腸管運動障害，イレウスを起こすことがある．陰圧を解除し，改善がなければ注意深くドレーンの抜去を試みる．
- ドレーンは，抜けないように挿入部付近の皮膚に非吸収糸で縫合固定し，さらに固定用テープでも固定する．
- 膀胱尿道吻合部近傍に留置したドレーンは，排液量50mL/日以下，血性ではなく漿液性の排液で，全身状態やドレーンの性状から感染が疑われなければ，術後2～3日で抜去する．

▶膀胱留置カテーテル

- 膀胱尿道吻合時に18～22Fr膀胱留置カテーテルを経尿道的に留置する．
- 膀胱留置カテーテルは，下腹部に固定用テープで固定する．ただし，足方へ軽く牽引する場合には，大腿部に固定用テープで固定する(図2)．

Note①
頭低位による手術のため(図1)，術中，眼圧上昇や頭蓋内圧が上昇し，術直後に眼瞼浮腫や結膜浮腫が起こるが，数日で改善する．長期的には緑内障の発症も懸念される．

Note②
緊急対応を要する下腿のコンパートメント症候群は，術中の頭低位による下肢の血流低下，虚血，レビテーター(両支脚器)の不適切な圧迫などにより発症するとされる．したがって，術後，下肢の触覚や痛覚，動きを十分に観察する必要がある．

- 術後1週間で膀胱造影し，尿もれがないことを確認してから膀胱留置カテーテルを抜去する．しかし，術中リーク(もれ)テストでもれがなければ膀胱造影せずに抜去することもある．
- 膀胱造影で尿もれがみられた場合には抜去せず，もう1週間留置し，膀胱造影で尿もれの減少を確認してから抜去する．しかし，少量の尿もれであれば，多くの場合，膀胱留置カテーテルを抜去しても問題ない．

▶腸管損傷

- ドレーンからの排液が便臭を帯びた場合には，腸管損傷が疑われる．経腹的アプローチのRARPの場合，炎症が腹部全体に広がる汎発性腹膜炎をきたすため開腹手術が必要となる．穿孔部を切除縫合して人工肛門を造設する．

▶直腸尿道瘻

- 膀胱留置カテーテルからの尿に便が混じった状態となった場合，直腸尿道瘻が疑われる．一度，瘻孔が形成されると難治性となるため，早期に積極的な治療を開始する必要がある．
- 人工肛門造設あるいは中心静脈栄養によって直腸尿道瘻の自然閉鎖を期待する．さらに両側腎盂に尿管カテーテルを留置し，膀胱留置カテーテルを足方向へ軽く牽引し，瘻孔への尿・便の流入を軽減させ自然閉鎖を期待することもある．
- 直腸尿道瘻が自然閉鎖しない場合には，外科的修復が必要となる．

処置の介助と看護師の役割

- 手術室より帰室したら，ドレーン排液の量・性状，ドレーン挿入部の状態，滲出液の有無の観察を行う．
- ドレーンは屈曲やねじれがないように固定用テープで固定し，ドレーンと皮膚にマーキングを行う．
- ドレーン排液量を観察し，急激に増加したり，血性が強くなる場合は，すみやかに医師に報告する．
- ドレーン挿入による疼痛が出現した場合は，医師の指示の下で鎮痛薬を使用したり，安楽な体位調整を行い苦痛の緩和に努める．
- ドレーンは逆行性感染予防のため，挿入部より低い位置

に保持し，体動で引っ張られたり身体の下に入り込んだりしないように注意する．患者にもその旨を説明する．
- 頭低位での手術のため，顔面浮腫や頭痛の有無を確認する．

ケアのポイント

ドレーン（排液の量・性状，ドレーン挿入部・固定状況）の観察
- 排液の性状は通常，血性〜漿液性へと移行する．血性が強く，急激に量が増えた場合は，後出血が疑われるため，すみやかに医師に報告する．
- ドレーン挿入部は，ガーゼつきフィルムドレッシング材で保護する．
- ドレーンは自然抜去がないように確実に固定用テープで固定するとともに，ドレーンと皮膚にマーキングを行い，ずれがないか観察する．
- 固定用テープは3枚用意する．1枚は土台として皮膚に貼付する．もう1枚をドレーンにΩ型に巻き，土台の固定用テープに貼付する．最後に残りの1枚に切り込みを入れてドレーンの排液バッグ側から貼付し，固定用テープのはがれを予防する（「腎移植術後ドレナージ」の項参照）．
- 術中に気腹するため皮下気腫が生じる場合があり，マーキングを行って観察を継続する．

膀胱留置カテーテル（尿量，尿性状）の観察
- 手術直後は肉眼的血尿がみられることがある．
- 急激な尿量減少は，血塊によるカテーテル閉塞，またはカテーテルの屈曲が疑われる．カテーテルの屈曲がない場合は，超音波検査により膀胱内貯留尿の有無を確認する．
- 血塊によるカテーテル閉塞を起こした場合は，膀胱留置カテーテルを交換し，膀胱洗浄で血塊を除去する．
- 膀胱留置カテーテルの留置による膀胱刺激症状出現時は，医師の指示の下で鎮痛薬を使用し苦痛の緩和をはかる．
- 膀胱留置カテーテルの留置中は，感染予防のため，連日陰部洗浄を実施して清潔を保つ．
- 術後7日前後で膀胱造影検査を行い，リークの有無を確認した後，膀胱留置カテーテルを抜去する．
- 離床を開始したら，膀胱留置カテーテルの排尿バッグの位置に注意して，逆行性感染を予防する．
- カテーテルの圧迫による尿道口の損傷や潰瘍形成，固定用テープによる皮膚トラブルの有無を観察する．
- 固定用テープは長期に貼付したままにせず，適宜貼り替えを行う．
- 皮膚が脆弱な場合は，固定用テープ貼付部位に，皮膚被膜剤を使用する．

失禁対策（術後の尿もれに対するケア，Note③）
- 術後早期より骨盤底筋体操を指導し，継続して行えるように援助する．
- 膀胱留置カテーテル抜去後は尿もれすることが多いため，尿とりパッドなどの失禁用品を準備し，使用方法についても説明する．
- 必要に応じて，排尿日誌の記載を行う．
- 失禁による皮膚トラブルを予防するため，尿とりパッドはまめに交換し，皮膚を清潔に保つようにする．

（髙山達也・森田辰男／田口深雪・栗原日登美）

Note③
術後の尿もれは，個人差はあるが改善がみられる．患者の精神的支援を行いながら尿もれ改善に向けての意欲が維持できるように援助する．

5 腎・泌尿器
ロボット支援腹腔鏡下腎部分切除術後ドレナージ

目的	**ドレーン** ● 術後出血，滲出液，尿もれの有無をチェックし，体外へ排出 ● 気腹に用いた二酸化炭素を体外に排出 **膀胱留置カテーテル** ● 経時的尿量測定，ベッド上安静時の導尿，血尿の有無のチェック
適応	● ロボット支援腹腔鏡下腎部分切除術（RAPN）
種類と挿入経路	**ドレーン** ● 腎部分切除部付近にチューブ型ドレーン（デュープル型やプリーツ型），またはブレイク型ドレーン（J-VAC®ドレナージシステム）を留置 **膀胱留置カテーテル** ● 経尿道的に膀胱に留置
固定方法	**ドレーン** ● 挿入部付近の皮膚に非吸収糸で縫合固定し，さらに粘着力の高い固定用テープで固定 **膀胱留置カテーテル** ● 下腹部（男性）あるいは大腿部（女性）に固定用テープで固定
留置期間	**ドレーン** ● 排液量50mL/日以下で，出血，感染，尿もれを疑わせる所見がなければ，術後2〜3日で抜去 **膀胱留置カテーテル** ● 離床可能となり血尿がみられなければ抜去
予測される合併症	● 腫瘍切除部から腎周囲への出血や尿もれ ● 血尿 ● 皮下気腫 ● 腸管損傷 ● 急性腎不全 ● 膵液瘻や乳び瘻 ● 仮性動脈瘤

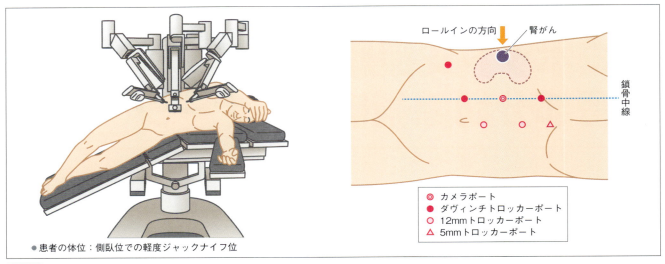

図1 ロボット支援腹腔鏡下腎部分切除術(経腹膜アプローチ)

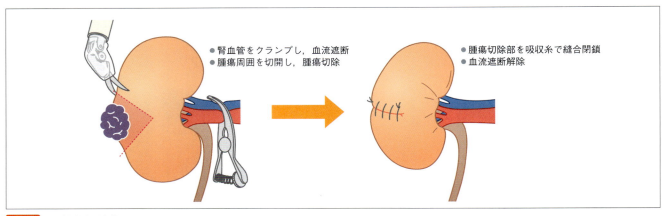

図2 腎部分切除術

ロボット支援腹腔鏡下腎部分切除術(RAPN)

- ロボット支援腹腔鏡下根治的前立腺摘除術(RARP)とともに保険診療が認められているロボット支援手術である.
- RAPNには,経腹的アプローチと後腹膜アプローチがある.前者は「根治的腎摘除術後ドレナージ」,後者は「腎尿管全摘除術後ドレナージ」の項参照.
- 側臥位で腹部にポートを設置し(図1),二酸化炭素で気腹後,手術用ロボット(ダヴィンチ)をドッキング(ロールイン)させ,設置したポートに鉗子類を装着させる.腎血管をクランプして一時的に血流遮断,腫瘍とその周囲の正常腎組織を切除し,切除部を縫合後,クランプを解除する術式である(図2).
- 腫瘍部を確実に切除し,可能なかぎり正常な腎組織とその機能を残すことが求められる.
- ここでは経腹的アプローチによるRAPNにおけるドレナージについて解説する.

マネジメントのポイント

▶ ドレーン

- 閉鎖式ドレナージで,1本のチューブ型ドレーン(デュープル型やプリーツ型),またはブレイク型ドレーン(J-VAC®ドレナージシステム)を腫瘍切除部近傍に留置する.

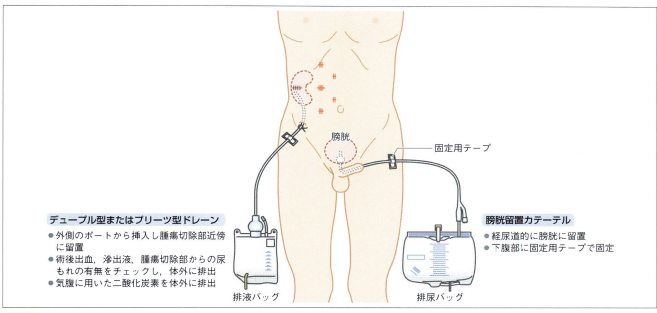

図3 ドレーン，膀胱留置カテーテルの挿入部位

- ドレーンは，抜けないように挿入部付近の皮膚に非吸収糸で縫合固定し，さらに固定用テープでも固定する（図3）．
- 離床後，排液量50mL/日以下，血性ではなく漿液性の排液で，全身状態やドレーンの性状から感染や尿もれが疑われなければ，術後2～3日で抜去する．
- 100mL/時以上の高度血性排液や高度の血尿がみられる場合，腫瘍切除部からの出血の可能性がある．再手術あるいはインターベンショナル・ラジオロジー（interventional radiology；IVR）での止血を検討する．
- ドレーンから漿液性の排液が多くみられる場合には，尿もれが疑われる．尿もれの有無は，インジゴカルミンを静注し排液が青染すること，あるいは排液のクレアチニンが高値であることで確認する．尿管カテーテルを留置し自然閉鎖を期待する．
- ドレーンからの排液が白濁する場合には，膵液瘻や乳び瘻が疑われる．

▶膀胱留置カテーテル

- 術前，経尿道的に2ウェイ膀胱留置カテーテルを留置する．
- 膀胱留置カテーテルは，男性では下腹部に，女性では大腿部に固定用テープで固定する（図3）．
- 離床可能となり，血尿がみられなければ抜去する．
- 詳細は「膀胱留置カテーテル」の項参照．

処置の介助と看護師の役割

- 手術室より帰室したら，ドレーン排液の量・性状，ドレーン挿入部の観察，滲出液の有無の観察を行う．
- ドレーンは屈曲やねじれがないように固定用テープで固定し，ドレーンと皮膚にマーキングを行う．
- ドレーン排液量を観察し，急激に増加したり，血性が強くなる場合は，すみやかに医師に報告する．
- ドレーン挿入による疼痛が出現した場合は，医師の指示の下で鎮痛薬を使用したり，安楽な体位調整を行い苦痛の緩和に努める．
- ドレーンは逆行性感染予防のため，挿入部より低い位置に保持し，体動で引っ張られたり身体の下に入り込んだりしないように注意する．患者にもその旨を説明する．
- 頭低位での手術のため，顔面浮腫や頭痛の有無を確認する．

ケアのポイント

ドレーン（排液の量・性状，ドレーン挿入部，固定状況）の観察

- 排液の性状は通常，血性～漿液性へと移行する．血性が強く，急激に量が増えた場合は，後出血が疑われる

ため，すみやかに医師に報告する．
- ドレーン挿入部は，ガーゼつきフィルムドレッシング材で保護する．
- ドレーンは誤抜去がないように確実に固定用テープで固定するとともに，ドレーンと皮膚にマーキングを行い，ずれがないか観察する．
- 固定用テープは3枚用意する．1枚は土台として皮膚に貼付する．もう1枚をドレーンにΩ型に巻き，土台の固定用テープに貼付する．最後に残りの1枚に切り込みを入れてカテーテルの排液バッグ側から貼付し，テープはがれを予防する（「腎移植術後ドレナージ」の項参照）．
- 術中に気腹するため皮下気腫が生じる場合があり，マーキングを行って観察を継続する．

膀胱留置カテーテル（尿量，尿性状）の観察
- 手術直後は肉眼的血尿がみられることがある．
- 急激な尿量減少は，血塊によるカテーテル閉塞，またはカテーテルの屈曲が疑われる．カテーテルの屈曲がない場合は，エコー（超音波）検査により膀胱内貯留尿の有無を確認する．
- 血塊によるカテーテル閉塞を起こした場合は，膀胱留置カテーテルを交換し，膀胱洗浄で血塊を除去する．
- 膀胱留置カテーテルの留置による膀胱刺激症状出現時は，医師の指示の下で鎮痛薬を使用し苦痛の緩和をはかる．
- 膀胱留置カテーテルの留置中は，感染予防のため，連日陰部洗浄を実施して清潔を保つ．

- 術後7日前後で膀胱造影検査を行い，リークの有無を確認した後，膀胱留置カテーテルを抜去する．
- 離床を開始したら，膀胱留置カテーテルの排尿バッグの位置に注意して，逆行性感染を予防する．
- カテーテルの圧迫による尿道口の損傷や潰瘍形成，固定用テープによる皮膚トラブルの有無を観察する．
- 固定用テープは長期に貼付したままにせず，適宜貼り替えを行う．
- 皮膚が脆弱な場合は，固定用テープ貼付部位に，皮膚被膜剤を使用する．

失禁対策（術後の尿もれに対するケア，）
- 術後早期より骨盤底筋体操を指導し，継続して行うよう援助する．
- 膀胱留置カテーテル抜去後は尿もれすることが多いため，尿とりパッドなどの失禁用品を準備し，使用方法についても説明する．
- 必要に応じて，排尿日誌の記載を行う．
- 失禁による皮膚トラブルを予防するため，尿とりパッドはまめに交換し，皮膚を清潔に保つようにする．

（高山達也・森田辰男／田口深雪）

Note①
術後の尿もれは，個人差はあるが改善がみられる．患者の精神的支援を行いながら尿もれ改善に向けての意欲が維持できるように援助する．

6 子宮・子宮付属器
子宮全摘術後・卵巣囊腫摘出術後ドレナージ

目的	● 予防目的：血液，滲出液，膿を排出し，血腫形成および二次的に起こり得る炎症や感染の予防 ● 診断目的：術後出血，腸損傷，膀胱・尿管損傷などの異常の早期発見
適応	● 通常の単純子宮全摘術，卵巣囊腫摘出術のみでは挿入不要のことが多い． ● 止血が困難だった場合 ● 滲出液が多い場合 ● 骨盤腹膜炎など重篤な感染を合併していた場合 ● 癒着剥離操作が多かった場合
種類	● チューブ型ドレーン（デュープル型，プリーツ型）：閉鎖式ドレーンとして使用 ● ブレイク型ドレーン（J-VAC®ドレナージシステム）：閉鎖式ドレーンの1つだが，陰圧がかかるのが特徴（「後腹膜リンパ節郭清術後ドレナージ」の項のドレーン参照） ● フィルム型ドレーン（ペンローズドレーン）：開放式ドレーンとして使用 ● 現在は，閉鎖式ドレーンが用いられることが多い．
挿入経路	● 経腹と経腟の2つの経路があるが，現在ではほとんどが経腹で挿入 ● 先端は基本的にはダグラス窩（図1）で，左右どちらかの下腹部腹壁から腹腔外へ出す（図2）．片側の付属器領域に先端を置く場合もある． ● 予防目的の場合，J-VAC®ドレナージシステムやペンローズドレーンを用いることが多い． ● 診断目的の場合，太めの（8〜10mm）チューブ型ドレーンを使用することが多い． ● 腹腔内に膿瘍を形成している場合は，ドレーンの先端は膿瘍腔に置くように努める． ● 経腟ドレーンが採用されるのは，子宮全摘後に後腹膜を閉鎖する場合に多い．その場合にはT字ドレーンを使用（図3）
固定方法	● 経腹ドレーンは，縫合糸で腹壁に固定．縫合糸は吸収糸でも非吸収糸でも構わない． ● 経腟ドレーンは腟切断端部に数針糸をかけ，腹腔内へのもぐり込みを阻止する（図3）．ドレーン自体に縫合糸はかけないため，単に引き抜くだけで抜去できる．
予測される合併症	● 挿入部の感染，疼痛，出血 ● ドレーン先端が腹腔内の組織に接することによる疼痛 ● まれに刺入部からの出血があり，これを腹腔内出血と誤認しないように注意が必要

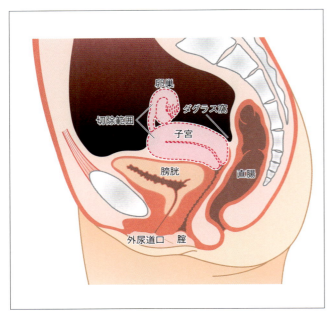

図1 子宮全摘術・卵巣嚢腫摘出術

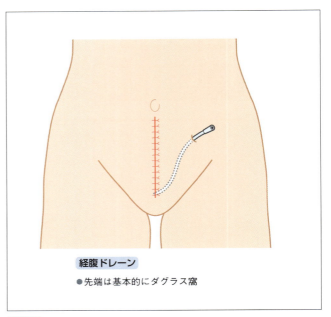

図2 経腹ドレーンの挿入部位

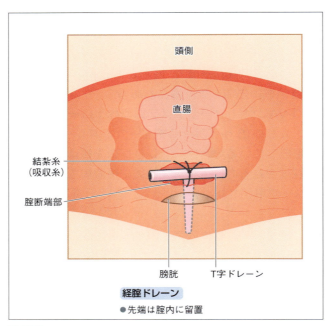

図3 経腟ドレーンの留置位置

マネジメントのポイント

▶種類ごとの利点と欠点

- 閉鎖式ドレーン：利点は排液量や性状を確認しやすいこと，欠点は患者の動きに制限が出ることである．
- 開放式ドレーン：利点は患者が動きやすいこと，欠点は排液量や性状を確認しづらいことである．

▶抜去時期

- 予防目的の場合：排液量，性状に異常がなければ抜去する．
- 診断目的の場合：排液量，性状に異常がなく，今後も異常が発生しないと予測される時期に抜去する．
- いずれの場合も，術後2〜4日目に抜去することが多い．患者の状態や手術の内容で判断することになる．

▶排液の性状

- 通常，術後数日は血性〜淡血性で，次第に淡黄色の滲出液となる．
- 濃い血性排液の場合は，術後出血を考慮し，慎重な経過観察を要する．
- 膿汁様の滲出液や悪臭に注意する．

処置の介助と看護師の役割

▶ドレーンの固定

- ドレーンの固定は，ドレーンに屈曲がなくかつ誤抜去や体内迷入を避けられる確実さが必要となる．
- 固定に必要な縫合糸，透明なフィルムドレッシング材またはガーゼ，固定用テープなどの衛生材料をそろえておく．

▶経腹ドレーンの固定

- 腹壁と体幹の2か所で固定する．
- 縫合糸で固定された腹壁のドレーン導入部は，滲出液がない場合は透明フィルムドレッシング材を貼付する．滲出液がある場合は，吸水性のドレッシング材やガーゼを貼付し，固定用テープで固定する．滲出液の有無により必要物品を整える．
- 体幹での固定は，ドレーンの屈曲がなく体動時にドレーンが引っ張られない程度の長さを確保して固定用テープで確実に固定する．

▶経腟ドレーンの固定

- 経腟ドレーンでは，体内迷走を避けるために縫合糸がかけられるが，ドレーンが固定されているわけではない．滅菌ガーゼを滲出液の状況に応じて貼付，固定用テープで固定する．

▶ドレーンの抜去

- 必要な物品は，縫合糸を切断するためのクーパー（腹壁ドレーンの場合），ドレーンを把持する鑷子，ガーゼおよびドレッシング材（非固着性吸収パッドつきのタイプのもの）である．
- ドレーン抜去時は，ドレーンの欠損の有無や最終的な排液の量と性状を確認する．ドレーンの破損が認められた場合にはすみやかに医師に報告する．
- ドレーンを固定していた固定用テープをていねいにはがし，皮膚の発赤，びらんあるいは水疱などがないか観察する．
- 抜去部からの滲出液を認めた場合は，一時的にガーゼ保護として経過観察し，新たな滲出液がなければ，ドレッシング材を貼付する．
- 滲出液を認めない場合は，ドレッシング材を貼付する．

特定行為にあたる範囲とその基礎手順

▶腹腔ドレーンの抜去

- 腹腔ドレーンの抜去が特定行為として認められる．**写真1**に示す位置で縫合糸を切り，ドレーンを抜去する．
  ① 適した位置で縫合糸を切断．
  ② 長鑷子などでドレーンを把持し，引き抜く．その際，強い抵抗を感じたり，患者が強い痛みを訴えるときには，腹腔内で腸管や大網などの脂肪組織とドレーン先端が絡み合っている可能性があるため，無理をせず医師に連絡する．

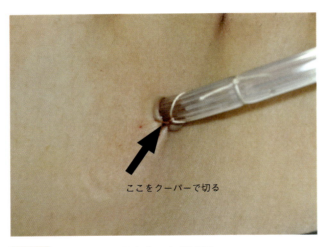

写真1 ドレーンの固定糸の切断部位
（矢印：ここをクーパーで切る）

ケアのポイント

排液の量と性状
- 術後は，排液の量と性状を観察する．排液の性状が混濁し，量が増える場合は，感染や縫合不全の可能性があるため，医師に報告する(重要)．

ドレーンの固定
- 体動によるドレーンの屈曲や圧迫が生じていないか観察する．また，屈曲や圧迫が生じないように固定方法を工夫する(重要)．
- 時間の経過とともに，皮膚が挫滅して縫合糸がはずれたり，縫合糸がゆるみ固定力が弱くなることがあるため，縫合糸の状態を観察する．
- 固定材料は，以下の長所と短所をふまえて選択する．
  - 透明なフィルムドレッシング材：長所は挿入部の観察が行いやすく，ガーゼを使用しないため固定が強化できることである．短所は滲出液が多い場合にはがれやすく何度も貼り替えが必要になることである．
  - ガーゼ：長所は滲出液を吸収しやすい点にある．短所は挿入部の観察ができないことである．
  - 固定用テープ：長所は粘着力が強く，ガーゼを使用しなければ固定を強化できることである．短所は長時間の使用やはがす際の刺激で皮膚障害を起こす可能性があることである．
- 経腹ドレーンはダグラス窩から上方向に向かって腹壁に出され，縫合糸で固定されている．少し離れて，股関節の動きの影響を受けない位置に固定用テープで固定し，寝衣の外に出す(重要)．
- ドレーンの固定用テープによる皮膚炎が起こることがあるため，皮膚を観察し，固定の位置や使用する固定用テープの変更を行う．
- 体幹で固定する際は，固定用テープに遊びができることから皮膚の潰瘍形成を予防し，屈曲や外力による固定用テープのはがれを防止するため，固定用テープでのΩ型の固定を行う．
- 体位やドレーンの固定方法を工夫しても，ドレーン挿入部の痛みがある場合には，鎮痛薬の使用を考慮する．

J-VAC®ドレナージシステム
- 経腹ドレーンにおけるJ-VAC®ドレナージシステムは閉鎖式の吸引ドレナージであり，開放式ドレナージに比べて逆行性感染は起こりにくいが，管理が不十分な場合は感染のリスクが増大する(Note①)．
- J-VAC®ドレナージシステムの排液バッグは，ドレーン挿入位置より常に低い位置とする．

感染予防
- 挿入部周囲の皮膚の清潔を保ち，汚染が認められた場合はドレーン挿入部の消毒を行う．
- 経腟ドレーンは開放式ドレーンであり，滲出液により外陰部が汚染されやすく，尿路感染のおそれもある．消毒や清拭によって外陰部の清潔を保つが，羞恥心など患者の心理的な負担への配慮も必要となる．膀胱留置カテーテル抜去後は，排泄時にドレーン挿入部の滅菌ガーゼのテープ固定をやり直す必要があるため，カテーテル抜去の時期を考慮する．

ドレーンの事故防止
- 体位変換や歩行時に，ドレーンが引っ張られることによる痛みがないよう，ドレーンの長さや位置を確認する．
- 歩行開始となったら，ドレーンに引っかからないように注意し，排液バッグを腰より高い位置に持ち上げないことを患者に説明する．
- 歩行時は，排液バッグを安全に持ち歩きやすいように排液バッグ用のポシェットなどを提供する．
- ベッド周囲の整理整頓を行い，ドレーンを引っかけたり，

Note①
閉鎖式ドレーンは，閉鎖状態を保つことが感染予防につながるため，排液廃棄の回数は最小限にとどめる．排液の廃棄は，排液量が排液バッグ容量の限界に達する直前に行う．

- つまずいたりしないように注意する．
- 手術当日や術後1日目などの急性期は，患者がドレーンに注意を払うことが困難である．患者の注意力に合わせてドレーンについて説明し，誤抜去を予防する．
- 不穏状態や状況判断が難しい状況にある場合は，寝衣の外へのドレーンの出しかたを工夫し，患者の手にミトンをつけるなどによってドレーンの誤抜去を回避する．

誤抜去時の対応
- ドレーンの挿入目的から誤抜去により起こり得る問題を予測する．

> **ドレーンの特徴**
> - 経腟ドレーンの場合，経腹ドレーンと違いドレーンによる創痕がつかない利点はあるが，上行感染の危険性があるため，短期間の留置が望ましい．
> - J-VAC®ドレナージシステムには，腹腔内に留置すべき部位に黒点の印がついている．これが可視できる場合はドレーンが抜けかかっていることを示しているので注意する．
> - いずれのドレーンも閉腹前に挿入部を腹膜側から観察し，ドレーン挿入による腹壁からの出血がないことを確認する．これはきわめて重要である．

Note② 完全にドレーンが抜けた場合は，抜けたドレーンの形状を観察し，体内残留の有無を確認するが，医師が形状確認するまで廃棄しない．一部抜けてしまった場合，医師の診察がすむまで体動を避けて安静とする．特定行為として認められている場合を除き，看護師が抜去してはならない．

- バイタルサイン，患者の自覚症状，抜去部の皮膚の状態を観察し，すみやかに医師に報告する()．

不安軽減
- ドレーンの留置は患者に回復への不安をもたらしやすい．回復の見通しを情報提供し，不安を軽減する．
- 患者との対話を通して(意識がない場合はノンバーバルコミュニケーション)，患者の思いをくみとり，ケアを行う．

（竹井裕二・藤原寛行/小原　泉・中山章子）

参考文献
1) 根本猛彦ほか：手術時ドレーン留置の処置．臨牀看護 29(6)：762-764，2003
2) 福田昌子：ドレーンの固定はどうしたらいいの？　月刊ナーシング 36：76-78，2016
3) 本村良子ほか：ドレーン挿入中の患者看護．臨牀看護 29(6)：748-753，2003
4) 浅川克枝ほか：婦人科領域手術後ドレーン管理における看護上の留意点．臨牀看護 29(6)：975-978，2003

CHAPTER 2 系統別ドレーン・チューブ管理

6 子宮・子宮付属器
後腹膜リンパ節郭清術後ドレナージ

目的	● 予防目的：血液，滲出液，リンパ液を排出し，血腫やリンパ嚢胞の形成および二次的に起こり得る炎症や感染の予防 ● 診断目的：術後出血，腸損傷，膀胱・尿管損傷などの異常の早期発見
適応	● 婦人科悪性腫瘍手術で後腹膜リンパ節郭清術を施行した場合（図1）
使用物品	● ブレイク型ドレーン（J-VAC®ドレナージシステム）：閉鎖式ドレーンの1つだが，陰圧がかかるのが特徴（写真1） ● チューブ型ドレーン（デュープル型，プリーツ型）：閉鎖式ドレーンとして使用
挿入経路	● 左右の後腹膜腔に1本ずつドレーンを留置し，左右下腹部腹壁から腹腔外へ出す．J-VAC®ドレナージシステムのほうが1つにまとめられるため，患者の負担は少ない（図2）． ● 後腹膜は縫合しないことが多くなっているが，後腹膜を縫合する場合，各ドレーンは縫合の隙間から後腹膜腔に挿入して留置 ● 経腟ではセイラムサンプ®チューブなどが用いられるが，最近では経腟のドレナージは行われなくなってきているため，本書では省略
固定方法	● 縫合糸で腹壁に固定．縫合糸は吸収糸でも非吸収糸でも構わない．
予測される合併症	● 挿入部の感染，疼痛，出血 ● ドレーン先端が腹腔内の組織に接することによる疼痛

マネジメントのポイント

▶抜去時期

- ドレーンからの排液の性状，量および患者の状態に異常のない段階で抜去する．
- リンパ節郭清後は排液量が100mL/日以下をめどに抜去する．

▶排液の性状

- 悪性腫瘍の手術の場合は術後出血に注意する．濃い血性排液の場合はとくに注意を要する．
- 腹水量が多く，正確な出血量が把握できない場合は，排液のヘモグロビン濃度が参考となる．
- 通常，術後数日は血性〜淡血性で，次第に淡黄色の滲出液となる．
- 食事開始後に排液が白濁した場合には，乳び漏を疑い，

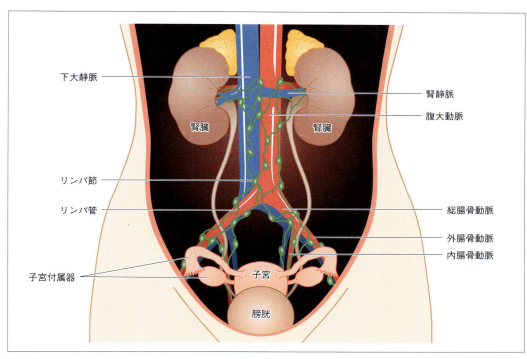

図1 一般的な郭清範囲の後腹膜リンパ節とリンパ管

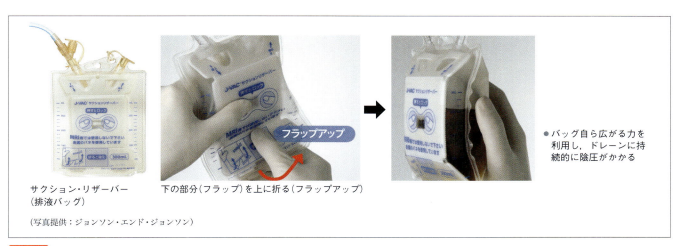

サクション・リザーバー（排液バッグ）

下の部分（フラップ）を上に折る（フラップアップ）

● バッグ自ら広がる力を利用し，ドレーンに持続的に陰圧がかかる

（写真提供：ジョンソン・エンド・ジョンソン）

写真1 J-VAC®ドレナージシステム

CHAPTER 2 系統別ドレーン・チューブ管理

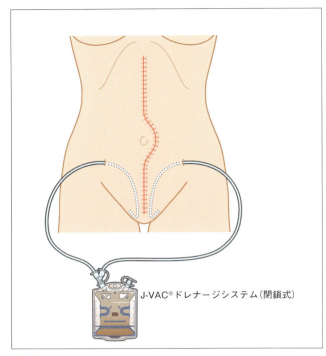

図2 ドレーンの挿入部位

絶食などの対応が必要になる．
- 尿管損傷，膀胱損傷などが疑われた場合，インジゴカルミンを静注し，ドレーンからの青色排液の有無を確認する．

処置の介助と看護師の役割

▶ドレーンの固定

- ドレーンの固定は，ドレーンに屈曲がなく，かつ誤抜去や体内迷入を避けられる確実さが必要となる．
- 固定に必要な縫合糸，透明なフィルムドレッシング材またはガーゼ，固定用テープなどの衛生材料をそろえておく．

▶経腹ドレーンの固定

- 腹壁と体幹の2か所で固定する．
- 縫合糸で固定された腹壁のドレーン導入部は，滲出液がない場合は透明フィルムドレッシング材を貼付する．滲出液がある場合は，吸水性のドレッシング材やガーゼを貼付し，固定用テープで固定する．滲出液の有無により必要物品を整える．

- 体幹での固定は，ドレーンの屈曲がなく体動時にドレーンが引っ張られない程度の長さを確保して，固定用テープで確実に固定する．

▶ドレーンの抜去

- 必要な物品は，縫合糸を切断するためのクーパー（腹壁ドレーンの場合），ドレーンを把持する鑷子，ガーゼおよびドレッシング材（非固着性吸収パッドつきのタイプのもの）である．
- ドレーン抜去時は，ドレーンの欠損の有無や最終的な排液の量と性状を確認する．ドレーンの破損が認められた場合にはすみやかに医師に報告する．
- ドレーンを固定していた固定用テープをていねいにはがし，皮膚の発赤，びらん，あるいは水疱などがないか観察する．
- 抜去部からの滲出液を認めた場合は，一時的にガーゼ保護として経過観察し，新たな滲出液がなければ，ドレッシング材を貼付する．
- 滲出液を認めない場合は，ドレッシング材を貼付する．

特定行為にあたる範囲とその基礎手順

▶腹腔ドレーンの抜去

- 腹腔ドレーンの抜去が特定行為として認められる．
  ①適した位置で縫合糸を切断（「子宮全摘術後・卵巣嚢腫摘出術後ドレナージ」の項の写真1参照）．
  ②長鑷子などでドレーンを把持し，引き抜く．その際，強い抵抗を感じたり，患者が強い痛みを訴えたりするときには，腹腔内で腸管や大網などの脂肪組織とドレーン先端が絡み合っている可能性があるため，無理をせず医師に連絡する．

ケアのポイント

排液の量と性状

- 手術終了時に腹腔内洗浄が行われた場合は，ドレーンから淡血性の排液を多量に認めるが，明らかに血性の排液が150～200mL/時でドレナージされる場合には，止血目的で再手術が考慮されるため，排液の性状をよく観察する（重要）．

- 術後1日目以降は，排液の量と性状を観察する．性状が混濁し，量が増える場合は，感染や縫合不全の可能性があるため，医師に報告する(重要)．
- 腹腔内に大量の出血があっても，ドレーンが凝血塊により閉塞すると出血の発見が遅れるため，バイタルサインや血液検査(赤血球数やヘモグロビン濃度など)の結果を確認する[2]．

ドレーンの固定

- 体動によるドレーンの屈曲や圧迫が生じていないか観察する．また，屈曲や圧迫が生じないように固定方法を工夫する(重要)．
- J-VAC®ドレナージシステムは左右の後腹膜腔から腹壁を通り体外に出され，2本が1つにまとめられて排液バッグにつながれる．1本にまとめたことによって，ドレーンが屈曲しやすくなるので注意する．
- 時間の経過とともに，皮膚が挫滅して縫合糸がはずれ，縫合糸がゆるみ固定力が弱くなることがあるため，縫合糸の状態を観察する．
- 固定材料は，以下の長所と短所をふまえて選択する．
  ・透明なフィルムドレッシング材：長所は挿入部の観察が行いやすく，ガーゼを使用しないため固定が強化できることである．短所は滲出液が多い場合に，はがれやすく何度も貼り替えが必要になることである．
  ・ガーゼ：長所は滲出液を吸収しやすい点にある．短所は挿入部の観察ができないことである．
  ・固定用テープ：長所は粘着力が強く，ガーゼを使用しなければ固定を強化できることである．短所は長時間の使用やはがす際の刺激で皮膚障害を起こす可能性があることである．
- ドレーンの固定を確実に行う．経腹ドレーンは腹壁に固定されている．縫合糸で固定されている位置から少し離れて，股関節の動きの影響を受けない位置にドレーンを固定用テープで固定し，寝衣の外に出す(重要)．
- ドレーンの固定用テープによる皮膚炎が起こることがあるため，皮膚を観察し，固定の位置や使用する固定用テープの変更を行う．
- 体幹で固定する際は，固定用テープに遊びができることから皮膚の潰瘍形成を予防し，屈曲や外力による固定用テープのはがれを防止するため，固定用テープでのΩ型の固定を行う．
- 体位やドレーンの固定方法を工夫しても，ドレーン挿入部の痛みがある場合には，鎮痛薬の使用を考慮する．

J-VAC®ドレナージシステム

- 経腹ドレーンにおけるJ-VAC®ドレナージシステムは閉鎖式の吸引ドレナージであり，開放式ドレナージに比べて逆行性感染は起こりにくいが，管理が不十分な場合は感染のリスクが増大する(Note①)．
- J-VAC®ドレナージシステムの排液バッグは，ドレーン挿入位置より常に低い位置とする．

感染予防

- 挿入部周囲の皮膚の清潔を保ち，汚染が認められた場合はドレーン挿入部の消毒を行う．

ドレーンの事故防止

- 体位変換や歩行時に，ドレーンが引っ張られることによる痛みがないよう，余裕をもたせてドレーンの長さや位置を調整する．
- ベッド周囲の整理整頓を行い，ドレーンを引っかけたり，つまずいたりしないように注意する．
- 手術当日や術後1日目などの急性期は，患者がドレーンに注意を払うことが困難である．患者の注意力に合わせてドレーンについて説明し，誤抜去を予防する．

Note①
閉鎖式ドレーンは，閉鎖状態を保つことが感染予防につながるため，排液廃棄の回数は最小限にとどめる．排液の廃棄は，排液量が排液バッグ容量の限界に達する直前に行う．

One Point ドレーンの特徴

- リンパ節郭清後は，通常陰圧をかけてドレナージすることが多い．排液効果は良好な反面，多量のリンパ液漏出で低タンパク血症になることがあるため，注意を要する．
- J-VAC®ドレナージシステムの場合，排液バッグが膨らみきってしまうと陰圧がかからなくなることに注意する．また，血液などでドレーンが閉塞することがあるので，適宜ミルキングを行う．
- J-VAC®ドレナージシステムには，腹腔内に留置すべき部位に黒点の印がついている．これが可視できる場合はドレーンが抜けかかっていることを示しているので注意する．

- 不穏状態や状況判断が難しい状況にある術直後は，寝衣の外へのドレーンの出しかたを工夫し，患者の手にミトンをつけるなどによってドレーンの誤抜去を回避する．
- 歩行開始となったら，患者にドレーンに引っかからないように注意し，排液バッグを腰より高い位置に持ち上げないことを説明する．
- 歩行時は，排液バッグを安全に持ち歩きやすいように排液バッグ用のポシェットや点滴スタンドなどを提供する．

誤抜去時の対応

- ドレーンの挿入目的から誤抜去により起こり得る問題を予測する．
- バイタルサイン，患者の自覚症状，抜去部の皮膚の状態を観察し，すみやかに医師に報告する(Note②)．

不安軽減

- ドレーンの留置は患者に回復への不安をもたらしやすい．患者の心理状態に合わせて回復の見通しを情報提供し，不安を軽減する．

> **Note②**
> 完全にドレーンが抜けた場合は，抜けたドレーンの形状を観察し，体内残留の有無を確認するが，医師が形状を確認するまで廃棄しない．一部抜けてしまった場合，医師の診察がすむまで体動を避けて安静とする．特定行為として認められている場合を除き，看護師が抜去してはならない．

- 患者との対話を通して(意識がない場合はノンバーバルコミュニケーション)，患者の思いをくみとり，ケアを行う．

（竹井裕二・藤原寛行/小原　泉・中山章子）

参考文献
1) 北條　智ほか：婦人科手術後ドレナージ．臨牀看護 29(6)：913-917, 2003
2) 根本猛彦ほか：手術時ドレーン留置の処置．臨牀看護 29(6)：762-764, 2003
3) 福田昌子：ドレーンの固定はどうしたらいいの？　月刊ナーシング 36：76-78, 2016

7 乳房・乳腺
乳がん術後ドレナージ

目的	●手術後の血液，リンパ液，滲出液の排出 ●切除腔を少なくすることで創傷治癒を促進，漿液腫(seroma，Note①)の形成の防止 ●術後出血の早期発見
適応	●乳房切除術および腋窩リンパ節郭清施行時 ●乳房部分切除術において切除範囲が広い場合[1]
種類	●ドレーン：SBバックスーパースムーズ®，ブレイク®シリコンドレインなど ●持続吸引式のポータブル吸引バッグ：SB バック®，J-VAC®ドレナージシステム，デイボール®リリアバック®など
挿入経路	●乳房切除術施行時，大胸筋前面に留置(図1-a, b) ●腋窩リンパ節郭清時，腋窩静脈付近(先端が腋窩静脈に近接しない位置)に留置(図1-a, c) ●ドレーン挿入部は，逆行性感染防止のため，抜去時まで被覆
固定方法	●縫合糸にて固定，さらに胸壁に固定用テープで固定
予測される合併症	●逆行性感染 ●ドレナージ不良

マネジメントのポイント

▶排液の性状

- 術直後は血性であるが，徐々に淡血性〜漿液性となる．
- 創部の腫脹を伴う血性の排液が急激に増加する場合(50mL/時以上)は，術後出血が生じている可能性があるため，排液の性状・量の注意深い観察が重要になる(とくに術後1日目まで)．
- 急激に排液量が減少した場合にはドレーンが機能していない場合があり，血塊などの存在やドレーンの位置を確認する必要がある．
- 排液が悪臭を伴い混濁した場合や膿性の場合には，逆行性感染の可能性が高い．
- まれではあるが，腋窩リンパ節郭清(とくに左側レベルⅢまでの郭清)を施行した場合，白濁した排液(乳び漏)を認める場合がある[2,3,4]．

▶抜去時期

- ドレーンは1日の排液量が50mL/時未満および術後7

Note①
漿液腫(seroma)とは，漿液が組織に限局して蓄積することにより生じる腫瘤である．乳がんにおける腋窩郭清後に腋窩に生じるseromaはリンパ液貯留による．数回の穿刺排液により消失する場合が多い．

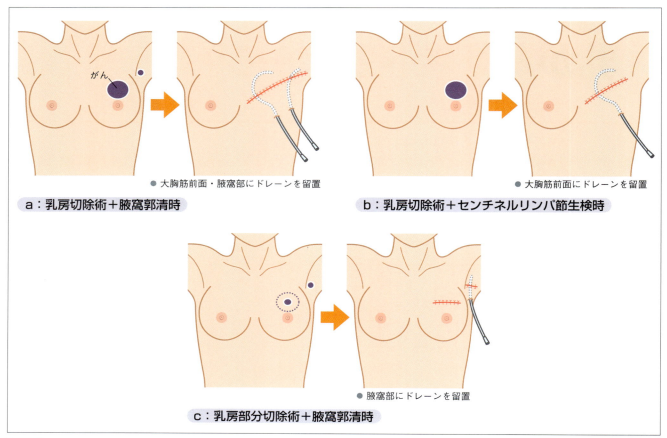

図1 ドレーンの挿入部位

日目程度を目安に抜去する．それ以上長く留置しても排液量が早期に減少することは少なく，逆行性感染を起こす可能性がある．
- ドレーン抜去後に滲出液がたまる場合には，外来において穿刺排液を適宜行う．
- まれにドレーン抜去後に出血をきたすことがあるため，ドレーン抜去は慎重に行う．
- 逆行性感染が疑われる場合（ドレーン挿入経路に沿った発赤，疼痛の出現）には，ただちにドレーンを抜去する．

処置の介助と看護師の役割

▶ドレーンの固定

- ドレーンからの排液の流出量が極端に少ない場合には，ドレーンの屈曲や縫合糸による締めすぎにより，正常な陰圧が得られていないこともあるため確認を行う．
- ドレーンの固定は，ドレーンに屈曲がなく，かつ誤抜去や体内迷入を避けられる確実さが必要となる．固定に必要な縫合糸，透明なフィルムドレッシング材またはガーゼ，固定用テープなどの衛生材料をそろえておく．ドレーン挿入部と体幹の2か所で固定する．
- 縫合糸で固定されたドレーン挿入部は，滲出液がない場合は透明フィルムドレッシング材を貼付する．滲出液がある場合は，吸水性のあるドレッシング材やガーゼを貼付し，固定用テープで固定する．滲出液の有無により必要物品を整える．
- 体幹での固定は，ドレーンの屈曲がなく体動時にドレーンが引っ張られない程度の長さを確保して固定用テープで確実に固定する．
- ドレーンの固定用テープにより，皮膚の発赤，水疱形成，びらん，瘙痒感を呈する場合があるため固定部の観察を行う．

▶ドレーンの抜去

- 必要な物品は，縫合糸を切断するためのクーパー，ドレーンを把持する鑷子，フィルムドレッシング材(非固着性の吸収パッドつきのタイプのもの)である．
- ドレーン抜去時は，ドレーン欠損の有無や最終的な排液の量と性状を確認する．
- ドレーンが固定されていたテープをていねいにはがし，皮膚の発赤やびらんなどがないか観察する．
- まれではあるが，ドレーン抜去時にドレーンの破損が認められた場合には，医師に報告を行う．

特定行為にあたる範囲とその基礎手順

▶ドレーンの抜去

- 特定行為研修を修了した看護師は，医師の指示の下，ドレーンの抜去を行うことができる．
- 手順書により身体所見(排液の性状や量，挿入部の状態，発熱の有無など)および検査結果などが医師から指示された病状の範囲にあることを確認する．
- 皮膚からドレーンにかけている縫合糸を切断する．
- 皮膚から出ている縫合糸を鑷子で引き抜く．
- ドレーンを鑷子で把持し引き抜く．抵抗を感じるなど，スムーズな抜去が困難な場合は医師に連絡し指示を受ける．
- 非固着性吸収パッドつきのタイプのドレッシング材を抜去部に貼付する．

ケアのポイント

排液，排液バッグ

- 陰圧をかけることが重要なため，排液バッグが膨らみすぎていないかを観察する．また，膨らみがみられる場合，エアリーク(空気もれ)の有無を確認する．排液バッグが患者の身体の下敷きになり陰圧が解除され，J-VAC®ドレナージシステムのドレーン部分と排液バッグ(サクション・リザーバー)の接続がはずれエアリークしていることがあるため十分に観察する(重要)．
- ドレーンの閉塞がないかチェックする．血液が固まり，ドレーンの内腔が詰まると排液されなくなる．ドレーンに屈曲やねじれなどがないか観察し，適宜ミルキングを行う(ドレーンからの排液がまったくないときには，内腔が閉塞している可能性を考える)．
- 術後出血の徴候をチェックする．急激な血性排液の増加がみられるにもかかわらず，排液がないときには創部が出血で腫れていないか確認する(この徴候があるにもかかわらずドレーンからの排液がない場合は凝血塊などによる内腔の閉塞を疑う)．
- 術後は，排液の量と性状を観察する．排液の性状が混濁し量が増える場合は，感染や縫合不全の可能性があるため，医師に報告する(重要)．

ドレーンの固定

- 体動によるドレーンの屈曲や圧迫が生じていないか観察する．また，屈曲や圧迫が生じないように固定方法を工夫する(重要)．
- 乳房全摘出術では腋窩と大胸筋前面にドレーンが挿入され，1個の排液バッグにつなげられる．2本のドレーンの長さやたわみ具合が調整され，まとめられた際にどちらのドレーンにも屈曲が生じていないことを確認する．
- 時間の経過とともに，皮膚が挫滅して縫合糸がはずれ・ゆるみ，固定力が弱くなることがあるため，縫合糸の状態を観察する．
- 固定材料は，次のような長所と短所をふまえて選択する．
  - 透明なフィルムドレッシング材：長所は挿入部の観察が行いやすく，ガーゼを使用しないため固定が強化できることである．短所は滲出液が多い場合にはがれやすく，何度も貼り替えが必要になることである．
  - ガーゼ：長所は滲出液を吸収しやすいことである．短所は挿入部の観察ができないことである．
  - 固定用テープ：長所は粘着力が強く，ガーゼを使用しなければ固定を強化できることである．短所は長時間の使用やはがす際の刺激で皮膚障害が起こる可能性があることである．
- ドレーンの固定を確実に行う．上肢の動きの影響を受けない位置に固定用テープでドレーンを固定し，寝衣の外に出す(重要)．
- ドレーンの固定用テープによる皮膚炎が起こることがあるため，皮膚を観察し，固定の位置や使用する固定用テープの変更を行う．
- 体幹で固定する際は，固定用テープに遊びをもたせることで皮膚の潰瘍形成を予防し，屈曲外力による固定用

テープのはがれを防止できるため，固定用テープによるΩ型の固定を行う．
- 体位やドレーンの固定方法を工夫しても，ドレーン挿入部の痛みがある場合には，鎮痛薬の使用を考慮する．

感染予防
- 閉鎖式の吸引ドレナージであり，開放式ドレナージに比べて逆行性感染は起こりにくいが，管理が不十分な場合は感染のリスクが増大する（）．
- 排液バッグは，ドレーン挿入位置より常に低い位置とする．
- 挿入部あるいは固定部の皮膚に発赤やびらんがないか，感染やスキントラブルへの配慮をする

ドレーンの事故防止
- 体位変換や歩行時に，ドレーンが引っ張られることによる痛みがないよう，余裕をもたせてドレーンの長さや位置を調整する．
- ベッド周囲の整理整頓を行い，ドレーンを引っかけたり，つまずいたりしないように，また排液バッグを腰より高い位置に持ち上げないように注意する（重要）．
- 手術当日や術後1日目などの急性期は，患者がドレーンに注意を払うことが困難である．患者の注意力に合わせてドレーンについて説明し，誤抜去を予防する．
- 不穏状態や状況判断が難しい状況にある手術直後は，寝衣の外へのドレーンの出しかたを工夫し，患者の手にミトンをつけるなどドレーンの誤抜去を回避する．
- 歩行時は，排液バッグを安全に持ち歩きやすいように排液バッグ用のポシェットなどを提供する．

誤抜去時の対応
- ドレーンの挿入目的から誤抜去により起こり得る問題を予測する．
- バイタルサイン，患者の自覚症状，抜去部の皮膚の状態を観察し，すみやかに医師に報告する（）

Note②
閉鎖式ドレーンは，閉鎖状態を保つことが感染予防につながるため，排液廃棄の回数は最小限にとどめる．排液の廃棄は，排液量が排液バッグ容量の限界に達する直前に行う．

Note③
完全にドレーンが抜けた場合は，抜けたドレーンの形状を観察し，体内残留の有無を確認するが，医師が形状確認するまで廃棄しない．一部抜けてしまった場合，医師の診察がすむまで体動を避けて安静とする．特定行為として認められている場合を除き，看護師が抜去してはならない．

不安軽減
- 患者はドレーンが中止されていることで回復への不安をきたしやすい．患者の心理状態に合わせて回復の見通しを情報提供し不安を軽減する．
- 患者との対話を通して（意識がない場合はノンバーバルコミュニケーション），患者の思いをくみとり，ケアを行う．

（藤田崇史／小原　泉・中山章子）

引用文献
1) 大野真司編：外科医が習得すべき乳癌手術．メジカルビュー社．2011
2) 河原　太ほか：右乳癌に対する腋窩リンパ節郭清術後に認めた乳糜漏の1例．日本臨床外科学会雑誌 70(4)：1002-1005，2009
3) 佐塚哲太郎ほか：乳癌術後乳糜漏を認めた2例．日本臨床外科学会雑誌 75(7)：1807-1812，2014
4) Zhou W, et al: Management of chylous leakage after breast surgery: report of four cases. Surgery Today 41(12): 1639-1643, 2011

参考文献
1) 根本猛彦ほか：手術時ドレーン留置の処置．臨牀看護 29(6)：762-764，2003
2) 本村良子ほか：ドレーン挿入中の患者看護．臨牀看護 29(6)：748-753，2003
3) 福田昌子：ドレーンの固定はどうしたらいいの？月刊ナーシング 36(13)：76-78，2016

7 乳房・乳腺
乳腺膿瘍ドレナージ

目的	● 種々の乳腺炎により生じた乳腺膿瘍に対する膿瘍内容物の排出
適応	● 乳腺膿瘍：乳輪下膿瘍（Note①），急性化膿性乳腺炎（Note②）や肉芽腫性乳腺炎（Note③）による膿瘍形成など（図1）
種類	● 排液バッグを用いない開放式ドレーン（主にペンローズドレーン）
挿入経路	● エコー（超音波）検査などで膿瘍形成を確認，膿瘍直上で局所麻酔下に切開・排膿後，膿瘍腔内にドレーンを挿入・留置．多くの場合，縫合糸で固定（図2） ● ドレーン留置が長期になる場合には，適宜ドレーンを新しいものと交換
固定方法	● 多くの場合縫合糸，安全ピンにて固定
予測される合併症	● 自然抜去 ● 体内迷入

マネジメントのポイント

▶排液の性状

- 切開排膿直後は，粘稠な膿汁様の排液がみられる．炎症が治まってくれば次第に漿液性となる．
- 切開排膿時に膿汁の細菌培養検査を行う．膿の色・性状が変化した場合は，再度細菌培養検査を行って菌種を確認し，抗菌薬の変更およびドレーンを新しいものに交換する．

▶抜去時期

- 炎症反応が改善，排膿量が減少して性状が漿液性となり，エコー検査などで膿瘍腔の縮小が確認されればドレーンを抜去する．
- 乳輪下膿瘍，肉芽腫性乳腺炎の膿瘍形成[1,2)]は，難治性であり，改善まで時間を要する場合がある（慢性化した乳輪下膿瘍では手術が必要な場合がある）．
- 膿瘍腔が大きい場合は，排液の減少に伴ってドレーンを次第に細いものに変えていき，膿瘍腔の肉芽形成を促す．

Note①
乳輪下膿瘍：乳輪下に生じる慢性化膿性炎症．しばしば瘻孔をつくり，排膿すると症状は消退するが，長期間にわたり再燃を繰り返す場合があり，その際には手術を要することがある．

Note②
急性化膿性乳腺炎：腫脹，激しい疼痛，局所の熱感を伴う乳腺の炎症性疾患．感染が進行すると乳腺内に膿瘍を形成する．起炎菌は黄色ブドウ球菌によることが多い．産褥期の2～3週間後から産褥6週までの発症が多い．

Note③
肉芽腫性乳腺炎：多核巨細胞を含む炎症性細胞の浸潤を特徴とする良性の炎症性疾患で，臨床所見や画像所見が乳がんに類似する場合がある．成因は不明であるが，近年，*C. kroppenstedtii* 感染との関連が報告されている．

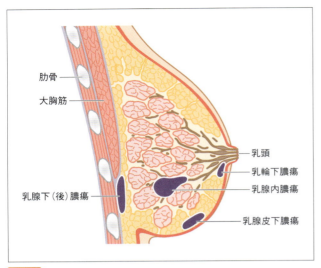

図1 乳腺膿瘍の種類

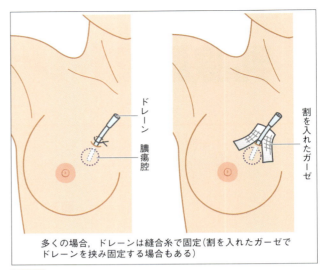

図2 ドレーンの挿入部位

処置の介助と看護師の役割

- ドレーン挿入時は，皮膚切開部位やドレーンの清潔を確実に保つ．ドレーンの誤抜去や体内迷入を避けるために安全ピンあるいは縫合糸により固定されるため，ドレーンや固定用テープによる固定方法を確認する．
- ドレーンが縫合糸で固定されていても，留置が長期にわたる場合には縫合糸がゆるんではずれる場合もある．そのため，ガーゼ交換の際，ドレーンがしっかり固定されているか確認する．
- ドレーンの上にガーゼなどを置き，ドレーンからの排液を吸収させる．ガーゼをテープ固定する際，強く圧迫するとドレーンを閉塞させてしまうので注意する．
- ドレーン抜去時は，ドレーンの欠損の有無や最終的な排液の量と性状を確認する．ドレーンの破損が認められた場合にはすみやかに医師に報告する．
- ドレーン抜去後は，挿入部周囲の皮膚の発赤やびらんなどがないか観察する．

特定行為にあたる範囲とその基礎手順

▶ドレーンの抜去

- 特定行為研修を修了した看護師は，医師の指示の下，ドレーンの抜去を行うことができる．
- 手順書により身体所見（排液の性状や量，挿入部の状態，発熱の有無など）および検査結果などが医師から指示された病状の範囲にあることを確認する．
- ドレーンが縫合糸で固定されている場合は，皮膚からドレーンにかけている縫合糸を切断する．
- 皮膚から出ている縫合糸を鑷子で引き抜く．
- ドレーンを鑷子で把持し引き抜く．スムーズな抜去が困難な場合は医師に連絡し指示を受ける．
- 抜去後に予想される滲出液の量に応じて，滅菌ガーゼまたは非固着性吸収パッド付きのタイプのドレッシング材を抜去部に貼付する．

ケアのポイント

ドレーンの確認

- 膿瘍腔に膿が残っているうちに皮膚が治癒して閉じると，再度膿がたまって膿瘍が再燃・増悪してしまう．ドレーンが抜けると皮膚が先に治癒し閉じてしまうため，ドレーンが膿瘍腔以外に迷入していないか，あるいは抜けていないかを確認する（重要）（Note④）．

> **Note④**
> ドレーンが完全に抜けた場合は，抜けたドレーンの形状を観察し，体内残留の有無を確認するが，医師が形状を確認するまで廃棄しない．一部抜けてしまった場合，医師の診察がすむまで体動を避けて安静とする．特定行為として認められている場合を除き，看護師が抜去してはならない[3]．

- ドレナージ開始直後の膿汁は培養し，菌種や抗菌薬への感受性などを確認する．

排膿物の量と正常
- 排膿物の量と性状を観察する．切開排膿直後は粘稠で，排膿によって炎症が改善すると，さらさらとした性状となる．ガーゼに吸収された排膿物は，必要があれば重さを測定して排膿量を算出する．

ガーゼ交換
- ガーゼ交換時は，安全ピンや縫合糸でドレーンが固定されていることを確認する．
- ガーゼの汚染状況を適宜確認して，ガーゼの中層以上まで汚染を認めた場合は交換する．ガーゼ交換時はドレーン挿入部の消毒を行った後に，新しいガーゼを置き固定する．
- ガーゼの固定用テープによる皮膚炎が起こることがあるため，皮膚を観察し，固定の位置や使用する固定用テープの変更を行う．
- 自宅でのガーゼ交換やドレーンの管理方法を患者に説明し，実際の手技を確認する(重要)．

不安軽減
- ドレーンの留置が長期化すると，患者は回復への不安を抱きやすい．回復の見通しを情報提供し，不安を軽減する．そのため，患者との対話を通して患者の思いをくみとり，ケアを行う．

（藤田崇史/小原　泉・中山章子）

引用文献
1) Atak T, et al: Strategies to treat idiopathic granulomatous mastitis: retrospective analysis of 40 patients. Breast Disease 35(1): 19-24, 2015
2) 吉富誠二ほか：肉芽腫性乳腺炎の9例. 日本臨床外科学会雑誌 75(6): 1479-1483, 2014
3) 福田昌子：ドレーンの固定はどうしたらいいの? 月刊ナーシング 36(13): 76-78, 2016

CHAPTER 2 系統別ドレーン・チューブ管理

8 骨・関節
関節腔ドレナージ

目的	● 関節腔に貯留した滲出液（血液，膿など）の排出 ● 排出液の性状観察
適応	● 関節手術（骨折，人工関節，人工骨頭置換術など）後，関節腔に血腫貯留が予想される場合 ● 化膿性関節炎のために膿が関節腔に貯留した場合
種類	<u>ペンローズドレーン（開放式ドレーン）</u> ● 感染などでの排膿目的に使用．しかし，外気に触れるために逆行性感染を生じる可能性がある． <u>SBバック®，J-VAC®ドレナージシステム（閉鎖式ドレーン）</u> ● ドレーンの先端が排液バッグに閉鎖的に連結されているため，外気に触れない．
挿入経路	● 一般的には関節腔から皮膚を貫通してドレーンを体外に出す**（図1, 2）**． ● 化膿性関節炎での緊急排液目的としての開放式ドレナージでは，皮膚を切開してドレーンを関節腔に押し込むことがある．
固定方法	● ドレーンが抜けないように，ドレーンと皮膚とを縫合糸で固定 ● ドレーンを縫合固定したら，体表にも固定用テープで固定
予測される合併症	● ドレーンの誤抜去 ● ドレーン挿入部の感染 ● ドレナージ不全による関節血腫

マネジメントのポイント

● 開放式ドレナージは，清潔度が閉鎖式ドレナージに比べて低く，不潔になりやすいために，近年，化膿性関節炎での緊急排液目的以外では使用される頻度が低くなってきている．
● 化膿性関節炎のドレーン抜去時期は，排液の性状，量，培養結果，血液データにより判断する．性状は血性から漿液性へ変化し，量は減少してくる．

処置の介助と看護師の役割

● ここでは，開放式ドレナージの「処置の介助と看護師の役割」について述べる．
処置前
● 患者・家族がドレーン留置の必要性を理解し，不安なく処置を受けることができるように支援する．
・医師からの説明を，患者・家族が正しく理解できているか確認し，不足している部分は補足説明をする．

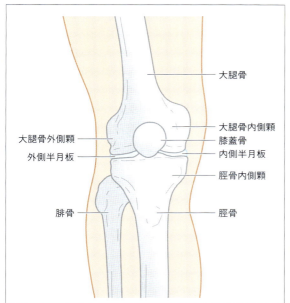

図1 右膝関節（前面）の構造

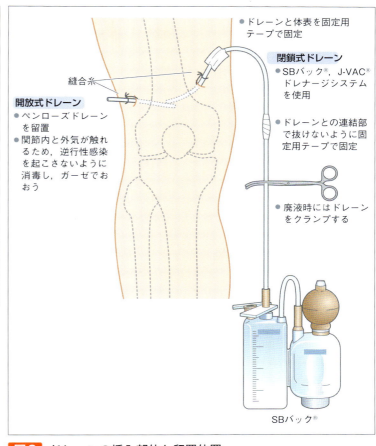

図2 ドレーンの挿入部位と留置位置

- どのようなドレーンが留置されるのか，ドレーンが留置される部位，おおよその期間，安静度，注意点を実際の物品を使用しながら説明する．
- 患者・家族の疑問点は，医師に確認が必要な場合は確認し，的確に返答する．

処置中
- 処置が円滑に進むように環境を調整する．
- 処置に必要な器具，機材，薬品，ガーゼ類，フィルムドレッシング材など，不足のないように準備する．

開放式ドレナージ：ペンローズドレーンの場合
- 清潔区域を汚染しないように，十分に注意する．
- 患者への言葉かけをしながら，全身状態を観察する．

処置後
- 処置による疼痛コントロールがはかれ，適切にドレナージができるように支援する．
  - 患者の疼痛を評価し，必要時は医師に薬剤の使用を検討してもらう．
- ドレーンからの排液を観察する（量，性状，においなど）．
- 安静による患者の苦痛を最小限にできるように，体位の工夫や安静範囲内での活動を促す．
- 処置が終了したことを患者，家族へ伝え，ねぎらいの言葉かけをする．

ケアのポイント

開放式ドレナージ
- 創部に留置されたペンローズドレーンからの排液を滅菌ガーゼで吸収する方法である．
- 排液量が多くなるとガーゼで吸収できなくなり，不潔部との接触による逆行性感染の危険性がある．排液によるガーゼ汚染を定期的に観察し，汚染時はすみやかにガーゼ交換を行う．
- ガーゼの交換時は，手洗い，擦式手指消毒を実施後，

手袋を装着して滅菌操作で行う．不適切な処置によって，感染を助長させないようにする(重要)．

閉鎖式低圧持続吸引ドレナージ

- ドレーン，排液バッグ内の排液は，外気との交通性がなく清潔を保持することができ，感染予防に有効である．閉鎖環境を維持するために，排液バッグ内に貯留した滲出液を安易に廃棄しないことも必要である．廃棄する場合は，ドレーンをクランプして，排液の逆向を防止する(重要)．
- 閉鎖式低圧持続吸引のドレーンは手術室で挿入されるため，帰室したときに排液バッグの状態を確認しておき，経時的に変化を観察する．排液バッグが適切でない場合(固定用テープの固定位置やドレーンとの接続)，医師に報告して対応する．また，吸引圧が適切であるか確認する(重要)．
- ドレーン挿入部の消毒時は，挿入部周囲の皮膚の発赤，腫脹の観察とともに，ドレーンが抜けかけていないか観察する．
- ドレーン固定は，患者の活動の妨げにならないように数か所に確実に固定することが望ましい．
- 固定用テープの使用により皮膚トラブルが生じないため，患者に適した固定用テープを選択することも重要である．皮膚が脆弱な場合は，固定用テープの下に皮膚保護剤を使用することも検討する．
- 患者の移動時は，ドレーンが抜去されやすいため，移動前・後の確認を十分に行う．ドレーンの確認は，挿入部から排液バッグまで，指でたどりながら確認する．
- ドレーン抜去後は，創部にガーゼを当てて，滲出液を吸収させる．滲出液の量，性状の観察を継続する．創部が汚染されないように，清潔保持に努める．滲出液が少ない場合は，フィルムドレッシング材を使用することもある．

（笹沼秀幸/渡邊好江）

参考文献

1) 菊地忠志：人工膝関節全置換術後患者の移乗と可動域訓練．整形外科看護 14(3)：258-263, 2009
2) 真志取浩貴ほか：整形外科領域手術後ドレナージ．臨牀看護 29(6)：899-903, 2003
3) 森　真理子ほか：整形外科領域手術後ドレーン管理における看護上の留意点—ドレーン，チューブ挿入中の患者の看護の実際．臨牀看護 29(6)：979-984, 2003
4) 近藤恵美子ほか：先輩ナースが見るのはココ！ 患者観察のポイント 手術後の観察ポイント(1)ドレーン管理．整形外科看護 12(7)：703-707, 2007
5) 松島元子ほか：決定版膝関節の周術期ケアーケア編．整形外科看護 14(2)：135-172, 2009
6) 池内静香ほか：膝関節の術後ケア．整形外科看護 14(5)：457-464, 2009
7) 岩本利恵ほか：整形外科の看護技術．整形外科看護 15(9)：948-951, 2010

8 骨・関節
大腿骨骨頭置換術後ドレナージ

目的	● 股関節機能再建手段の1つである人工骨頭置換術の際の，出血による血腫形成・細菌感染の予防 ● 関節内の腫脹による疼痛軽減
適応	● 大腿骨や軟部組織からの出血時
種類	● SBバック®（携帯用低圧持続吸引器） ● J-VAC®ドレナージシステム（ポータブル低圧持続吸引システム）
挿入経路	● 創部洗浄後，創閉鎖前に関節内へ先端が留置されたドレーンより，創縫合部から離れた皮膚を通して排出（図1, 2）
固定方法	● ドレーンが抜けないように，ドレーンと皮膚を縫合固定 ● ドレーンどうしの連結部をテープでしっかりと固定
留置期間	● 原則として術後48時間以内に抜去
予測される合併症	● 術後出血，縫合不全，感染

対象疾患の概要

● 大腿骨骨頭置換術後の出血による血腫形成・細菌感染の予防および関節内の腫脹による疼痛軽減のために行う．

マネジメントのポイント

抜去時期
● ドレーンは身体にとって異物であり，48時間以上関節内にドレーンを留置すると，ドレーン自体が感染源になる可能性がある．そのため原則として術後48時間以内に抜去する（）．

排液の状況
● 術直後は血性であるが，その後，徐々に淡黄色・漿液性に変化し，量も減少する．

処置の介助と看護師の役割

● 感染予防に配慮するとともに，排液量・排液の性状の観察，ドレーントラブルの回避，患者の身体的・精神的な

> Note①
> 人工股関節置換術後にドレーンを挿入しなくても，術後出血量，在院日数，創治癒までの日数，創部感染や血栓性静脈炎の発生率および術後可動域に，ドレーンを留置した例と差がないとの報告もある．

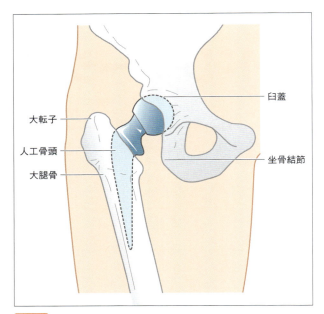

図1 大腿骨骨頭置換術

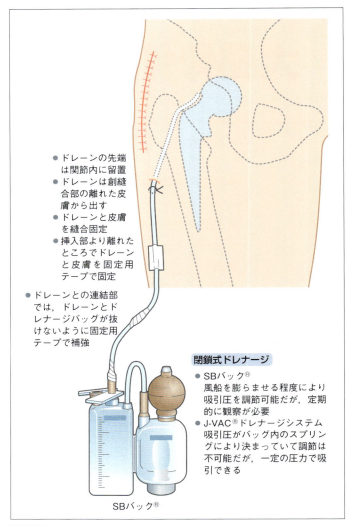

図2 ドレーンの挿入部位と留置位置

苦痛の軽減を図る(具体的には「ケアのポイント」を参照).

ケアのポイント

感染予防
- 手術部位感染症(surgical site infection；SSI)を予防するため，ドレーンを扱うときは，手洗い，擦式手指消毒を実施後に手袋を装着する(Note②).
- 術直後は，排液の血性が強く凝血しやすいため，ドレーンの閉塞予防として，ミルキングを適宜行う(ドレーンの挿入位置によってはミルキングを行うことができない場合もあるため，医師に確認しておく).

- ドレーン留置中の感染は，体外から細菌がドレーンを伝わり，侵入して起こる場合と，排液がうまくドレナージされないことで体内に貯留し，そこを培地として感染が起こる場合がある．ドレーン挿入部が汚染されないように注意する．
- 挿入部の発赤，腫脹，疼痛，熱感の有無や，ドレーンからの排液の性状(血性，膿性，混濁，浮遊物)の有無を観察する．また，挿入部が，出血や滲出液による汚染

Note②
人工関節の感染はいったん発症すると難治性であり，最も避けたい合併症である．最悪の場合はインプラント(人工骨頭)を抜去して不安定な状態の関節で生活するか，関節固定術を要することになる．

のないように管理する．
- 排液バッグに貯留した排液を処理する場合は，必ずドレーンをクランプして，排液後は排液口のキャップを消毒してから閉じる．また排液口のキャップを頻繁に開閉しない．

排液量
- **排液量の増加**：術後出血，縫合不全，感染の危険性が考えられる．医師への報告と，排液の性状（血性，膿性，混濁，浮遊物）の有無や，においを観察する．バイタルサインと全身状態の観察を継続していく．
- **排液量の減少**：ドレーンの屈曲，圧迫，捻転がないか，凝血塊によるドレーンの閉塞がないか確認する．陰圧で吸引している場合，指示された圧がかかっているか忘れずに確認する．
- ミルキングを行うとともに，ドレナージしやすいドレーンの固定法や位置を工夫する．
- 排液バッグは，ドレーン挿入部よりも下に置く．

ドレーントラブルの回避
- 排液バッグに空気が充満している場合は，ドレーンが抜けかけているか，抜けているためにドレーン側溝から空気が吸引されている．
- ドレーンの固定は，患者の活動の妨げにならないように，活動状態に合わせたゆとりをもたせつつ，数か所にわたり確実に行う．
- 固定用テープにより皮膚トラブルが起こらないように，患者に適した固定用テープを選択する．皮膚が脆弱な場合は，固定用テープの下に皮膚保護剤を使用することも検討する．
- 患者が移動する際は，ドレーンが抜去されやすいため，移動前・後の確認を十分に行う．ドレーンの確認は，挿入部から排液バッグまで，指でたどりながら行う．

疼痛コントロール
- 手術の痛み，ドレーン挿入による痛みなどで，安静の保持が困難となる場合がある．また，不安により，疼痛が増強してしまうことも考えられる．
- 看護師は，適切に疼痛をアセスメントし，必要なケアを実施する．場合によっては，薬剤の使用について医師に相談することも重要な役割である．

精神的援助
- 手術により，安静の保持が必要であったり，活動が制限されるため，患者に身体的・精神的苦痛を生じてしまうことがある．
- ドレーンからの血性の排液が患者・家族の目にふれることで，不快に感じることも少なくない．患者・家族の不安が増強しないような環境に配慮する．
- 患者・家族に心から寄り添い，ケアを行う．患者との対話を通して（意識がない場合はノンバーバルコミュニケーション），患者の思いをくみ取り，ケアを行う．

（伊志嶺　卓／渡邊好江）

参考文献
1) 真志取浩貴ほか：整形外科領域手術後ドレナージ．臨牀看護 **29**(6)：899-903，2003
2) 森真理子ほか：整形外科領域手術後ドレーン管理における看護上の留意点―ドレーン，チューブ挿入中の患者の看護の実際．臨牀看護 **29**(6)：979-984，2003
3) 近藤恵美子ほか：手術後の観察ポイント1―ドレーン管理．整形外科看護 **12**(7)：703-707，2007
4) 岩本利恵ほか：見直そう！　整形外科の看護技術．整形外科看護 **15**(9)：948-951，2010
5) 石田静恵ほか：人工股関節置換術．オペナーシング **25**(9)：932-936，2010

CHAPTER 2 系統別ドレーン・チューブ管理

9 頭頸部
甲状腺切除術後ドレナージ

目的	● 死腔に貯留する体液の排出 ● 血液：血腫の防止，術後出血の判断 ● リンパ液：リンパ漏・乳び漏の判断 ● 創傷治癒の促進
適応	● 死腔を生じた場合（Note①） ● 一定量の分泌物（血液とリンパ液）が予測される場合（Note②）
種類	● 開放式ドレーンと閉鎖式ドレーンがある． ● 積極的な体液の排出には閉鎖式ドレーンがよい． ● 閉鎖式ドレーンとして携帯用（ポータブル）持続低圧吸引バッグが用いられる場合が多い．
挿入経路	● 死腔全体を吸引できる位置に留置．多くは気管傍に留置（Note③，写真1，図1, 2, 3） ● 頸部郭清術も行われた場合には側頸部にも留置（Note①） ● 挿入部は目立たない部位とするのが原則（Note④）
留置期間	● 一般的には数日 ● 血腫の悪化，リンパ漏・乳び漏がなく，10mL/24時間ならば抜去可能
固定方法	● 縫合糸で皮膚に縫合固定（Note⑤）
予測される合併症	● ドレーン閉塞による血腫 ● 反回神経周囲の止血に可吸収性止血剤であるサージセル®（酸化セルロース）を充填した場合，時にサージセル®がドレーン内に吸引されドレーンが閉塞 ● ドレーン内に反回神経が吸引されることによる反回神経の障害としての嗄声(させい) ● ドレーンの意図せぬ抜去

甲状腺切除手術のポイントは反回神経の確認保存である（写真1-①）．切除後の気管傍は死腔を生じる（写真1-②）．甲状腺全摘出では両側の気管傍に死腔を生じる．頸部郭清術を行うと内頸静脈の外側に死腔を生じる（写真1-③）．

鎖骨上窩の頸部郭清時（写真1-④）には胸管を損傷することがある．食事が開始されるとドレーン排液は乳び様となる．

Note③
反回神経に直接触れないようにドレーンを留置する(図1-⑤)．反回神経周囲組織からの出血の止血目的に可吸収性止血剤(サージセル®；酸化セルロース)の綿型を反回神経周囲に充填することがある．閉鎖式ドレーンとして携帯用(ポータブル)持続低圧吸引バッグを使用した場合に，ドレーン内腔に可吸収性止血剤綿型が吸引された結果，有効な排液ができない血腫を生じることがある．

Note④
鎖骨より下方の前胸部皮膚にドレーンを出すことが多い．理由は洋服で隠れる部位だからである．皮下トンネルを作成してドレーンを出す(写真1-⑥)．刺入部位は目立たないが，鎖骨上窩の吸引が不十分となる可能性がある．耳下部よりの刺入は外頸静脈を損傷する可能性がある．

Note⑤
多くのドレーンには側孔までの数cmの安全距離を保った印がつけてある．この印を目安に皮膚に固定する．ドレーンは皮膚とともに縫合固定はしない．また距離をおいて別の固定部位をつくることがある(写真1-⑦)．

対象疾患の概要

- 甲状腺から発生するがんには，乳頭がん，濾胞がん，髄様がん，未分化がんなどがある．
- 4cmを超える腺腫，薬物療法抵抗性の甲状腺機能亢進症および悪性腫瘍の場合に手術を行う．ただし，乳頭がんT1(甲状腺に限局し最大径が2cm以下)の場合には，切除手術を行わずに経過観察する場合がある．
- 乳頭がんと濾胞がんが大多数を占め，そのほかに髄様がんがある．
- 未分化がんは病状進行が速く予後が不良であり，手術の適応となる症例は少ない．
- 濾胞がんの穿刺吸引細胞診における診断率は低い．切除標本の病理診断で濾胞がんと診断されることがある．
- 髄様がんの20〜30%にRET遺伝子機能獲得性の点突然変異が認められる．常染色体優性遺伝である．その多くが多発性内分泌腺腫瘍症または家族性髄様がんである．

マネジメントのポイント

- 切れ込みを入れた吸収パッド付ドレッシング材を用いてドレーン刺入部を覆い(写真1-⑧)，その上からさらに吸収パッド付ドレッシング材を重ねて貼る(写真1-⑨)．刺入部の皮膚の状態を明視できない不利益があるが，刺入部からの分泌物は吸収できる．携帯用(ポータブル)持続低圧吸引バッグを使用した場合には，手術創部は透明なドレッシング材で覆う(写真1-⑧⑨)．
- 後日分泌物が少なくなった場合には，ドレーン刺入部を透明なドレッシング材で被覆する．
- ドレーンを固定する場合は皮膚に固定用テープ1枚を貼り下地とする．その上にドレーンをおいて，さらにその上から固定用テープを重ねて貼る(写真1-⑩)．固定をより強固にするため，固定用テープの粘着面が多くなるようにΩ状の茎の形をつくり少し皮膚からの高さをつけて固定する場合もある(写真1-⑪)．
- 固定用テープが滲出液や汗で濡れたときは貼り替えをし，ドレーンの抜去を予防する．
- ドレーンの側孔までの安全な距離を保った印の位置がずれていないか確認する．
- 清拭時には，固定用テープの位置を変えて貼り替え，皮膚への摩擦や圧迫などの皮膚障害の予防に努める．
- 固定用テープなどにより皮膚の発赤を生じやすい場合には，皮膚保護剤を使用する．紅斑を生じてしまう場合には固定を断念する場合がある．
- 手術後間もない時期は出血の程度の確認のため排液バッグを目につくところに置く．その際には体の下にドレーンや排液バッグなどが入らないように注意する(写真1-⑫)．
- ベッドでの安静が解除された場合は，肩かけ式の排液バッグの挿入袋を活用するとよい．

処置の介助と看護師の役割

- 挿入部位を清潔に保ち，感染予防に努める．挿入部の観察を行うため透明なドレッシング材を貼付する．
- 固定用テープが滲出液や汗で濡れたときは貼り替えをし，ドレーンの抜去を予防する．固定用テープによる皮膚障害などがないかを観察する．
- ドレーンや挿入部位の処置時に，患者は苦痛を感じやすい．術後間もない時期は術後疼痛も踏まえ，処置実施のタイミングをはかり，患者が安心して処置が受けられるように配慮し介助する．

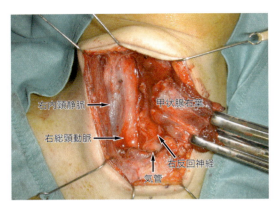

①気管と甲状腺の間を走行する反回神経を確認し，甲状腺組織を剝離摘出する．

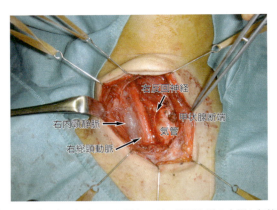

②一見死腔を生じなさそうに見えるが，総頸動脈の内側と気管および食道の周囲に死腔を生じる（気管傍）．同部位の血腫は術後反回神経麻痺の原因となる．

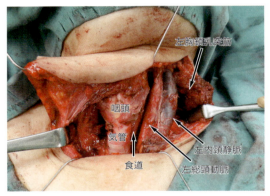

③気管傍のリンパ節郭清術を行うと気管傍の死腔は顕著化する．頸部郭清術では胸鎖乳突筋を保存することが多く，胸鎖乳突筋と内頸静脈の間に死腔を生じる．

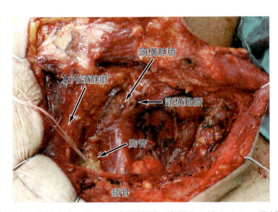

④胸管は鎖骨上窩において内頸静脈の裏面より流入する．同部位のリンパ節郭清術を施行した場合に損傷しやすい．写真は手術中に胸管の損傷に気づき，胸管を周囲組織とともに縫合結紮をした手術野である．

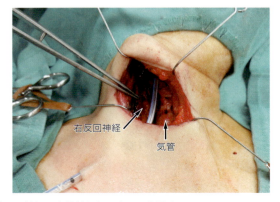

⑤反回神経に直接触れないように留置する．

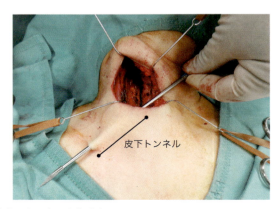

⑥皮下トンネルを作成する．

写真1 甲状腺切除術

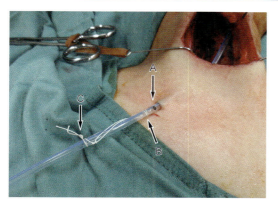

⑦側孔までの安全距離を保った印を目安に皮膚に固定する(矢印A).ドレーンチューブは皮膚とともに縫合固定はしない.皮膚に通した縫合糸でドレーンチューブのみを固定する(矢印B).また距離をおいて別の固定部位をつくることがある(矢印C).

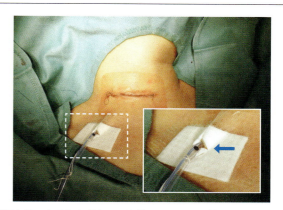

⑧切れ込みを入れた吸収パッド付ドレッシング材でドレーン刺入部を被覆する(矢印).

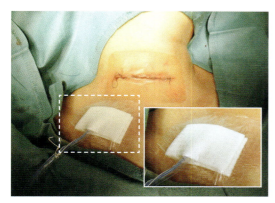

⑨さらに上面より吸収パッド付ドレッシング材で被覆する.

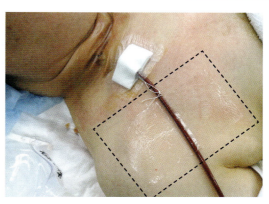

⑩皮膚に固定用テープ1枚を貼り下地とする.その上にドレーンをおいて,さらにその上からテープを重ねて貼る.写真ではΩ状の茎はつくらずにそのまま貼った(点線部).

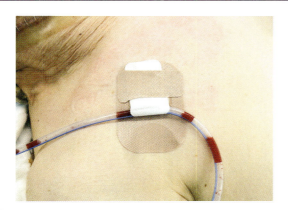

⑪ドレーンのセットに付属のチューブ固定用テープ.固定がより強固になるため,茎をつくるように少し高さをつけて固定される.

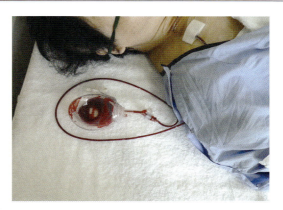

⑫体の下にドレーンや排液バッグなどが入らないように注意する.

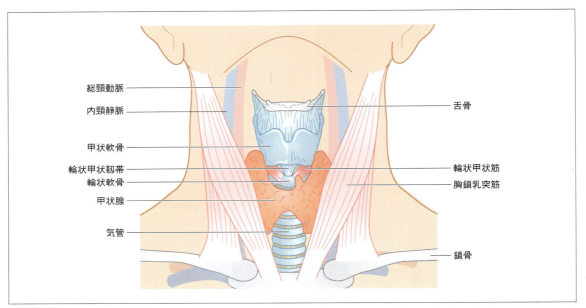

図1 甲状腺の構造

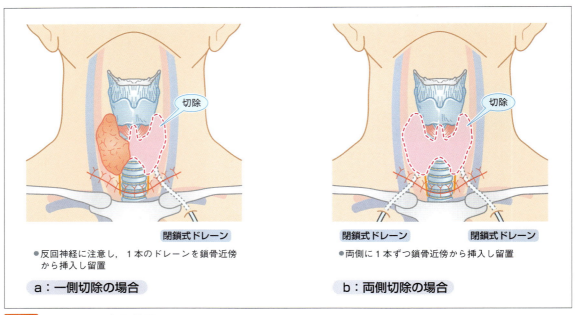

図2 ドレーンの留置位置

特定行為にあたる範囲，その基礎手順

▶創部ドレーンの抜去

- 創部ドレーンの抜去は特定行為にあたる．
- 医師の指示の下，医師から指示された身体所見（排液の性状や量，挿入部の皮膚の状態，発熱の有無など）および検査結果であることを確認する．
- 創部に挿入・留置されているドレーンを抜去する．
- 抜去部は開放，ガーゼドレナージ，または閉塞性ドレッシング材の貼付を行う．縫合糸で固定されている場合は抜糸を行う．

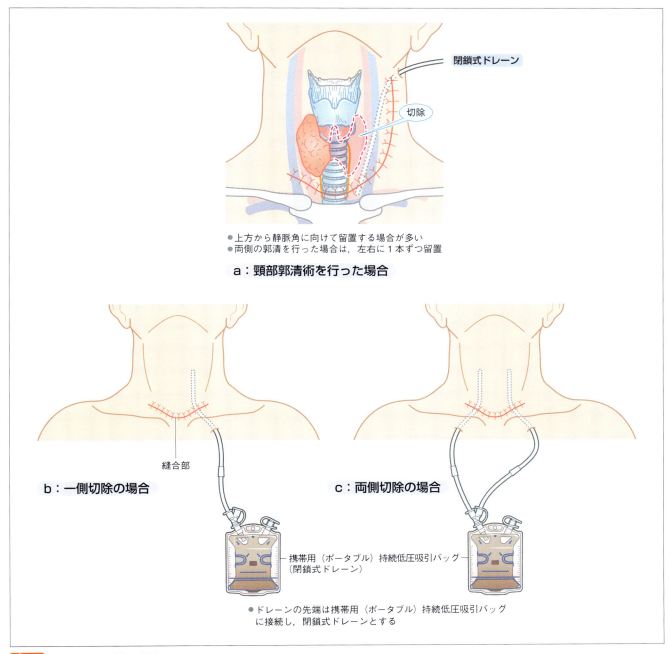

図3 ドレーンの挿入部位

ケアのポイント

排液の量，性状の観察

- 甲状腺手術後の合併症である術後出血を生じると，窒息により死に至ることがあるため緊急の対応が求められる．頸部の圧迫解除のため，創部を再開創し血腫除去術を行う必要がある（Note⑥）．
- ドレーン排液の性状や量の観察は，とくに術後出血を生じやすい手術後6時間以内は頻繁に行う．また，経口摂取が開始となる手術後24時間も術後出血の発生する可能性が高いため留意して観察する（重要）．
- 血液の凝固によってドレーンが閉塞する場合があるた

め，ミルキングを行う．排液が急に減少した場合はドレーン閉塞の可能性があるため，創部の観察も併せて行う．
- 左側の甲状腺切除および頸部リンパ節隔清術を行った場合，乳び漏が発生することがある．乳び漏の場合，手術翌日からの経口摂取を開始し脂肪分を含む食事の摂取後に，排液の色が，淡黄色から乳白色に変化する．排液量が増加し1,000mL/日が持続する場合，脂肪制限食または絶飲食とし経過観察する．改善しない場合は手術が検討される．

Note⑥
ドレーン留置は術後出血を予防するか？ 25件の論文からドレーン留置の有無と術後出血などの術後合併症の発生に統計学的有意差がないことが報告されている[1]．ドレーン挿入に伴う合併症には，新たな瘢痕の形成，頸部不快感，入院期間の長期化，創部感染などもあることから，最近ではドレーン留置を省略する場合も少なくない．

Note⑦
患者の主訴は重大な合併症のサインとなる．甲状腺亜全摘術を受けた患者に生じた術後出血と喉頭浮腫の増強から気道閉塞をきたし，気道確保に時間を要したため低酸素脳症にいたった事例が警鐘事例として報告されている[2]．この事例では気道閉塞から窒息，心肺停止にいたる前に，患者が息苦しさを訴え，その後，著明な不穏状態（ベッドへの立ち上がり）が認められたものの，SpO_2が正常範囲内だったため，緊急対応がなされなかった．甲状腺手術時のドレーン観察は重要であるが，ドレーン排液量の急激な増加が認められなかったとしても，このような気道閉塞のリスクがあることを知っておく必要がある．気道狭窄の明確な症状・所見などは，狭窄がある程度進行するまで把握されにくい場合が多い．患者の主訴，言動と気道閉塞のリスクをつなげて観察することも大切である．

頸部全体の観察
- ドレーンの観察に加え，頸部全体の観察も行う．
- 頸部の圧迫感，腫脹，呼吸困難の有無などを観察する（Note⑦）．

ドレーンの誤抜去予防
- 術後の歩行時などでは，ドレーンの誤抜去を防止するため，固定用テープでのドレーンの固定に加え，排液バッグにより牽引されないように，首から下げられる袋に入れるなどの工夫をする．

感染予防
- 挿入部位の清潔を保持し，感染予防に努める．
- 感染の徴候（発赤，腫脹，疼痛，熱感，膿性分泌物，臭気など）がないか創部を観察する．

（西野　宏／大坂和可子）

引用文献
1) Woods RS et al：Systematic review and meta-analysis of wound drains after thyroid surgery. British Journal of Surgery **101**(5)：446-456, 2014
2) 日本医療安全調査機構：甲状腺術後の気道閉塞のリスク管理．警鐘事例ー事例から学ぶ，医療安全情報，No. 5, 2014. http://www.medsafe.jp/activ_alarm/activ_alarm_005.pdf より2018年8月10日検索

参考文献
1) 甲状腺外科研究会編：甲状腺癌取扱い規約，第6版．p26, 金原出版, 2005
2) 竹末芳生ほか編：術後ケアとドレーン管理のすべて．p242-245, 照林社, 2016
3) 窪田敬一編：ドレーン・カテーテル・チューブ管理完全ガイド．p110-115, 照林社, 2015

9 頭頸部
喉頭摘出術後ドレナージ

目的	● 血腫の予防 ● 術後出血，咽頭粘膜縫合部の離開（咽頭皮膚瘻）の早期発見 ● リンパ漏，乳び漏の早期発見
適応	● 創部の血腫は感染などの誘因となり，縫合不全など重篤な合併症の引き金となり得るため通常必ず挿入（図1，2） ● 頸部郭清術を同時に行った場合は，手術合併症としてリンパ漏や乳び漏が起こり得るため，情報ドレーンとしても機能
種類	● 閉鎖式ドレーンを用い，携帯用持続低圧吸引バッグに接続（陰圧をかけて持続吸引）
挿入経路	● 鎖骨上部から上頸部にかけて留置（術者により，皮膚の挿入部は耳下部から下方向に向ける場合と，鎖骨近傍から上方に向けて挿入する場合がある） ● 多くは両側頸部に各1本ずつ，頤下の咽頭縫合部近傍に1本，通常3本のドレーンを留置（図3，頸部郭清術を伴わない単純喉頭全摘出術の場合，正中に1本のみドレーンを留置する場合もある）
固定方法	● 皮膚に絹糸やナイロン糸などで縫合固定
留置期間	● 24時間の排液量が30mL以下になるまでは留置しておいたほうがよい．
予測される合併症	● ドレーン閉塞による合併症：血腫形成など ● ドレーンからの逆行性感染 ● ドレーンの神経刺激（圧迫や吸引）による神経麻痺

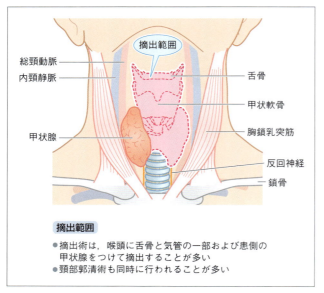

図1 喉頭摘出術

摘出範囲
- 摘出術は，喉頭に舌骨と気管の一部および患側の甲状腺をつけて摘出することが多い
- 頸部郭清術も同時に行われることが多い

挿入部位と留置
- 両側の胸鎖乳突筋の裏面に，耳下部から挿入し，鎖骨上部にかけてドレーンを留置
- 頸部の咽頭縫合部近傍にも留置することが多い

図2 ドレーンの留置位置

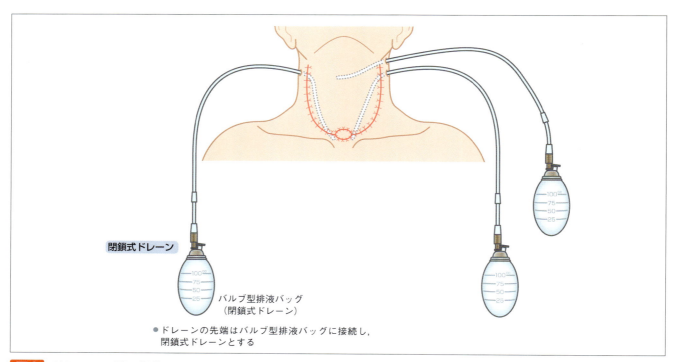

- ドレーンの先端はバルブ型排液バッグに接続し，閉鎖式ドレーンとする

図3 ドレーンの挿入部位

対象疾患の概要

- 喉頭摘出術はステージⅢ・Ⅳの切除可能な進行喉頭がんに対する根治治療目的として行われる（写真1）．
- 反復する嚥下性肺炎に対する誤嚥防止目的としても行われる．

マネジメントのポイント

抜去時期
- 創部腫脹，血腫形成，リンパ漏や乳び漏などの異常所見がないことを経時的に確認する．
- 一般に排液が淡血性で，かつ24時間でのドレーン流出

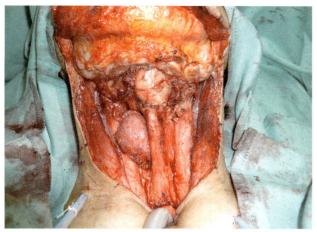

この症例では，鎖骨近傍から上方へ向けてドレーンが留置されている．

写真1 実際の手術症例

量が30mL以下ならば抜去可能である．
- 切除範囲にもよるが，通常術後3〜5日で抜去されることが多い．

液体の性状
- 当初は出血が優位であるため血性であるが，経過良好であれば，徐々に滲出液が優位となり淡血性となる．
- リンパ漏は淡黄色となるが，乳び漏では白色懸濁性の排液となる．
- 咽頭瘻(ろう)(咽頭部縫合不全)があると白色泡沫状や膿性となる．

処置の介助と看護師の役割

- 喉頭切除や喉頭全摘出術に伴う手術操作は，汚染度が高く死腔もできやすい．看護師は適切なドレナージが行われているかを確認するとともに，確実なドレーンの固定を行い，排液の性状を観察し，縫合不全などの合併症の予防と早期発見に努めることが大切である．
- ドレーン挿入に伴う患者の身体的・精神的苦痛を少しでも緩和できるように援助を行う．

特定行為にあたる範囲とその基礎手順

▶創部ドレーンの抜去
- 創部ドレーンの抜去は特定行為にあたる．
- 医師の指示の下で排液の性状や量を確認し，抜去可能かどうかの医師の判断を確認する．
- ドレーン抜去が可能であれば，ドレーンの縫合固定部を抜糸する．
- ドレーン刺入部からは少量の滲出液や凝血塊が漏出するため，ガーゼや吸引の準備をし，ドレーンを抜去する．
- 抜去部位は，一般に閉鎖性ドレッシング材の貼付を行う．

ケアのポイント

ドレーン閉塞の予防
- ドレーンのねじれや屈曲，閉塞がないかを確認する．
- 術直後の排液は血性成分により凝固し，ドレーンが閉塞しやすい状況にある．適宜ミルキングを行い，閉塞予防に努める．
- 創部の腫脹，滲出液の漏出がある場合には，適切なドレナージができているかを必ず確認する．

ドレーンの脱落・抜去の予防
- ドレーンは排液バッグで牽引(けんだく)されているため，縫合糸で固定されていても，その重みによりドレーンが脱落する可能性がある．そのため排液バッグは肩掛けバッグのような袋にまとめて入れ，身体から離れないように管理する．
- ドレーンの固定は，頸部の動きの妨げにならない位置に固定用テープにゆとりをもたせΩの形で行う．
- 固定用テープは，気道浄化や乾燥予防ための吸入などにより湿りやすくなるため，適宜貼り換えを行う．

排液バッグの管理
- 術後は一定の圧での吸引が必要であるため，ドレーンの接続部や排出口のキャップが緩んでいないか，外れていないか，そして排液バッグに陰圧がかかっていることを確認する．

ドレーン挿入部からの感染予防
- ドレーン挿入部は観察しやすいように透明なフィルムテープや専用のドレッシング材が貼付されている．
- 適切な吸引が行われていない場合，ドレーン挿入部脇からの染み出しが起こり，貯留した排液は感染源となる．

- 排液バッグの管理とともに，汚染が認められた場合には，適宜ドレッシング材の交換を行う．

ドレーン抜去の目安

- 排液の性状に問題がなく，排液量が30mL/日前後であり，創部に出血や感染がない場合にはドレーンの抜去を考慮する．
- 看護師が行う際は，医師の指示の下，手順書により身体所見（排液の性状や量，挿入部の状態，発熱の有無など）および検査結果などが医師から指示された病状の範囲にあることを確認し，挿入・留置されているドレーンを抜去する．
- 抜去部は，開放，ガーゼドレナージ，または閉塞性ドレッシング材の貼付を行う．縫合固定されている場合は抜糸を行う．

排液の観察

- **出血・血腫**：術直後は創部からの血性成分が多いが，新鮮血性の場合は創部の腫脹を確認し，後出血を疑う（Note①）．
- **リンパ漏・乳び漏**：頸部郭清を行った場合，排液が漿液性になってきても量が少なくならない場合や白濁した色調の変化があった場合には，手術操作の影響によるリンパ漏や乳び漏を疑う．

（川田和己／室岡陽子）

Note①
頸部のドレーンは比較的細いものが使用されているため，術後出血や縫合不全，手術部位感染（SSI）の早期発見が難しい．挿入部の腫脹や発赤，熱感，圧痛なども観察し判断する．

9 頭頸部
耳下腺術後ドレナージ

目的	● 死腔に貯留する体液の排出 ● 血液：血腫の防止，術後出血の判断 ● 唾液瘻：唾液漏出の判断（Note①） ● 創傷治癒の促進
適応	● 死腔を生じた場合（Note②） ● 一定量の分泌物（血液と唾液）が予測される場合
種類	● 開放式ドレーンと閉鎖式ドレーンがある． ● 積極的な体液の排出には閉鎖式ドレーンがよい． ● 閉鎖式ドレーンとして携帯用（ポータブル）持続低圧吸引バッグが用いられる場合が多い．
挿入経路	● 死腔全体を吸引できる位置に留置（Note③，写真1，図1, 2, 3） ● 挿入部は目立たない部位とするのが原則（Note④）
留置期間	● 一般的には数日 ● 血腫の悪化および唾液漏がなく，10mL/24時間ならば抜去可能
固定方法	● 縫合糸で皮膚に縫合固定（Note⑤）
予測される合併症	● ドレーン閉塞による血腫 ● ドレーン内に顔面神経が吸引されることによる顔面神経麻痺 ● ドレーンの意図せぬ抜去

Note①
唾液瘻が手術直後より顕著化することは経験上ない．手術後数週間経過して判明することが多く，実際にはドレーンは抜去されている．

Note②
耳下腺切除手術のポイントは顔面神経の確認保存である．写真1-①は浅葉切除術後を示す．顔面神経の一部が露出し，浅葉が切除されている．耳下腺浅葉切除では死腔は小さい（写真1-①）．しかし血腫により顔面神経麻痺を生じることがある．

Note③
顔面神経に直接触れないようにドレーンを留置する（写真1-②）．顔面神経が吸引されると顔面神経麻痺をきたすことが予測される．

Note④
耳後部の刺入が目立たない（写真1-③，矢印A）．

CHAPTER 2 系統別ドレーン・チューブ管理

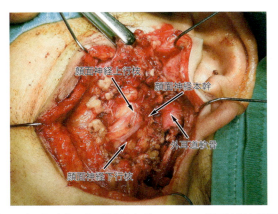

①耳下腺下極浅葉の多形腺腫を切除している．顔面神経上行枝と下行枝を確認し耳下腺浅葉を挙上している．

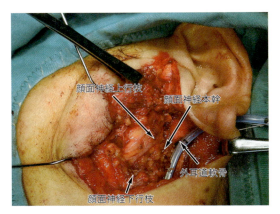

②顔面神経に直接接しないようにドレナージチューブを留置する．

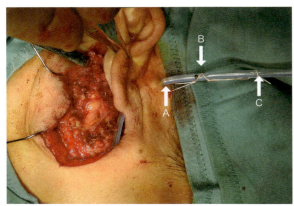

③側孔までの安全距離を保った印を目安に皮膚に固定する（矢印B：本例では印を皮膚より離して固定した．糸の縫合などで印をつけ，術後のずれの有無を確認する）．ドレーンは皮膚とともに縫合固定はしない．皮膚に通した絹糸でドレーンのみ固定する．また距離を置いて別の固定部位を作ることがある（矢印C）．

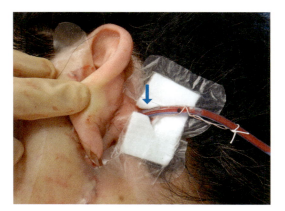

④切れ込みを入れた吸収パッド付ドレッシング材でドレーン刺入部を被覆する（矢印）．

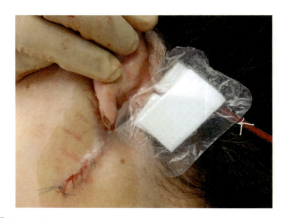

⑤さらに上面より吸収パッド付ドレッシング材で被覆する．

写真1 耳下腺切除出術

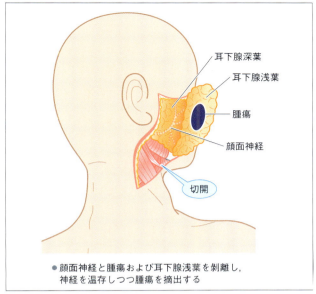

図1 耳下腺術

● 顔面神経と腫瘍および耳下腺浅葉を剝離し，神経を温存しつつ腫瘍を摘出する

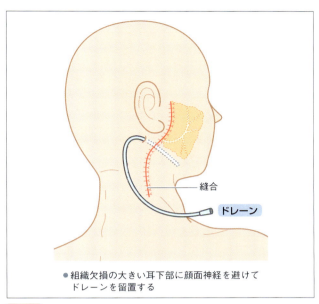

図2 ドレーンの留置位置

● 組織欠損の大きい耳下部に顔面神経を避けてドレーンを留置する

Note⑤
多くのドレーンには側孔までの数センチの安全距離を保った印がつけてある．この印を目安に皮膚に固定する（写真1-③，矢印B）．ドレーンは皮膚とともに縫合固定はしない．また距離を置いて別の固定部位を作ることがある（写真1-③，矢印C）．

対象疾患の概要

- 悪性腫瘍，多形腺腫の場合に手術を行う．多形腺腫の場合は腺腫内がんのみられることがあり，良性腫瘍ではあるが切除手術が基本となる．
- ワルチン腫瘍は良性腫瘍であるが，大きい場合には審美的問題により切除手術を選択する場合が多い．ワルチン腫瘍は両側性に発症することがある．
- 悪性腫瘍は高度，中等度，低度悪性度に分類される．中等度以上では術後放射線治療を行う場合が多い．
- 術前に顔面神経麻痺を認めなくても，高度悪性度の悪性腫瘍では顔面神経合併切除を行う場合がある．
- 術前の診断目的での穿刺吸引細胞診で組織診断がつかない場合もめずらしくない．

マネジメントのポイント

- 切れ込みを入れた吸収パッド付ドレッシング材を用いてドレーン刺入部を覆い（写真1-④），その上からさらに吸収パッド付ドレッシング材を重ねて貼る（写真1-⑤）．刺入部の皮膚の状態を明視できない不利益があるが，刺入部からの分泌物は吸収できる．携帯用（ポータブル）持続低圧吸引バッグを使用した場合には，手術創部は透明なドレッシング材で覆う．
- 後日分泌物が少なくなった場合には，ドレーン刺入部を透明なドレッシング材で被覆する．
- ドレーンを固定する場合は皮膚に固定用テープ1枚を貼り下地とする．その上にドレーンをおいて，さらにその上から固定用テープを重ねて貼る．固定をより強固にするため，固定用テープの粘着面が多くなるようにΩ状の茎の形をつくり少し皮膚からの高さをつけて固定する場合もある．
- 固定用テープが滲出液や汗で濡れたときは貼り替えをし，ドレーンの抜去を予防する．
- ドレーンの側孔までの安全な距離を保った印の位置がずれていないか確認する．
- 清拭時には，固定用テープの位置を変えて貼り替え，皮膚への摩擦や圧迫などの皮膚障害の予防に努める．
- 固定用テープなどにより皮膚の発赤を生じやすい場合には，皮膚保護剤を使用する．紅斑を生じてしまう場合には固定を断念する場合がある．
- 手術後間もない時期は出血の程度の確認のため排液バッグを目につくところに置く．その際には体の下にド

対象となる患者
□ 耳下腺術後ドレーンである □ バイタルサインが安定している □ 術後2日以上経過している(切除範囲により2〜5日と変動あり)

↓

患者の状態が下記の範囲内であればドレーン抜去を検討する
□ 排液が淡血性〜漿液性である □ 排液が淡黄色(リンパ漏,唾液漏)でない □ 排液量がおおむね10mL以下である □ 挿入部に出血や血腫,感染潮紅がない状態の範囲外であれば担当医に直接連絡する

↓

耳下腺術後ドレーン抜去可能

↓

抜去手順詳細
①患者にドレーンを抜去する方法を説明する ②固定用テープ,ドレッシング材を皮膚よりはがし,ドレーンは縫合糸のみで固定されている状態にする ③鑷子で皮膚を貫通している縫合糸を軽く持ち上げ,剪刀を用いて切る ④挿入角度を保ち,ゆっくりとドレーンを抜去する ⑤滲出液をガーゼで拭い,抜去部をドレッシング剤で被覆する ⑥抵抗のある場合は無理に抜去しない

↓

ドレーン抜去後の報告方法
1. 担当医師への携帯電話に直接連絡 2. 診療記録への記載

図3 看護師によるドレーン抜去の手順の例

(全日本病院協会:厚生労働省平成27年度看護職員確保対策特別事業「特定行為に係る手順書例集作成事業」特定行為に係る手順書例集,2016に基づき作成)

レーンや排液バッグなどが入らないように注意する.
●ベッドでの安静が解除された場合は,肩かけ式の排液バッグの挿入袋を活用するとよい.

処置の介助と看護師の役割

●ドレーン挿入部を観察するために透見可能なフィルムドレッシング材を使用し,創部を密封する.ハイドロコロイドドレッシング材を使用することで,滲出液を吸収し閉鎖された湿潤環境をつくることにより傷の治りを速めることができる.
●吸収パッド付きフィルムドレッシング材で保護する場合は,出血や滲出液の量(範囲)をマーキングし,経過を観察する.ドレッシング材や固定方法は施設によって異なり,工夫されている.
●排液バッグ内の排液を廃棄するときは,量,性状,においを観察する.
●後頸部の処置は,創部や処置が見えず,患者の不安や苦痛が増強する可能性がある.処置にかかる時間,体位などを患者に説明し不安の軽減に努める.処置中は患者の顔面周囲に物が通らないように留意する.
●ドレーンを留置している目的や抜去時の留意点を患者に説明し,安全に処置が行えるように協力を得る.

特定行為にあたる範囲,その基礎手順

▶創部ドレーンの抜去

●創部ドレーンの抜去は特定行為(Note⑥)にあたる.
●医師の指示の下,医師から指示された身体所見(排液の性状や量,挿入部の皮膚の状態,発熱の有無など)および検査結果であることを確認する.
●規定の手順書(Note⑦)を用いて排液の性状と量,挿入部の異常などが医師から指示された範囲内であることを確認する(図3).
●排液は淡血性〜漿液性であり,淡黄色でないことを確認する.淡黄色の場合はリンパ漏,唾液瘻(Note⑧)が

Note⑥
厚生労働省により特定行為および特定行為区分(38行為21区分)が定められており,特定行為区分(創部ドレーン管理関連),特定行為(創部ドレーン抜去)に該当する.

Note⑦
手順書は医師・歯科医師が患者の状態に合わせて作成する.臨床現場では,看護師主導で作成した手順書を医師・歯科医師に確認後,使用するという現状がある.

Note⑧
唾液腺(耳下腺,舌下腺,顎下腺)の切除後に腺組織から唾液が創部に漏出する(唾液瘻)ことがある.

疑われるため，ただちに担当医に報告する．
- 抜去部は開放，ガーゼドレナージ，または閉塞性ドレッシング材の貼付を行う．
- 皮膚に絹糸などで固定されている場合は，鑷子と抜糸剪刀を用いて抜糸する．その際，軽い痛みが伴う可能性があることを患者に伝える．
- ドレーン抜去時は，挿入角度を保ちながらゆっくりと抜去する．
- 処置の際は顔面の上を物が通過しないように留意する．

ケアのポイント

ドレーンの固定と抜去の予防
- 頸部の動きを妨げない程度にゆるみをもたせ，2か所以上の皮膚に確実に固定する．
- 顔面〜頸部のドレーンの固定位置や固定方法は審美性にも留意し，患者と相談しながら決定する．
- 固定用テープが滲出液や汗で濡れたときは貼り替えをし，ドレーンの抜去を予防する．
- 皮膚の摩擦や圧迫などによるスキントラブルを予防するために固定部位を適宜変更する．
- 排液バッグによる牽引で，ドレーンが抜去されないように留意する．移動時は肩かけ式の排液バッグの挿入袋に入れ，肩や首から下げて身体に近づける．また，患者にもドレーン抜去の予防方法を指導する．

滲出液の量と性状，顔面神経麻痺の観察
- 閉鎖式排液バッグで低圧持続吸引をしている場合は，確実に吸引圧がかかっているか確認する．
- 排液が急に減少した場合は，ドレーンの屈曲・閉塞がないか確認する．ドレーンが閉塞した場合は，血腫が形成される可能性があるため腫脹の有無を観察する．
- ドレーン腔内の血液凝固を予防するため適宜ミルキングを行う．シリコン製のドレーンは柔軟で傷つきやすいため，ミルキングする際は留意する．
- 排液が淡黄色で，術後，数日経過しても排液量が減少しない場合は唾液瘻が疑われる．担当医に報告し，創部を軽く圧迫して経過観察する（重要）．
- 手術の切除範囲や術後血腫により顔面神経麻痺が出現する可能性がある（重要）．また，ドレーンが顔面神経の近くを通るため，ドレーンによる陰圧で顔面神経が損傷される危険性もある．顔面が動かしにくいなどの症状に留意する．

感染の予防
- ドレーン挿入部はフィルムドレッシング材で密封し清潔に保つ．感染の徴候（発赤，腫脹，疼痛，熱感，膿性分泌液，臭気など）を観察し，異常の早期発見に努める．
- 携帯用（ポータブル）低圧持続吸引システムには逆流防止弁が装備されており，逆行性感染のリスクを低減している．逆流防止弁が装備されていても，吸引圧をかけない場合はドレナージを促すために閉鎖式排液バッグを創部より低い位置に保つ．

（西野　宏／務基理恵子・中村美鈴）

参考文献
1) 高橋廣臣：頭頸部の良性腫瘍―唾液腺良性腫瘍．新臨床耳鼻咽喉科学3巻―鼻・口腔・咽頭・唾液腺・頭頸部腫瘍（加我君孝ほか編著），p392-395，中外医学社，2002
2) 市村恵一：唾液腺悪性腫瘍．新臨床耳鼻咽喉科学　3巻―鼻・口腔・咽頭・唾液腺・頭頸部腫瘍（加我君孝ほか編著），p465-475，中外医学社，2002
3) 厚生労働省：特定行為とは
https://www.mhlw.go.jp/stf/seisakunitsuite/bunya/0000050325.html より2018年10月15日検索
4) 全日本病院協会：厚生労働省平成27年度看護職員確保対策特別事業「特定行為に係る手順書例集作成事業」特定行為に係る手順書例集，2016
https://www.mhlw.go.jp/file/06-Seisakujouhou-10800000-Iseikyoku/0000112464.pdf より2018年10月15日検索

CHAPTER 2 系統別ドレーン・チューブ管理

10 形成外科
局所陰圧閉鎖療法

目的	●難治性潰瘍の治療
適応	●通常の保存的加療では治療困難な難治性潰瘍
種類	●陰圧維持管理装置，フォーム材，ドレープ（潰瘍部にフォーム材を充填し，フィルムを貼付して陰圧維持管理装置を接続）
予測される合併症	●感染の増悪 ●出血 ●潰瘍の悪化

マネジメントのポイント

▶局所陰圧閉鎖療法（NPWT）

- 創傷をフォーム材でおおいフィルムで密閉し，吸引装置を使って閉鎖環境に陰圧をかける．これにより，創部の保護に加えて，メカニカルストレスによる肉芽形成の促進，創傷治癒を阻害するサイトカインやフリーラジカルを含む滲出液と感染性老廃物の除去をはかり，創傷治癒を促進する．
- 陰圧によるメカニカルストレスが創傷の細胞を刺激し，細胞の増殖能や血管新生を促すことにより，創面の環境（wound bed）を改善させる．
- 現在わが国において保険適用のある陰圧維持管理装置としては，「V.A.C.®治療システム」（ケーシーアイ，写真1），「RENASYS®創傷治療システム」（スミス・アンド・ネフュー）などがある．
- 陰圧維持管理装置を用いることで，設定された陰圧（通常125mmHg）を継続的に負荷することができる．万が一，もれが発生して，設定した陰圧が創面にかかっていない場合は，機器の警告音ですぐに感知ができる．これらにより，安全な局所陰圧閉鎖療法が可能となる．
- 創部に明らかな感染がある場合は，閉鎖環境により感染の状態が増悪する危険があるため，使用できない．また，壊死組織が大量にある場合は，十分な効果が得られないため，デブリードマンが優先される．
- 悪性腫瘍のある創傷，血管が露出している創傷での使用は禁忌である．また臓器と交通している瘻孔や未検査の瘻孔では，陰圧により難治化するおそれがあるため，使用できない．
- 最近では，装置が小型軽量化され充電使用が長くでき携行可能なタイプや，外来での使用が可能なタイプも出てきており，陰圧維持管理装置の汎用性はますます高まっているといえる．

▶装着・使用の手順

①創部を洗浄する．
②フォーム材を創傷のサイズに合わせて裁断する．
③フィルムで創を密閉する（図1）．
④連結チューブを留置して，装置に接続する（図2）．
⑤設定を確認後，陰圧負荷を開始する．リーク（もれ）がないか確認する．

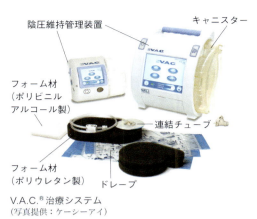

V.A.C.®治療システム
（写真提供：ケーシーアイ）

写真1 陰圧維持管理装置の例

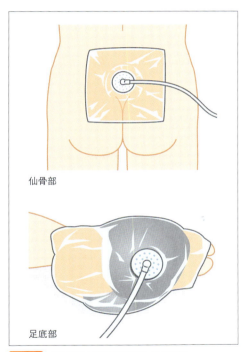

図1 局所陰圧閉鎖療法の実際

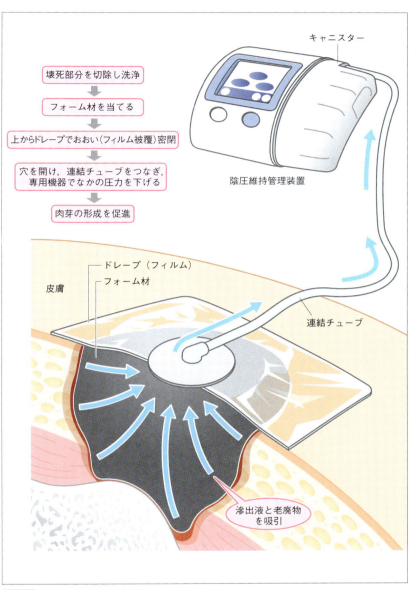

図2 局所陰圧閉鎖療法のしくみ

処置の介助と看護師の役割

必要物品
- 陰圧維持管理装置，付属のキャニスター（滲出液等を貯留させる容器で，臭気をとるチャコールフィルター内蔵のもの，ゲル化剤入り・なしのものなどがある），連結チューブ，ドレープ（ポリウレタン製フィルム），フォーム材（ポリウレタン製，ポリビニルアルコール製），および皮膚洗浄用品など

実施上の注意点
- 壊死組織がある場合は，事前にデブリードマンをすることが必要である．
- 陰圧維持管理装置が電源に接続されていることを確認する．
- キャニスターを装置本体に装着する．

処置介助方法（図1, 2）
- 適切な体位，および患者の安楽な体位を確保する．
①創部を洗浄し，その後，ドレープ（フィルム）が浮いて

リークの原因とならないよう，水分を十分に拭きとる．
② フォーム材を創傷のサイズに合わせて裁断する．フォーム材は健康な皮膚にかかると固着するため，必要な場合は周囲のドレッシング材で皮膚を保護する．
③ フォーム材を創部に当てる．
④ フォーム材の上から，隙間をつくらず密閉できるようにドレープを貼る．仙骨部などは周囲の皮膚を引っ張って，皮膚がまっすぐになるようにする．
⑤ なるべく平らな部位を選んでドレープに穴を開け，連結チューブを留置する．
⑥ 連結チューブを陰圧維持管理装置に接続する．
⑦ 医師の指示により「圧」および「モード」を設定して陰圧をかける．装置が稼働しており，フォーム材がしぼんでいくことを確認する．
⑧ 患者へねぎらいの言葉をかける．

ケアのポイント

ドレープ(フィルム)
- ドレープをうまく貼ることでリークを防ぐことができるため，医師，介助者が協力して潰瘍のサイズに合わせたフォーム材の裁断やドレープの貼付を行う．

装置・チューブの管理
- 陰圧維持管理装置の使用中，陰圧によって疼痛が生じることがあるため，医師に相談して圧設定を下げ，必要な場合は鎮痛薬を用いる．
- 装置の使用中に出血を認めたときは，陰圧維持管理装置をただちに止めて圧迫止血をする(重要)．
- 装置本体が医師の指示どおりの設定で稼働していることを確認する．
- キャニスターが滲出液で満たされたら交換する．
- 体動や体位変換に伴い連結チューブによる圧迫，また連結チューブのはずれやねじれ，屈曲が生じることがあるため注意する．
- 連結チューブによる圧迫で新たな潰瘍，褥瘡を生じることがあるため，患者の体位や連結チューブの留置位置を医師と相談する(重要)．

排便コントロール，リークへの対応
- 仙骨部位は便で汚染されやすいため，ドレープがはがれないよう，また陰圧で便が引き込まれることがないように，排便のコントロールを行う(重要)．
- リークが起こっていないことを確認し，リーク警報音が鳴った場合は迅速に対応する．

疼痛管理
- 創部に痛みがある場合は，医師に報告して，圧設定の変更や鎮痛薬の使用について指示を受ける．
- ドレープやフォーム材の交換は，周囲の皮膚の損傷，また創部の新たな損傷や疼痛増強を起こさないよう，ていねいに行う．

*

- 患者との対話を通して(意識がない場合はノンバーバルコミュニケーション)，患者の思いをくみとり，ケアを行う．

(朝日林太郎/鈴木伸之)

10 形成外科
皮下ドレナージ

目的	● 皮下滲出液のドレナージ
適応	● 皮下に滲出液の貯留が予想される創部
種類と挿入経路	<u>開放式ドレーン</u> ● ペンローズドレーン：切開創に留置（図1） <u>閉鎖式ドレーン</u> ● ブレイク型ドレーン，SBバック®：トロッカーカテーテルを用いて，創部から離れた適当な部位に留置（図2）
固定方法	● 非吸収糸を用いて皮膚と縫合固定
予測される合併症	● 逆行性感染 ● ドレーンの折れ曲がり，閉塞による漿液腫，血腫

マネジメントのポイント

- 皮下ドレーンは，術後の皮下漿液腫，血腫を予防して，良好な創傷治癒を促進するために留置される．また，排液の性状を観察することで，出血，感染などの術野の情報を得ることができる．
- ドレーンの長期留置による挿入部からの逆行性感染が起こりうるため，ドレナージが不良または不要と判断されたらすみやかに抜去する．長期に留置する場合でも，術後1週間以上の留置は逆行性感染のリスクが高まるため原則避ける．
- 排液量が減ってきた状況は，治癒過程が順調に進んでいる場合と，血腫やドレーンの折れ曲がりによりドレーン内腔が閉塞している場合があるので，注意する．

開放式ドレーン
- ペンローズドレーンなど，一端が切離開放されている管を創部に隣接して留置する．ドレーンはドレッシング材（滅菌ガーゼ）で覆う．このため創部のドレッシング材の交換が必要である．
- ドレナージの効果は大きいが，逆行性感染のリスクは高い．
- 排液バッグなどがないため，患者の自由度は高く，ドレーンや排液バッグの引っかかりによる誤抜去などはない．

閉鎖式ドレーン（ブレイク型ドレーン，SBバック®）
- ドレーンを排液バッグに接続して，外界から遮断する方法である．
- 開放式ドレーンと比較して，体動が制限されるなどの欠点はあるが，逆行性感染は起こしにくく，また排液の管理や観察が容易であるといった利点がある．
- ある程度の量の滲出液が予想される創部，剥離面積が広い手術創，デッドスペースをなくしたい創部などに用いる．

処置の介助と看護師の役割

- 挿入部に貼ったドレッシング材の交換時には，挿入部の発赤の有無を必ず確認する．

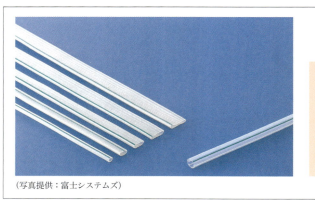
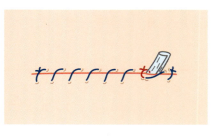

図1 開放式ドレーン(ペンローズドレーン：切開創に留置)
(写真提供：富士システムズ)

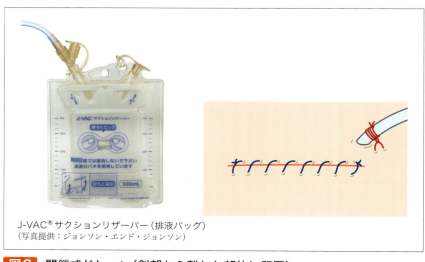

J-VAC®サクションリザーバー(排液バッグ)
(写真提供：ジョンソン・エンド・ジョンソン)

図2 閉鎖式ドレーン(創部から離れた部位に留置)

- 挿入部の消毒は基本的に不要であるが，血餅などの付着があるときはアルコール綿などで拭きとり，周囲の皮膚を清潔に保つことが必要である．
- ドレーンを通して，出血や感染，治り具合など傷の状態をいち早く知ることができる．皮膚表面の創部だけでなく，ドレーンからの排液の性状や量などの観察が重要である．

ケアのポイント

ドレーンの管理

- ドレーンの挿入位置，本数，種類を把握する(重要)．
- 排液の性状や量を観察する(重要)．
  ・日常生活動作(ADL)が拡大したときや体動が激しいときは，排液が急増していないか確認する．
  ・多量の血性排液がみられるときは，バイタルサインを測定し，医師に報告する．
  ・排液量が急に減ったときは，ドレーンの閉塞・屈曲・脱落がないか確認する．
- 挿入部周囲の皮下もれや血腫がないか確認する(重要)．
- 挿入部が頸部の場合は，皮下血腫により気管が圧迫されて気道閉塞の危険があるため注意する．
- ドレッシング材に血性の滲出液が付着していると，患者や家族に心理的ストレスをもたらすことがあるため，こまめに交換する(重要)．
- ブレイク型のドレーンのシリコン製ドレーンは軟らかいが，過度な屈曲により閉塞が生じることがある．そのた

め患者のADLに合わせて固定部位などを調整することが必要である．

閉鎖式ドレーン
- 観察しやすいように，挿入部は透明ドレッシング材で保護することが望ましい．
- ADL拡大の妨げにならず，また誤抜去が起こらないよう固定用テープでしっかり固定されていることを確認する．
- ドレーンによる皮膚の圧迫を予防するため，Ω型に固定用テープで固定することが望ましい．
- 皮膚が弱い場合は，固定用テープを貼付する前に皮膚保護剤を使用する．
- ADL拡大時(離床時)は，過度にドレーンが引っ張られないように，排液バッグ(サクションリザーバー)は専用バッグ(ポシェット)に入れる．
- ドレーン挿入部でのエアリーク，またはドレーン，排液バッグの破損があると吸引圧が正常にかからないため，よく観察して医師に報告する．
- 排液バッグ内の排液が多いと吸引圧が低下するため，適宜，廃棄する．
- 水平感染予防のため，排液を廃棄する際はスタンダートプリコーションを実施する．

開放式ドレーン
- 脱落を防止するために，ドレーンが皮膚に縫合してあることを確認する．
- 適宜交換して，排液がドレッシング材(滅菌ガーゼ)の上層部まで滲み出すことがないようにする．
- 周囲の皮膚が排液によって炎症症状をきたすことがないようにする．

*

- 患者との対話を通して(意識がない場合はノンバーバルコミュニケーション)，患者の思いをくみとり，ケアを行う．

(朝日林太郎/鈴木伸之)

One Point
●ブレイク型ドレーンとは

慣例的に「J-VACドレーン」というと，写真1のドレーンのことをさすが，正しくはブレイク型ドレーン(製品名はブレイク®シリコンドレイン)である．そして，陰圧をかけ排液をためるバッグ(写真2)と合わせてJ-VAC®ドレナージシステムという．海外ではドレーンと排液バッグを外科医が選択し組み合わせるため，ドレーンと排液バッグは正しい名称で，それぞれよばれている．

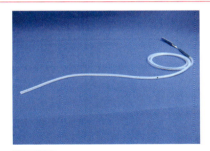
写真1 ブレイク型ドレーン
ブレイク®シリコンドレイン
(写真提供：ジョンソン・エンド・ジョンソン)

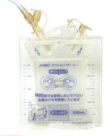
写真2 J-VAC®サクションリザーバー(排液バッグ)
(写真提供：ジョンソン・エンド・ジョンソン)

●「陰圧はここから始まる」

ブレイク型ドレーンはドレーンのスリット(溝)が始まる部分で陰圧がかかるしくみになっている．ドレーンのなかほどにある黒丸印は皮膚挿入部に合わせる目安だが，これに合わせると陰圧をかけたいスリットの始まりが不適切な部位にきてしまい(黒点から5cmの位置がスリットの開始位置)，ドレナージ不良となるおそれがある．

●「ドレーン二刀流の極意」

1つの排液バッグに2本のドレーンが接続されているときに，突然，コネクタが抜けた経験はないだろうか．それは，コネクタの先が接続部で干渉しているためである．そこで，コネクタの角を一部切り落とすことで，コネクタがはずれるトラブルを未然に防ぐことができる．

特定行為に役立つ 臨床に活かせる
ドレーン&チューブ管理マニュアル 改訂第2版

数字・欧文

2腔型 4, 12
3腔型 4, 12
3連ボトルシステム 65
A/C 71
BillrothⅠ法 132, 133
BillrothⅡ法 132, 133
BMI 192
CPAP 71
CVカテーテル 8
Cチューブ
　................................. 126, 129, 60, 161, 162, 163
DVC 240
EDチューブ 10
ENBD 126, 127
ENGBD 126
ERBD 126, 127
EUS-CD 186
IABP 100, 101
information drain 2, 10
IVH 8
IVR 245
J-VAC®ドレナージシステム
　.. 253, 290, 291
Lightの分類 81
NGチューブ 9
NPWT 286
NRS 71
PCI 100
PCPS 105, 106
PCV 71
PEG 113, 114
　—カテーテル 117, 119
PEG-J 114, 118
PPC 185
prophylactic drain 3, 10
PTBD 126, 128

PTCD 126, 128
　—キット 166
PTEG 113, 114
PTGBA 126
PTGBD 126
RAPN 244
RARP 240
RASS 71, 72
Roux-en Y法 132, 133, 137
RTBD 126, 128
SAT 71
SBT 71
SBバック® 265, 268, 289
SIMV 71
SP 17
SSI 268, 280
Swan-Ganzカテーテル 96, 97
therapeutic drain 3, 10
TPN 8
Tチューブ 126, 129
V.A.C.®治療システム 94, 287
VAP 69, 73
VAS 71
VCV 71
WON 185

あ行

あ
アセスメント 28
圧測定用チューブ 12
安全ピン 19

い
胃管 9
萎縮膀胱 224
胃切除後ドレナージ 131, 136, 141
胃全摘術 136, 137
イレウス 122

　—チューブ 122, 123
胃瘻チューブ 177, 178
インターベンショナル・ラジオロジー 245
イントロデューサ・カテーテル 9
イントロデューサー法 117, 119

う
ウィンスロー孔ドレーン
　.................... 132, 133, 136, 137, 141, 142, 171

え
エア 24
　—フィルタ 37, 44
　—リーク 24, 60
会陰部ドレーン 227
腋窩郭清 258

お
横紋筋融解症 194
オープントップ型パウチ 4, 5

か行

か
開心術 91
　—後深部創感染防止ドレナージ 93
　—後ドレナージ 90
回腸導管ストーマ 231
回腸導管造設術 227
外部ストッパー 117
開放式ドレーン 4, 5, 11, 16, 37
開放式ドレナージ 4, 5, 11, 16, 37
ガストリックチューブ 9
カテーテル 2
肝移植術後ドレナージ 169
肝下面ドレーン 171, 174
肝管空腸吻合ドレーン 177, 178
肝左葉切除術 162
関節腔ドレナージ 264
肝切除術後ドレナージ 160
肝切離面ドレーン 160, 161, 162, 163

感染 16	経管栄養チューブ 113	肛門ドレナージ 189
肝臓 170	経腟ドレーン 248, 249	肛門膿瘍ドレナージ 189
肝膿瘍 166, 167	経皮経肝的胆囊ドレナージ 126, 128	呼気CO$_2$検知器 69
－ドレーン 167	経皮経肝的胆道ドレナージ 126	呼吸性移動 65
－ドレナージ 166	経鼻胃管 109, 110	骨盤底ドレーン 226, 227, 228
肝部分切除術 163	経鼻経管栄養チューブ 113	固定 18, 19, 25
顔面神経麻痺 285	経皮経肝胆道ドレナージキット 166	－用テープ 19
肝離断面ドレーン 171	経皮経肝的胆管ドレナージ 126, 128	ドレーンの－ 18, 25
き	経皮経肝的胆囊吸引 126	誤抜去（ドレーン） 18, 38
気管支チューブ 68	経皮経食道胃管挿入術 113, 114	根治的腎摘除術 197
気管切開 74, 76	経鼻経腸栄養チューブ 10	－後ドレナージ 196
－チューブ 74, 75	経皮的心肺補助 105, 106	根治的前立腺摘除術 233
気管挿管 70	経皮的膀胱瘻造設術 212	－後ドレナージ 232
気管チューブ 68, 69	経皮内視鏡的胃瘻造設術 113, 114, 117	根治的膀胱摘除術 225, 229
－固定法 71	頸部郭清術 275	－後ドレナージ 225
気胸 63, 65	経腹ドレーン 249, 254	
キサントクロミー 55, 56	頸部ドレーン 145, 147	**さ 行**
気道確保 68, 75	外科的気道確保 75	
逆止弁 110	血液生化学所見 25	**さ**
逆流防止弁 110	血腫腔ドレナージ 50, 51, 52	サージカルテープ 20, 21
キャスターつき持続吸引器用カート 21	血性 24, 25, 28, 29	サージセル® 270
逆行性感染 131, 141	結腸切除術 151	サイトカイン 16
逆行性経肝的胆道ドレナージ 126, 128	－後ドレナージ 150, 151	再膨張性肺水腫 63
吸引圧 60	**こ**	サンプ型チューブ 10
急性化膿性乳腺炎 261	高血圧性脳内血腫 50, 51	サンプ型ドレーン 4, 12
急性膵炎ドレナージ 185	甲状腺 274	サンプ効果 4
胸腔ドレーン	－切除術 270	**し**
.... 57, 59, 138, 145, 147, 148, 164	－切除術後ドレナージ 270	シース 9
胸腔ドレナージ 63	喉頭摘出術 278	耳下腺術 283
－ユニット 57, 64, 65	－後ドレナージ 277	－後ドレナージ 281
胸水 63, 65	後腹膜腔 237	子宮全摘術 248
胸部大動脈手術後ドレナージ 90	後腹膜ドレーン 237	－後ドレナージ 247
局所陰圧閉鎖療法 286	後腹膜膿瘍 236	死腔 270, 281
く	－ドレナージ 236	シストリック・アンローディング 103, 104
空気 24	後腹膜リンパ節 253	持続吸引器用カート 21
－もれ 60	－郭清術後ドレナージ 252	持続吸引式ドレナージ 5
くも膜下出血 53	硬膜外腔 47, 48	ジッパー型パウチ 4, 5
クランプ 36, 43, 44	硬膜外ドレーン 48	自発覚醒トライアル 71
クレンメ 36, 43, 44	硬膜外ドレナージ 47, 48	自発呼吸トライアル 71
け	硬膜テンティング 47	縦隔胸膜 88
経胃瘻的空腸瘻 118	肛門周囲膿瘍 190	縦隔ドレナージ 88, 89

重症急性膵炎	185
十二指腸チューブ	10
手術部位感染症	268, 280
術後出血	194
術後胆汁漏	163
術後縫合不全	194
受動的ドレナージ	4
漿液性	24, 25, 28, 29
消化管チューブ	9
上矢状静脈洞	37, 41
情報ドレーン	2, 10
情報ドレナージ	2, 10
静脈カテーテル	7
食道亜全摘術	146
食道再建術	146
食道切除・再建術後ドレナージ	145
食道挿管検知器	69
腎移植術	221
－後ドレナージ	220
深陰茎背静脈	240
腎盂形成術	204, 205
－後ドレナージ	203
腎盂洗浄	218
腎盂バルンカテーテル	216, 218
腎盂瘻カテーテル	204, 207
シングルJ尿管ステント	203, 204, 226
シングルチューブ	10
シングルルーメン・カテーテル	9
人工呼吸器	69
－関連肺炎	69, 73
心タンポナーデ	84
腎尿管全摘除術	200, 201
－後ドレナージ	199
心嚢	84
－水	83
－穿刺法	83, 84
－ドレーン	83, 85
－ドレナージ	83
腎部分切除術	244
心膜切開持続ドレナージ法	83, 86
心理的負担	22
腎瘻カテーテル	204, 205, 206, 207, 216
腎瘻造設術	216, 217

す

膵胃吻合部ドレーン	177, 178
膵液	24, 25
髄液色調変化	56
髄液排出圧	42
膵液瘻	24, 25, 179
膵下縁ドレーン	186
膵仮性囊胞	182, 185
－ドレナージ	182
膵管チューブ	177, 178
膵上縁ドレーン	132, 133, 136, 137, 141, 142, 186
膵腸吻合部ドレーン	177, 178
膵頭十二指腸切除術	177
－後ドレナージ	176
膵ドレーン	186
膵囊胞ドレーン	183
膵体尾部ドレーン	186
頭蓋内圧	36
スタンダード・プリコーション	17
スピーチカニューレ	74
スリット型ドレーン	4, 12, 58, 59
スワン・ガンツカテーテル	12, 96, 97

せ

清潔管理	21
セルジンガー法	9
先見性	28
センチネルリンパ節生検	258
前頭側頭開頭術	41, 42

そ

早期離床	20, 21
送血カニューレ	105, 106
送血管	105
送血チューブ	105, 106
創部ドレーン	152, 190, 274, 279, 284
側脳室脈絡叢	37
ソラシックエッグ®	64
ソラシックカテーテル	58, 59
ソラシックベント	64

た行

た

ダイアストリック・オーグメンテーション	103, 104
タイガン	59
大腿骨骨頭置換術	268
－後ドレナージ	267
大動脈内バルンパンピング	100, 101
唾液瘻	281
ダグラス窩ドレーン	171
多孔型	4, 12
脱血カニューレ	105, 106
脱血管	105
脱血チューブ	105, 106
脱落(ドレーン)	18
ダブルJ尿管ステント	203, 206, 207
ダブルチャンバー	65
ダブルトラクト法	142
ダブルルーメン・カテーテル	9
胆管ドレーン	169, 171
淡血性	24, 25, 28, 29
単孔型	4, 12
胆汁漏	24, 25, 29, 179
胆道ドレナージ	126
胆囊胆汁	24, 25
胆囊摘出術	174
－後ドレナージ	173

ち

チーマン・カテーテル	13, 14
チーマン型	209
チェスト・ドレーン・バック	58, 65
チャンバー	37, 40, 42, 43
中心静脈カテーテル	8, 12
注入管	2
注入用チューブ	7
チューブ	2
チューブ型ドレーン	3, 4, 12, 197, 247
腸液	24, 25, 29
超音波内視鏡ガイド下膵囊胞ドレナージ術	186
腸管損傷	241

腸管利用新膀胱造設術 228
腸閉塞 122
直腸前方切除術 155
　－後ドレナージ 154, 155
直腸損傷 234
直腸尿道瘻 241
治療的ドレーン 3, 10
治療的ドレナージ 2, 10
鎮静薬 72
鎮痛薬 72

て
低圧胸腔内持続吸引器 82
低圧持続式ドレナージ 5
ディプリバン® 72
デクスメデトミジン塩酸塩 72
デジタル胸腔ドレナージシステム 58
デュープル型 4, 12
電動式吸引器 67

と
動脈カテーテル 12
特定行為 31, 33
　－区分 31, 32
　－研修 31, 34
トラヘルパー 74
トリプルルーメン・カテーテル 9
ドルミカム® 72
ドレーン 2
ドレーンクランプテスト 60
ドレッシング材 19
ドレナージ 2
　－回路 36, 37, 53
トロッカーカテーテル 12, 64, 160

な行

な
内視鏡的逆行性胆道ドレナージ 126, 127
内視鏡的経鼻胆道ドレナージ 126, 127
内視鏡的経鼻胆嚢ドレナージ 126
内部ストッパー 117

に
肉芽腫性乳腺炎 261

乳がん術後ドレナージ 257
乳腺炎 261
　急性化膿性－ 261
　肉芽腫性－ 261
乳腺膿瘍 261, 262
　－ドレナージ 261
乳び 29
　－漏 24, 25, 280
乳房切除術 257, 258
乳輪下膿瘍 261, 262
尿管ステント 203, 225, 227, 228, 229
尿管皮膚瘻造設術 226
尿道カテーテル 13
尿流出不良 230
尿路変向術 225, 229

ね
ネラトン・カテーテル 13

の
膿胸 80
　－ドレナージ 80
脳血管攣縮 40
脳室 36, 37
　－ドレーン 36, 38
　－ドレナージ 36
膿性 24, 25
脳脊髄液 37, 41
脳槽 40
　－ドレーン 40, 41
　－ドレナージ 40

は行

は
排液 24, 25, 27, 60
肺がん術後ドレナージ 57
排出管 2
肺切除術 57
肺全摘除術 57
肺動脈カテーテル 13, 96
パウチ式ドレナージ 16
バブリング 65
バルン型チューブ 118

バルン型ボタン 118
反回神経 270
バンパー型チューブ 118
バンパー型ボタン 118
半閉鎖式ドレーン 4, 5

ひ
皮下気腫 60
皮下ドレナージ 289
皮下トンネル 272
鼻管アタッチメント 19
左横隔膜下ドレーン
　..................136, 137, 141, 147, 186
ピッグテールカテーテル 85, 212
被包化壊死 182, 185
　－ドレナージ 182
肥満 192
　－関連合併症 193
　－手術ドレナージ 192
標準予防策 17
平型 4, 12
ビルロートⅠ法 132, 133
ビルロートⅡ法 132, 133

ふ
フィルム型 4, 12
　－ドレーン 3, 4, 11, 12, 247
　－ドレッシング材 19
フェンタニル 72
フォーリー・カテーテル 13, 14
フォーリー型 209
腹会陰式直腸切断術 158
　－後ドレナージ 157, 158
腹腔鏡下スリーブ状胃切除術 194
腹腔ドレーン 133, 134, 138, 145, 164, 169, 175, 180, 184, 187, 194, 249, 254
プッシュ法 117, 119
フラット型 4, 12
プリーツ型 4, 12
フルクテーション 65
プル法 117, 119
ブレイク型ドレーン
　............... 4, 12, 197, 247, 289, 291
プレセデックス® 72

プロポフォール..72
噴門側切除術 141, 142

へ
閉鎖式ドレーン......................4, 5, 11, 16, 20
閉鎖式ドレナージ............................ 4, 5, 11, 16
ペンローズ型 4, 11, 12
ペンローズドレーン 19, 247, 264, 290

ほ
縫合糸 19, 67
膀胱穿刺...213
膀胱尿道吻合 233, 234, 240
縫合不全 234
膀胱留置カテーテル 196, 197, 198, 199,
　　200, 201, 203, 205, 206, 208, 209, 220,
　　221, 222, 225, 228, 229, 232, 234, 239,
　　　　　　　　　　　　　　　241, 243, 245
膀胱瘻カテーテル...............................212, 214
膀胱瘻バルンカテーテル..........................212

ま行

ま
マーゲンゾンデ..9
マキシマル・バリア・プリコーション
　...17, 102
末梢静脈カテーテル 7
　ー留置針 8

マルチドレーン................................... 4, 12
マレコ型カテーテル 216
慢性硬膜下血腫..................................50, 51

み
右横隔膜下ドレーン 171
ミダゾラム 72
ミニトラック 74, 76

む
無気肺 194

め
迷入（ドレーンの）.................................. 18

も
モニター 2
モルヒネ塩酸塩水和物 72

や行

や
ヤコビー線.. 54

ゆ
幽門側胃切除術 131, 132

よ
腰椎ドレーン 53, 54, 55
腰椎ドレナージ..53
予防的ドレーン.................................. 3, 10
予防的ドレナージ............................... 2, 10

ら行

ら
ライトの分類 81
ラウンド型.. 4, 12
ラリゲアルマスク 68
卵巣嚢腫摘出術..248
　ー後ドレナージ 247

り
輪状甲状靭帯切開....................................... 74
リンパ漏...280

る
ルー・ワイ法 132, 133, 137

れ
レビン型チューブ 10

ろ
ロボット支援腹腔鏡下根治的前立腺摘除術
　..240
　ー後ドレナージ 239
ロボット支援腹腔鏡下腎部分切除術 244
　ー後ドレナージ 243

わ行

わ
割りガーゼ... 20

特定行為に役立つ　臨床に活かせる
ドレーン&チューブ管理マニュアル
改訂第2版

2011年12月5日	初版	第1刷発行
2015年12月21日	初版	第4刷発行
2019年3月5日	改訂第2版	第1刷発行

監　修	永井　秀雄（ながい　ひでお）
発行人	影山　博之
編集人	向井　直人
発行所	株式会社 学研メディカル秀潤社 〒141-8414 東京都品川区西五反田 2-11-8
発売元	株式会社 学研プラス 〒141-8415 東京都品川区西五反田 2-11-8
印刷・製本	凸版印刷株式会社

この本に関する各種お問い合わせ先
【電話の場合】
- 編集内容については Tel 03-6431-1237（編集部直通）
- 在庫については Tel 03-6431-1234（営業部）
- 不良品（落丁，乱丁）については Tel 0570-000577
  学研業務センター
  〒354-0045 埼玉県入間郡三芳町上富 279-1
- 上記以外のお問い合わせは Tel 03-6431-1002（学研お客様センター）

【文書の場合】
- 〒141-8418　東京都品川区西五反田 2-11-8
  学研お客様センター
  『特定行為に役立つ 臨床に活かせる
  ドレーン&チューブ管理マニュアル改訂第2版』係

©H.Nagai 2019. Printed in Japan
- ショメイ：トクテイコウイニヤクダツ リンショウニイカセルドレーンアンドチューブカンリマニュアルカイテイダイニハン

本書の無断転載，複製，頒布，公衆送信，翻訳，翻案等を禁じます．
本書に掲載する著作物の複製権・翻訳権・上映権・譲渡権・公衆送信権（送信可能化権を含む）は株式会社学研メディカル秀潤社が管理します．
本書を代行業者等の第三者に依頼してスキャンやデジタル化することは，たとえ個人や家庭内の利用であっても，著作権法上，認められておりません．

JCOPY 〈出版者著作権管理機構 委託出版物〉
本書の無断複製は著作権法上での例外を除き禁じられています．複製される場合は，そのつど事前に，出版者著作権管理機構（電話 03-5244-5088, FAX 03-5244-5089, e-mail: info@jcopy.or.jp）の許諾を得てください．

　本書に記載されている内容は，出版時の最新情報に基づくとともに，臨床例をもとに正確かつ普遍化すべく，著者，編者，監修者，編集委員ならびに出版社それぞれが最善の努力をしております．しかし，本書の記載内容により損害，不測の事故等が生じた場合，著者，編者，監修者，編集委員ならびに出版社は，その責を負いかねます．
　また，本書に記載されている医薬品や機器等の使用にあたっては，常に最新の各々の添付文書や取扱説明書等を参照のうえ，適応や使用方法等をご確認ください．
　　　　　　　　　　　　　　　　　　株式会社 学研メディカル秀潤社